ANITA H. CLAYTON
ROBIN CANTOR-COOKE

## Wie Frauen lieben

# Anita H. Clayton
# Robin Cantor-Cooke

# Wie Frauen lieben

## Das Geheimnis
## weiblicher Sexualität

Aus dem amerikanischen Englisch
von Susanne Kuhlmann-Krieg

**GOLDMANN**

Die Originalausgabe erschien 2007
unter dem Titel »Satisfaction« bei Random House, New York.

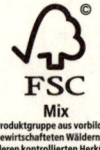

**FSC**
**Mix**
Produktgruppe aus vorbildlich
bewirtschafteten Wäldern und
anderen kontrollierten Herkünften
Zert.-Nr. SGS-COC-1940
www.fsc.org
© 1996 Forest Stewardship Council

Verlagsgruppe Random House FSC-DEU-0100
Das für dieses Buch verwendete FSC-zertifizierte Papier
*München Super* liefert Mochenwangen.


1. Auflage
Taschenbuchausgabe Januar 2009
Wilhelm Goldmann Verlag, München,
in der Verlagsgruppe Random House GmbH
Copyright © der Originalausgabe 2007
by Anita H. Clayton und Robin Cantor-Cooke
Copyright © der deutschsprachigen Ausgabe 2007 by
C. Bertelsmann Verlag, München,
in der Verlagsgruppe Random House GmbH
Umschlaggestaltung: Design Team München
Umschlagfoto: Mauritius/nonstock (34073415)
KF · Herstellung: Str.
Druck und Bindung: GGP Media GmbH, Pößneck
Printed in Germany
ISBN: 978-3-442-15540-8

www.goldmann-verlag.de

# Inhalt

# Ein paar Sätze vorab

Dies ist ein Buch über Frauen und darüber, warum wir in Sachen Sex so sind, wie wir sind. Es wird ein bisschen die Rede davon sein, wie das weibliche Gehirn funktioniert, und eine Menge davon, wie Frauen denken, denn beides ist von ungeheurer Bedeutung für das, was uns erregt, was wir begehren und was uns dazu bringt, uns einem leidenschaftlichen Liebesakt bedingungslos hinzugeben – oder eben nicht. Bei Frauen ist immer alles möglich: Nur weil eine Frau Erregung in sich aufkeimen spürt, heißt das noch lange nicht, dass sie nun Hals über Kopf in einen kathartischen Taumel verfällt, der sie von ihrer ureigenen Endstation Sehnsucht stracks zur puren Ekstase katapultiert. Vielleicht passiert es, vielleicht fühlt sie aber auch, wie sich ihre Erregung allmählich in Luft auflöst, so nicht sämtliche Gestirne im Sternbild Eros in genau der richtigen Konstellation auf sie herabglitzern. Bei einem Mann ist das anders: Wenn ein Mann erregt ist, bekommt er eine Erektion, und wenn er eine Erektion hat, will er Sex. Basta. Eine Frau aber kann sich im Bett an ihren Mann kuscheln, unter seiner Berührung wohlig erschauern – und plötzlich schießt ihr durch den Kopf, dass seit etlichen Stunden ein Klumpen nasser Wäsche in der Waschmaschine vor sich hin gammelt. Sie wird mit einer solchen Geschwindigkeit aus den Federn hüpfen, dass ihr armer Partner überhaupt nicht weiß, wie ihm geschieht …

Ich habe Ende der achtziger Jahre angefangen, mich für Untersuchungen zur Sexualität zu interessieren. Damals war ich Psychiaterin bei der Marine, und ein beträchtlicher Teil meiner (in erster Linie männlichen) Patienten klagte über Ejakulationsverzögerungen. Zufällig nahmen alle diese Männer ein seinerzeit häufig verordnetes Antidepressivum ein, und der Anteil derjenigen, die über Nebenwirkungen klagten, lag weit über dem, der laut Beipackzettel zu erwarten gewesen wäre. Ich fand, es könne hilfreich sein, herauszufinden, wie viele der mit Antidepressiva behandelten Patienten – Frauen ebenso wie Männer – mit sexuellen Problemen zu kämpfen haben, und machte mich daran, einen Patienten-Fragebogen zu entwerfen, der mir ein paar verlässliche Daten liefern würde. Nach fünfzehn Jahren und jeder Menge Forschungsarbeit hatten wir 6300 Patienten dazu gebracht, den Fragebogen auszufüllen, und veröffentlichten eine Studie über das Aufkommen sexueller Dysfunktionen unter dem Einfluss sämtlicher Antidepressiva, die seit 1988 auf dem Markt waren.[1] Die Ergebnisse waren höchst aufschlussreich und verliehen meinem Lebenslauf unerwarteten Glanz, als eine meiner Erkenntnisse Eingang in die Jubiläumsausgabe zum zwanzigjährigen Bestehen von »Trivial Pursuit« fand: »Wie viel Prozent aller Männer, die Antidepressiva einnehmen, leiden einer Studie von Dr. Anita Clayton aus dem Jahre 2001 zufolge unter sexuellen Funktionsstörungen – 17, 37 oder 57?«[*] Ich glaube, es ist keine Übertreibung, zu sagen, dass man nie wissen kann, ob man nicht einen meiner Patienten vor sich hat.

Die Personen, die Ihnen in diesem Buch begegnen werden, haben echte Gemeinsamkeiten mit Patienten, die ich während meiner Jahre in der Praxis behandelt habe. Die meisten sind ein Mosaik aus mehreren Personen, weil ihre Symptomatik sie sonst allzu leicht verraten würde. Da in diesem Buch offen über Sex geredet wird, habe ich konsequent auch scheinbar harmlose Details geändert: Eine Frau mit zwei Kindern ist auf diesen Seiten vielleicht mit dreien oder auch nur einem gesegnet; wenn ihr Geliebter Steinmetz ist, wird er unter Umständen zum Zimmermann, und eine Afroamerikanerin, die auf irgendeinem College Chemie lehrt, wird womöglich ohne Erwähnung der Hautfarbe zur Patentanwältin. Womit wir bei der Frage sind, warum es auf diesen Seiten keinerlei ethnische Vielfalt gibt, und die Antwort lautet, dass ich beschlossen habe, meine Patienten nicht mit

---

[*] Es sind 37 Prozent.

der Angabe ihrer ethnischen Zugehörigkeit zu präsentieren. Dafür habe ich zwei Gründe: Erstens würden sie dadurch in ihrem Lebensumfeld womöglich erkennbar, und zweitens spielt die ethnische Herkunft bei den hier vorgestellten Fällen einfach keine Rolle. In den Fällen, in denen Hautfarbe oder Nationalität für die Situation der Patientin von Bedeutung waren, liefere ich eine Information, wenngleich in abgeänderter Form. So kommt im letzten Kapitel beispielsweise eine Frau zu Wort, die angeblich in Kolumbien geboren wurde, die Patientin, die die Vorlage für diese Person geliefert hat, stammt jedoch in Wirklichkeit aus einem mittelamerikanischen Land. Mein Anliegen war es, die Frauen so umfassend wie möglich vorzustellen, ohne dabei Fakten preiszugeben, die sie oder auch ihre Familienangehörigen in ihrer Identität verraten könnten.

Vielleicht werden Sie sich auch hin und wieder fragen, warum eine bestimmte Lebensgeschichte in diesem oder jenem Kapitel diskutiert wird, wo sie doch genauso gut in ein anderes passen würde, und damit haben Sie Recht: Die Motive vieler Geschichten überschneiden sich. Pegs Beispiel, das im Kapitel über Scham geschildert wird, wäre ebenso für den vorhergehenden Abschnitt über unterdrückten Groll geeignet. Das komplizierte Geflecht weiblicher Sexualität lässt nur selten klar erkennbare Grenzen zwischen Ursache und Wirkung, Symptomen und Diagnose zu, und ebendiese Komplexität ist es, die es so spannend macht, uns zu lieben und mit uns zu leben, uns zu erforschen und über uns zu schreiben.

Und zum Schluss noch etwas: Ich habe diese Schicksale keineswegs zur Illustration von legendären Triumphen der Psychiatrie über die sexuellen Probleme der Menschheit niedergeschrieben, sondern vielmehr als Erfahrungsberichte leibhaftiger Frauen aus Fleisch und Blut, deren sexuelle Freuden und Nöte möglicherweise in der einen oder anderen Weise die Ihren widerspiegeln und deren schwer errungene Einsichten vielleicht auch für Ihre eigene Suche nach erotischer Erfüllung aufschlussreich sein könnten. Trotz alledem gibt es auch Patienten, deren Therapie nicht so erfolgreich verlaufen ist, wie wir es gerne gehabt hätten, und einige dieser Geschichten werden hier ebenfalls erzählt. Darüber hinaus möchte ich in keiner Weise den Eindruck vermitteln, dass meinen Patienten ihre Erkenntnisse und Einsichten wohl formuliert und sauber artikuliert in Augenblicken irrwitzig-verzückter Offenbarung ins Bewusstsein geschnellt kommen – gottbewahre! Manchmal arbeite ich Monate mit einer Patientin und deute ihre Aussagen wieder und wieder neu, bevor sie selbst etwas sieht. Mitunter wiederhole ich Woche für Woche die gleichen Erklärungen als eine Art Mantra ihrer Schwermut: »Hier haben wir wieder das Verlassenwerden-Motiv.« Und da: »Wieder werden Sie wütend, weil jemand Sie zurückgewiesen hat.« Und sie antwortet womöglich: »Nein, das stimmt alles überhaupt nicht!« – während ich ziemlich sicher bin, dass dies doch der Wahrheit ziemlich nahekommt. Aber wie dem auch sei: Wenn sie noch nicht bereit ist, es zu sehen, dann ist es womöglich genauso wie bei einer dieser Schwarz-Weiß-Grafiken, in der eine Person zwei einander zugewandte Gesichter im Profil erkennt, die andere aber eine griechische Vase. Es ist die ganze Zeit vor unserer Nase, aber wir sehen es nicht. Sie starren darauf, kneifen die Augen zusammen, und plötzlich: Hoppla – da haben Sie's –, zwei Profile, klarer geht's nicht. Sie können sich nicht vorstellen, wie es Ihnen passieren konnte, es zu übersehen, und doch war es bis zu diesem Augenblick, in dem es zur offensichtlichsten Sache von der Welt wurde, für Sie komplett unsichtbar. Und das Seltsamste ist: Wenn Sie einmal die zwei Gesichter gesehen haben, fällt es Ihnen plötzlich schwer, wieder die Vase zu erfassen; es kommt Ihnen vor, als habe sie nie existiert. Und doch hat sich nur eines geändert: die Art und Weise, wie Sie das Bild wahrnehmen – und genauso funktioniert Psychiatrie. Was sich ändert, sind die Wahrnehmung des Patienten in Bezug auf das Problem und die Einsicht in den eigenen Beitrag dazu. Sobald das geklärt ist, ändert sich alles.

Das ist meine Hoffnung für dieses Buch: dass es Ihnen eine andere Art der Wahrnehmung in Bezug auf Ihr Selbst und auf die Rolle vermittelt, die Sie bei der Gestaltung Ihres sexuellen Ichs gespielt haben und noch immer spielen. Sobald das geklärt ist, kann sich alles – und jeder – ändern.

# ERSTES KAPITEL

## *Bin ich normal?*

Warum sind so viele Frauen mit ihrem Geschlechtsleben unzufrieden?

Mit Ausnahme vielleicht von Paris Hilton (und jener Demoiselle, die seinerzeit im Pariser Hilton das Zimmer neben mir bewohnte) genießen Frauen Sex nicht in dem Maße, wie sie es gerne täten, oft auch nicht mehr so, wie sie ihn einst genossen haben. Ich weiß das aus dem, was mir meine Therapiepatientinnen, die Freiwilligen in meinen Studien, Freundinnen im Restaurant und elegant gekleidete Damen in der Business-Class erzählen, die, sobald sie erfahren, dass ich Psychiaterin bin, weit mehr mit mir teilen als eine Armlehne, so der Flug lange genug dauert. Irgendetwas sei ihrem Intimleben abhanden gekommen, sagen sie. Für sie spiele Sex keine Rolle mehr; oder aber, er würde schon eine Rolle spielen, doch sie verspürten kein Verlangen mehr; oder auch, es komme wohl vor, dass sich in ihnen ein gewisses Begehren rege, aber dann fehlten ihnen Lust und Energie weiterzumachen. Ihre Beziehungen litten, und sie möchten wissen, was mit ihnen nicht stimmt.

Und nicht nur Leute, die *mir* über den Weg laufen, empfinden so: Millionen Frauen auf der ganzen Welt – quer durch alle ethnischen, kulturellen und sozialen Schichten und Schattierungen – haben den Wunsch, Sex intensiver zu erleben. Wenn Sie mit Ihren Freundinnen ein offenes Gespräch führen, so werden Sie feststellen, dass dies nichts Neues ist. Im Jahr 1992 aber war es das: Damals hatten Sozialwissenschaftler eine Studie über das Sexualleben Erwachsener durchgeführt und waren zu dem Ergebnis gelangt, dass 43 Prozent aller amerikanischen Frauen mit ihrem Geschlechtsleben unzufrieden waren – was auf den ersten Blick nicht allzu übel klingt, es sei denn, Sie glauben wie ich, dass die übrigen 57 Prozent es mit der Wahrheit nicht ganz so genau nehmen.[1]

Wenn Sie nun sagen, ich hätte lieber eine neuere Studie anführen sollen, kann ich Ihnen das nicht verdenken; auch ich würde mir aktuellere Zahlen wünschen. Dass wir keine neueren Forschungsergebnisse präsentieren können, offenbart die skandalöse Lückenhaftigkeit der Literatur zum Thema weibliche Sexualität. Von verschämten Gesprächen mit Freundinnen einmal abgesehen, wissen wir einfach nicht allzu viel darüber. Zudem gehört das, was wir wissen, nicht unbedingt zu den stolzen Früchten konsequent-solider Forschungsarbeit. Vor ein paar Jahren brachte zum Beispiel die Fernsehsendung *Primetime Live* einen Beitrag über Sexualität, der sich auf die Ergebnisse einer Telefonumfrage stützte, die die Redaktion im Sommer zuvor durchgeführt hatte. Die Fragenden waren ausnahmslos Frauen (weil Menschen angeblich Frauenstimmen gegenüber bereitwilliger intime Details preisgeben als bei Männerstimmen), und es wurden 1500 zufällig ausgewählte Amerikaner – mit Sicherheit mitten beim Abendessen – angerufen und nach ihrem Sexualleben befragt. Zwar fielen dabei ein paar pikante Häppchen ab – drei Viertel aller Männer gaben an, immer einen Orgasmus zu bekommen, bei den Frauen waren es nur drei von zehn, und stramme 57 Prozent aller Frauen und Männer erklärten, sie hätten schon im Freien oder an einem öffentlichen Ort Sex gehabt –, doch kann eine lockere Übersicht dieser Art beim besten Willen nicht als wissenschaftliche Studie gelten.[2] Und um die Sache noch mehr zu vernebeln, wird das, was Sexualforscher an Neuem herausfinden, meist in einer Art und Weise aufbereitet, die weniger dazu angetan ist, das Thema zu beleuchten, als vielmehr dazu, es am Zeitungskiosk zu verkaufen. Im Juni 2003 behauptete die Zeitschrift *Newsweek* in einer Titelgeschichte: »Ehe ohne Sex im Aufwind – Fünfzehn bis zwanzig Prozent aller Paare haben höchstens zehnmal im Jahr Sex«. Huch – Sie konnten förmlich hören, wie das Land geschlossen alarmiert nach Luft schnappte – *Bin ich das? Es stimmt, wir haben seltener Sex als früher, aber so schlimm ... oder doch? Führe ich eine sexlose Ehe?*

Halt, einen Augenblick – was heißt sexlos? Für mich heißt das nicht »höchstens« zehn-, acht- oder auch nur einmal im Jahr Sex. Es heißt keinmal – überhaupt kein sexueller Kontakt, keine körperliche Intimität, nichts. Aber besagte Überschrift behauptet, alle fünf Wochen etwa mit jemandem zu schlafen, sei das Gleiche wie überhaupt keinen Sex zu haben. Sie lässt durchblicken, dass sich selten zu lieben dasselbe sei, wie es nie zu tun – mit anderen Worten: Sie sind in jedem Fall nicht normal.

Die Botschaft hallt durchs ganze Land: Jeder hat mehr und heißeren Sex als Sie, vor allem, wenn Sie eine Frau sind. Sie müssen ein bestimmtes Aussehen haben (umwerfend attraktiv) und einen bestimmten Körper (mikroskopisch kleines Hinterteil, wohlgeformter Busen) sowie über ein unerschütterliches Selbstvertrauen verfügen, um als sexuell satisfaktionsfähig zu gelten. Bei Männern ist das anders: Sie können unbeholfen, trampelig, töricht oder vergammelt daherkommen – ruhig auch alles zusammen – und haben am Ende der Show trotzdem den Star des Abends im Bett. Doch mögen menschliche Schwächen Männer auch noch so anziehend machen, bei uns bewirken sie das Gegenteil. Damit eine Frau als sexy gilt, muss sie übermenschlich sein – gepflegt, sicher, von überirdischer Selbstkontrolle. Sie haben solche Geschöpfe alle schon im Film gesehen: anmutige, blendend aussehende, schlagfertige Mädels, die die Kerle mit vernichtenden Blicken und geschliffenen Dialogen in ihre Schranken weisen. Diese Frauen sind hip, cool und flott, sie haben ihre Gefühle voll im Griff und immer das rechte Wort parat, sie auszudrücken. Sie kommen als Großstadtdetektivinnen oder charmante Gattinnen und Mütter daher, doch egal, wie: Ob sie Schulbrote schmieren oder ihre Magnum zücken, sie sind stark und unerschütterlich, ihre Nerven, Hintern und Frisuren aus Stahl. Sie wissen, was sie mögen, vor allem im Bett, drucksen nicht herum und entschuldigen sich nicht, wenn sie ihren Ehemännern, Partnern oder Liebhabern klarmachen, was sich für sie gut anfühlt und was nicht und was sie in Ekstase versetzt. Diese Frauen wissen genauso gut wie die munteren Protagonistinnen aus der HBO-Serie *Sex and the City*, was guter Sex ist, und auch, wie sie ihn kriegen.

Aber diese Frauen sind Fiktion. Wenn es um Sex geht, ist keine so selbstbewusst und selbstsicher wie diese Ausgeburten von Drehbuch-schreiber-Phantasien. Richtige Frauen wie jene, die ich in meiner Praxis zu sehen bekomme, sind faszinierend, Fleisch gewordener Widerspruch: scharfsichtig und unbedarft zugleich, intelligent und uniformiert, zweisam und doch einsam. Die eine hat einen Ehemann und drei kleine Kinder, die andere ist selbst noch ein halbes Kind, wieder eine hat einen verheirateten Geliebten, der achtzehn Jahre älter ist als sie. Sie haben wenig gemeinsam und sind doch alle gleich: Sie alle sind Frauen, und sie alle wünschen sich besseren Sex.

Die Sache ist die, dass viele von ihnen nicht wissen, dass ihr Sex besser sein *könnte*. Sie glauben, dass temperamentvoll-lustvolle Liebesakte, bei denen der Kronleuchter klirrt, für solche wie sie nicht gemacht seien, auch nicht, wenn sie über die richtige Beleuchtungs-installation verfügen würden. Sie fallen auf den Riesenschwindel unseres Kulturkreises herein, dem zufolge das sexuelle Potenzial einer Frau sich einzig und allein nach ihrer äußeren Erscheinung bemisst und nach oben hin durch ihre Punktezahl auf der sich permanent verändernden Augenschmaus-Skala beschränkt ist.

Es ist schwer, dieser Mär nicht zu verfallen, so umgeben wie wir heute sind von Frauenporträts, die chirurgisch oder digital optimiert wurden, um dem gerade aktuellen saisonalen Inbegriff von weiblicher Perfektion zu genügen, so widernatürlich und verdreht dieser auch sein mag. Dass diese Bilder Betrug sind, mindert ihren Einfluss in keiner Weise: Jochbein, Augenfarbe, Teint, Nase, Haare, Busen und Gesäß – alles Schwindel, aber was soll's –, die Frauen, denen man sie verpasst hat, wurden mit dem Prädikat »sexy« versehen, also streben wir danach, ihnen zu ähneln.

Nun, so fragen Sie sich vielleicht, was ist daran falsch? Was ist so schlimm daran, wenn eine Frau versucht, gut auszusehen?

Schlimm ist, einer künstlichen, versponnenen, bis ins Innerste vordringenden Ästhetik nachzueifern, die Ihr wahres, zu Unrecht verdrängtes sexuelles Wesen verleugnet und Sie daran hindert, sich Ausdruck zu verschaffen. Sexualität ist nichts, was man Ihnen ansieht. Sie ist etwas, das Sie in sich haben und fühlen. Sie wohnt Ihnen inne, lauert in Ihrem tiefsten Innern, dunkel und komplex, feige und wild zugleich. Geformt wird sie im Kopf, umgesetzt vom Körper. Sie findet nicht nur in Ihrem Schoß, nicht nur zwischen Ihren Beinen statt, sondern auch zwischen Ihren Ohren. Wenn andere sie wahrnehmen, dann nicht durch das, was sie sehen, sondern durch das, was Sie fühlen und ausstrahlen. Sie hat mit dem zu tun, was Sie denken und empfinden, nicht mit Ihrem Aussehen.

Aber wenn Sie wie so viele von uns glauben, Ihre Sexualität hätte nur mit Ihrer äußeren Erscheinung zu tun, dann krallen Sie sich an oberflächlichen Kriterien fest und versuchen verbissen, diese zu verändern. Sie lassen Ihren Busen vergrößern, Ihre Augenlider verkleinern, Ihr Hinterteil liften und sich das Fett absaugen. Sie begeben sich unters Messer, ohne Rücksicht auf ihre finanziellen Möglichkeiten. Und schlussendlich müssen Sie doch feststellen, dass Sie, ganz egal, wie vielen Operationen und Eingriffen Sie sich aussetzen, nie so makellos, sinnlich und forsch-kokett sein werden wie die Wäschemodels in den Versandhauskatalogen. Wen kümmert's, dass jede von uns mindestens eine Frau kennt, die nicht die geringste Ähnlichkeit mit einer dieser Dessousmiezen hat und trotzdem unwiderstehlich verführerisch wirkt. Sie wissen, wen ich meine: die Frau in Ihrem Bekanntenkreis, die weder eine Schönheit ist noch über einen tollen Körper verfügt und zu der die Männer sich trotzdem magisch hingezogen fühlen wie Ameisen zu einer heruntergefallenen Eiscremekugel. Wenn wir uns die Zeit nähmen, ihre Reize zu analysieren, so würden wir sehen, dass diese wenig mit ihrem Äußeren zu tun haben, sondern einzig und allein mit dem, was sie ausstrahlt – doch sei's drum: Wir setzen unsere sexuelle Attraktivität noch immer damit gleich, wie wir unserer Ansicht nach in den Augen der anderen aussehen, und nicht mit dem, was wir wirklich fühlen. Und so senken wir mit unseren Erwartungen auch unsere Einschätzung des eigenen sexuellen Potenzials.

Wie ist es dazu gekommen? Wie konnten wir zu einer Generation von Frauen reifen, die in jedem Bereich ihres Lebens das Beste für sich verlangen, nur in punkto Sex nicht? Wir haben Abschlüsse von Spitzencolleges und erstklassigen Berufsschulen, wir arbeiten auf Baustellen und löschen Feuersbrünste, wir sitzen im Obersten Gericht, kandidieren für Repräsentantenhaus und Senat. Wo immer es drauf ankommt, stehen wir unseren Mann. Und dennoch: Wenn es um Sex geht, sind wir nur allzu bereit, klaglos zu akzeptieren, was wir kriegen; wir spielen unsere Enttäuschung vor uns und anderen herunter und dirigieren unsere erotische Energie um. Warum?

Das hängt unter anderem damit zusammen, dass Sex für Frauen genauso viel mit Intimität und Nähe zu tun hat wie mit dem Erreichen des Höhepunkts und wir dazu neigen, beides miteinander zu verwechseln, uns mit den Annehmlichkeiten des Naheseins begnügen, wenn wir doch eigentlich auch den Wunsch haben, dass unser Geschlechtsleben sich verbessert. Zwar sind sich die meisten Frauen darin einig, dass ein Bilderbuchorgasmus eine ganze Menge dazu beiträgt, die Dinge in ihrem Teil der Welt zurechtzurücken, doch herrscht bei ebenjenen Frauen auch die Ansicht vor, dass eine emotionale Beziehung zu ihrem Partner die beste Voraussetzung dafür ist, überhaupt einen Orgasmus zu bekommen. Die emotionale Intimität, die sich daraus ergibt, dass sie sich ihrem Partner nahe fühlt, ist für eine Frau einer der Hauptbestandteile von gutem Sex. Das heißt, dass die sexuelle Identität einer Frau (die Art und Weise, wie sie ihre Sexualität wahrnimmt, was sich wiederum in den Eigenschaften der Männer oder Frauen widerspiegelt, von denen sie sich angezogen fühlt), sich unter Umständen eher in der Art ihrer Beziehungen manifestiert denn in ihrem tatsächlichen Sexualverhalten. Aus diesem Grund scheinen manche Frauen mit chronischen Beziehungsproblemen geschlagen – sie verlieben sich grundsätzlich in verheiratete Männer oder lassen sich immer wieder mit Typen ein, die sie ausnutzen – und schieben ihre sexuelle Unzufriedenheit auf die Beziehung, obwohl doch ihre erotische Vorliebe für solche Männer das eigentliche Problem ist.

Auch glaube ich, dass wir uns mit mittelprächtigem Sex begnügen, weil den meisten von uns nicht klar ist, wie begehrlich sie sein könnten. Wir wissen nur, wie begehrlich wir sind. Und das wiederum ist das Resultat etlicher Jahrzehnte der Indoktrination durch Mütter und

Väter, Brüder und Schwestern, Familie und Freunde, Lehrer, geistliche Autoritäten und Partner, ganz zu schweigen von einer Gesellschaft, die eine zutiefst verwirrende Fusion von kindlicher Unschuld und zynisch-nihilistischem Hedonismus propagiert. Wenn Marilyn Monroe es für Sie nicht bringt, bleibt Ihnen immer noch RuPaul. Das sexuelle Herz hämmert so unterschiedslos feurig für das Sublime wie das Lächerliche, dass es nicht leicht fällt, das Sinnvolle vom Absurden, das Exzentrische vom Normalen zu unterscheiden.

Was also ist normal?

Alles hängt davon ab, was für *Sie* normal ist. Was brauchen *Sie*, um sich sexuell angeregt zu fühlen? Was löst in *Ihnen* Verlangen aus? Was erregt *Sie* so, dass Sie einen Orgasmus bekommen? Wie viel Sex empfinden Sie als genug? Wie oft ist oft genug, und wie selten muss es sein, damit es sich nach niemals anfühlt? Ich muss dabei an eine wunderbare Szene aus *Der Stadtneurotiker* denken: Woody Allen und sein Therapeut auf der rechten Seite der Leinwand, Diane Keaton und deren Therapeutin auf der linken. Allens Therapeut fragt: »Wie oft schlafen Sie zusammen?«, Keatons Therapeutin möchte wissen: »Haben Sie öfter Verkehr?« »Eigentlich kaum«, antwortet Allen, »vielleicht dreimal in der Woche«, und Keaton: »Ständig – dreimal in der Woche ungefähr.« Ihre Pikanterie bezieht die Szene aus dem darin enthaltenen Körnchen Wahrheit: Sein »eigentlich kaum« ist für sie gleichbedeutend mit »ständig«. Der Witz ist, dass beide eine objektiv richtige Aussage machen, er und sie geben genau zu Protokoll, wie oft sie sich lieben. Doch obwohl sie von derselben Information ausgehen, fällt ihre Interpretation höchst unterschiedlich aus. Und man beachte, dass keiner von beiden sich über Qualität beschwert – es ist das »dreimal die Woche«, das an beiden nagt. Keiner von beiden ist damit glücklich, und beide haben, jeder für sich, Recht.

Aber angenommen, »so gut wie nie« oder auch »überhaupt nie« wäre für Sie völlig in Ordnung – stimmt dann etwas mit Ihnen nicht? Die Gesellschaft sagt Ja, aber die Wissenschaft sagt etwas ganz anderes. Einer vor ein paar Jahren veröffentlichten kanadischen Studie zufolge ist etwa ein Prozent aller Erwachsenen an Sex absolut nicht interessiert, das heißt, sie sind asexuell.[3] Für dieses eine Prozent ist gar kein Sex mehr als genug. Asexuelle Erwachsene haben keinen Sex, und ihnen fehlt nichts. Trotzdem ist mit ihnen alles in Ordnung. Wenn Sie zufrieden sind mit einem Leben ohne Sex und es auch nie anders empfunden haben, dann ist kein Sex für Sie normal, denn offenbar sind Sie asexuell, und keinen Sex zu haben ist für Sie nun einmal normal.

Der Zufriedenheitsfaktor ist das Entscheidende, denn er ist das einzige Kriterium, mit dessen Hilfe Ärzte entscheiden können, ob jemand eine manifeste sexuelle Störung hat oder nicht. Das von der American Psychiatric Association herausgegebene *Diagnostic and Statistical Manual of Mental Disorders, Fourth Edition (DSM-IV)* [dem im Deutschen die *Internationale statistische Klassifikation der Krankheiten und verwandter Gesundheitsprobleme – ICD-10* entspricht] liefert auf 943 Seiten das größte verfügbare Reservoir an Informationen und ist das wichtigste diagnostische Werkzeug amerikanischer Fachleute für die seelische Gesundheit eines Menschen. Laut *DSM-IV* [bzw. *ICD-10*] leiden Sie nur dann unter einer Sexualstörung, wenn zu Ihren Symptomen Unbehagen mit Ihrer Situation gehört, das heißt, wenn Ihre individuellen Ansprüche nicht erfüllt werden. Daraus folgt, dass Sie, wenn Sie sich noch nie von jemandem sexuell angezogen gefühlt haben und Sie dieses nicht belastet, höchstwahrscheinlich asexuell sind, jedenfalls nicht unter einer Störung leiden, sondern völlig normal, also glatter Durchschnitt, sind. Wenn Sie und Ihr Partner fünf- oder sechsmal im Jahr miteinander schlafen, Sie beide damit zufrieden sind und keinem von Ihnen etwas abgeht, dann haben Sie vermutlich ebenfalls kein Problem, weil Sie das für Sie normal halten. Wenn aber andererseits Sie und Ihr Partner vier- bis fünfmal in der Woche Sex haben, Sie sich anschließend leer, frustriert und unzufrieden fühlen und Sie dieses Gefühl bekümmert, dann ist das *nicht* normal für Sie, und Sie sollten etwas dagegen unternehmen.

Das Geheimnis beruht darauf, sich seiner sexuellen Bedürfnisse gewahr zu werden, herauszufinden, was für *einen selbst* normal wäre, und die eigenen Erwartungen auf dieses Niveau anzuheben – und sich obendrein die Diskrepanz klarzumachen zwischen dem, was für einen leibhaftigen Menschen aus Fleisch und Blut im wirklichen Leben normal ist, und dem, was uns von diesen unechten, durchgestylten Medien-»Ludern« als normal vorgegaukelt wird. Tun Sie das nicht, so unterminieren Sie Ihre Fähigkeit zu Nähe und Vertrautheit und entfremden sich allmählich sowohl von Ihrem sinnlichen Ich als auch von Ihrem Partner. Diese Entfremdung geschieht so peu à peu, dass Sie sie erst bemerken, wenn es zu spät ist, wenn Sie sich fröstelnd, allein und unberührt, tief unten in einem Abgrund finden und sich fragen, wie um alles in der Welt Sie dorthin geraten konnten. Um wieder herauszukommen, müssen Sie Ihres sexuellen Ichs gewahr werden. Sie müssen sich aktiv Ihres Körpers bewusst werden (nicht dessen, wie er aussieht, sondern wie Sie ihn empfinden), ebenso Ihres Verstandes und der wechselseitigen Einflüsse, die beide aufeinander haben. Und wenn Sie das erste Tageslicht schimmern sehen, müssen Sie den Mund aufmachen – sich selbst und Ihrem Partner gegenüber – und damit aufhören, sich mit weniger zufriedenzugeben als mit dem, was Sie möchten und brauchen.

Was aber, wenn Ihnen schon vor längerer Zeit ein Licht aufgegangen ist? Was, wenn Sie sich durchaus darüber im Klaren sind, dass Ihr Geschlechtsleben dringend einer Überholung bedarf, Sie aber keinen Schimmer haben, wie Sie das anstellen sollen? Ein entsprechendes Bewusstsein mag die Voraussetzung für besseren Sex sein, aber für sich allein reicht es nicht aus. Vielen Frauen, die wissen, dass ihr sexuelles Erleben erfüllter sein könnte, fehlen Motivation und Mut, dafür zu sorgen, vor allem, wenn sie nicht den Finger auf die Wunde legen, nicht eindeutig lokalisieren können, woran es hapert. Liegt das Problem bei Ihnen oder bei Ihrem Partner? Ist es ein physisches oder ein emotionales, ein biologisches oder ein psychologisches? Liegt es daran, dass Sie ein Baby haben und nur noch müde sind, oder ärgern Sie sich, dass Ihnen niemand im Haushalt zur Hand geht? Sind es die wilden Hormonstürme nach der Geburt, oder ist es Ihre irrationale Angst, dass das Baby aufhören könnte zu atmen, wenn Sie nicht alle zehn Minuten nachsehen kommen? Oder ist es alles zusammen?

Für eine Frau ist sexuelle Unzufriedenheit weit weniger scharf umrissen als für einen Mann, der, wenn er nicht erregt ist, eben keine

Erektion bekommt. Wenn er keine Erektion hat, kann er keinen Sex haben, und wenn er keinen Sex haben kann, fühlt er sich nicht als richtiger Mann. Für die meisten Männer ist das eine Krise und so besorgniserregend, dass sie postwendend zum Telefon greifen, ihren Arzt anrufen und Hilfe suchen werden.

Frauen sehen sexuelle Unzufriedenheit eher als Enttäuschung denn als Krise. Bei uns wird nicht unser Selbstwertgefühl, unser Frausein, in seinen Grundfesten erschüttert, das heißt, die Lage scheint nicht so dramatisch. Bei Frauen laufen sexuelle Frustrationen subtiler ab: Wir können Sex haben, ob wir erregt sind oder nicht, wir genießen ihn vielleicht nicht allzu sehr, vielleicht gar nicht. Die meisten Frauen ertragen Unbefriedigtsein mit stoischer Gelassenheit. Wir ergehen uns hinterher nicht gerade in Ohs und Ahs, wie toll es war, aber wir rufen auch nicht gleich den Notstand aus.

Was, wenn Sie wissen, dass es nicht an Ihnen liegt? Sogar wenn eine Frau erkennt, dass das Problem mit den Verhaltensweisen ihres Mannes und seinen Techniken (oder dem Mangel an letzteren) zu tun hat, wird sie sich höchstwahrscheinlich viel zu viele Gedanken darüber machen, dass sie seine Gefühle verletzen oder seine Zuneigung verlieren könnte, um irgendetwas zu sagen – besser, er hält sie für sexuell unterbelichtet als für ein triebgesteuertes Luder. (Bei Lesbierinnen geht es meist weniger um die Sorge, das Ego der Partnerin anzukratzen, als vielmehr um die weibliche Fähigkeit, Vertrautheit und emotionale Nähe zwischen den Partnerinnen auf verbalem Wege herzustellen, durch die Sex als Mittel zur Etablierung von Intimität in einer lesbischen Beziehung oftmals weniger wichtig zu sein scheint.) Statt das Unternehmen Partnerschaft zu gefährden und ein weiteres Loch in das sinkende Schiff zu bohren, wird eine Frau die Wogen zu glätten versuchen, indem sie die Situation neu bewertet und sich einredet, dass sie diejenige mit dem Problem ist.

Es sei denn, das Problem ist unwiderlegbar seins.

Vor ein paar Jahren waren die einzigen Amerikaner, die jemals etwas von erektiler Dysfunktion gehört hatten, Männer, die darunter litten, und die Ärzte, die sie behandelten. Heutzutage ist jeder Mann und jede Frau im Land (von Kindern gar nicht zu reden) an den Anblick smarter Paare in mittleren Jahren gewöhnt, die einander schelmisch-wissend in die Augen schauen, denn zumindest dem Mann winkt Hilfe in Form von Tabletten (und etwa einer halben Stunde Wartezeit).

Es wäre zu schön, wenn auch wir einfach eine Pille einwerfen könnten, um unsere sexuellen Nöte in den Griff zu bekommen, doch leider ist die Sache bei uns nicht so einfach. Als Pfizer, der Hersteller des Potenzmittels Viagra®, verkündete, man werde seine Bemühungen ausweiten, um einen ähnlichen Wirkstoff für Frauen zu entwickeln, war die Resonanz keineswegs gering. Das Pharmaunternehmen untersuchte die Wirkung von Sildenafilcitrat (das als Viagra® im Handel ist) an mehr als 3000 Frauen und investierte acht Jahre – und eine Menge Geld – in der Hoffnung, den kolossalen Erfolg, den man bei Männern erzielt hatte, wiederholen zu können. Ich habe zu diesem Unterfangen Erfahrungen aus erster Hand beisteuern können, da ich im Auftrag der University of Virginia an der Durchführung mehrerer klinischer Studien beteiligt war.

Ich war enttäuscht, dass Viagra® unsere Probleme nicht zu lösen vermochte, aber überrascht hat es mich nicht. Es ist nicht so, dass das Medikament für uns nicht das Gleiche leistet wie für Männer – nein, es erweitert die Blutgefäße bei Frauen genauso wie bei Männern, das heißt, es strömt mehr Blut in den Genitalbereich und erzeugt so ein Gefühl des Erregtseins. Doch während Männer so gut wie immer Sex wollen, wenn sie erregt sind, ist das bei Frauen nicht notwendigerweise der Fall. Wir mögen physisch dazu in der Lage sein, aber das reicht nicht, um uns in Stimmung zu bringen. Wir brauchen noch etwas, und dieses Etwas ist mehr als eine satte Blutzufuhr. Mitra Boolel, der Leiter des Forschungsteams von Pfizer, erklärte gegenüber der *New York Times*: »Bei vielen Frauen besteht eine Entkoppelung zwischen genitalen Veränderungen und mentalen Abläufen. Bei Männern besteht diese Entkoppelung nicht. Männer bekommen beim Anblick einer nackten Frau mit schöner Regelmäßigkeit eine Erektion und wollen dann Sex. Bei Frauen spielen Myriaden Faktoren mit hinein.« Zwar betonte Dr. Boolel, dass seine Wissenschaftler ihre Arbeit fortsetzten, aber »... sie verlagern ihr Hauptaugenmerk von den

Geschlechtsorganen der Frau weg auf das weibliche Gehirn. Bei Frauen ist das Gehirn das entscheidende Geschlechtsorgan.«[4]

Für mich war das nicht gerade die brandheiße Neuigkeit, für Sie vielleicht auch nicht. Aber genau darin liegt die Krux: in dem ungeheuren Einfluss, den das Gehirn einer Frau – *Ihr* Gehirn – auf ihr Tun und Lassen hat. Es wirkt sich auf ihr Interesse an Sex ebenso aus wie auf alles andere, und das kann zu Kollisionen mit dem eigenen Selbstbewusstsein, den herrschenden Umständen, dem Timing, der Kultur und Chemie führen, die unsere Fähigkeit, eine sexuelle Begegnung zu genießen, ebenso gut anfachen wie zum Verlöschen bringen können. Wie jede Frau weiß, gibt es nur sehr selten einen nahtlosen Aufstieg von der ersten Erregung bis hin zum Orgasmus, der Zigarette danach und wohligen Seufzern der Zufriedenheit. Die Libido einer Frau legt selten einen ungebremsten, raketengleichen Start in die Erdumlaufbahn hin. Meist ist ihr Weg zahllosen Querschlägern aus den verschiedenen Facetten ihres Daseins – als Geliebte, Mutter, Tochter, Ehefrau, Broterwerberin, Köchin, Chauffeurin, Putzfrau, Sozialministerin, Spülfrau, Ehrenamtliche, Einkäuferin, Rabattcoupon-Sammlerin – ausgesetzt, die sie gefährlich ins Trudeln bringen. Und wenn sich ihr Flug schließlich stabilisiert, kann das mit oder jenseits aller amourösen Absichten geschehen. Sie gehorcht einer völlig anderen Dynamik als der, die den Geschlechtstrieb eines Mannes regiert. Wenn er erregt ist, will er Sex. Wenn das Fleisch willig ist, kennt der Geist keine Grenzen. Männer gehen den direkten Weg, Frauen verschlungene Pfade. Eine freimütige Erklärung dafür haben wir Mr. Rogers aus dem amerikanischen Kinderfernsehen zu verdanken, der so überaus zutreffend erkannte: »Some are fancy on the outside, some are fancy on the inside.« [»Manche sind von außen schick, andere von innen.«] Und genau das ist der Punkt: Weibliche Sexualität spielt sich so gut wie ausschließlich im Innern ab: außer Sichtweite (und allzu oft auch außer Denkweite).

Ich habe Hunderte intelligenter, hoch kompetenter Frauen behandelt, deren sexuelles Selbstbewusstsein sich seit jenem Tag, an dem ihnen ihre Mutter wortlos eine Packung Binden in die Hand drückte, so gut wie nicht weiterentwickelt hat. Warum? Weil die Sexualität jeder Frau alle 28 Tage verrückt spielt, blutrotes Menetekel dessen, was sich in Wirklichkeit unter all der zarten Anmut verbirgt, die uns angeblich ja eigen ist. Zusammen mit jenen hygienischen Unaussprechlichen wird uns eine schmutzige kleine Botschaft zuteil: Dein krampfender Bauch ist strahlende Krone deiner Weiblichkeit – und du tust gut daran, jede Spur davon versteckt zu halten, sonst… Es ist dieses »sonst«, das uns am Rande unserer Selbsterkenntnis erzittern, die unstillbare Leidenschaft eines Liebhabers herbeisehnen lässt, der uns berührt, wo wir uns nicht selbst zu berühren wagen. Meine eigenen Forschungen haben nur bestätigt, was ich instinktiv schon lange vor der Beendigung meines Medizinstudiums geahnt hatte: dass nämlich das sexuelle Wesen einer Frau eine subtile Mischung aus Körper und Geist, Fleisch und Gefühl ist und dass das, was wir darüber wissen, auf den Rücksitz eines Sportwagens passt.

Weibliche Sexualität ist ein komplexes, verflochtenes Phänomen – Sie können nicht einfach an einem Faden ziehen, den Stoff in seine Fasern zerlegen, und das Geheimnis ist gelüftet. Es ist ein dicht gewebtes Tuch, an manchen Stellen glatt und schmucklos, an anderen aus feinstem Brokat, mal schlicht, mal reich verziert. Mein Anliegen ist es, Ihren Blick auf das Gewebe Ihres sexuellen Selbst zu lenken und Sie zu ermuntern, sich einerseits an der Schönheit seiner Komplexität zu erfreuen, andererseits aber Schuss und Kette sowie all die kleinen Webfehler darin bewusst zur Kenntnis zu nehmen. Ich möchte Ihre Neugier in Bezug auf Ihr persönliches Geschlechtsleben wecken, Ihren Blick dafür schärfen, dass es besser sein könnte (sicher wohl auch schlechter), und Ihnen die Gewissheit vermitteln, dass alle Frauen – auch die Katalog-Dessousmädels –, wenn es um Sex geht, neben aller Ekstase auch ein gerüttelt Maß an Kummer und Leid erfahren.

Einer der Gründe dafür ist der Umstand, dass Frauen dazu neigen, Probleme in ihrem Sexualleben isoliert zu betrachten, geradeso als ließen sie sich aus dem Rest ihrer Existenz herauslösen, und die Realität zeigt, dass das nicht geht. Sie finden einen kleinen Knoten im Gewebe und denken: »In Ordnung, hier stimmt's nicht ganz – wenn ich das herausschneide, ist das Ganze vollkommen« – und halten dabei dieses Knötchen für einen Mangel. Solche Fehleinschätzungen sind der Grund für das kleine Etikett an Ihrem neuen Dupioni-Seidenkleid, auf dem zu lesen steht, dass etwaige Unregelmäßigkeiten keine Fabrikationsfehler, sondern vielmehr Attribut seiner natürlichen Schönheit seien. Die kleinen Noppen rühren daher, dass die von den Seidenspinnerraupen abgesonderten Fäden von unterschiedlicher Dicke waren, als man sie zum Seidenstoff verwoben hat. Sie treten in unregelmäßiger Verteilung auf und machen so jedes Stückchen Dupioni-Seide einzigartig und unverwechselbar.

Genauso ist es bei uns Frauen: Die zahllosen Fäden aus Biologie und Psychologie, Sinnlichkeit, Körper und Seele verweben sich zu einem Gewirk von unendlicher Vielfalt. Ihre Freuden und Ängste, Erinnerungen und Phantasien, Freundschaften und Intimitäten, Arbeiten und Verpflichtungen, Launen und Marotten bestimmen Muster, Schattierung, Glätte und Noppen im Gewebe ihres sexuellen Selbst. Diese ungeheure Vielfältigkeit als Fehler zu betrachten hieße, ihren wahren Charakter zutiefst missdeuten. Das buntscheckige Wesen des Gewebes ist Ausdruck von Lebendigkeit, von pulsierender Vitalität.

Bedeutet das nun, dass eine Frau mit unbestreitbar vorhandenen Intimproblemen gar nicht unter einer sexuellen Störung, sondern lediglich unter ein paar kleinen »Webfehlern« leidet? Nein, natürlich nicht. Auch das chaotischste Muster zerfasert gelegentlich, und manche Frauen leiden tatsächlich unter manifesten sexuellen Funktionsstörungen. Aber es gibt einen Riesenunterschied zwischen Funktionsstörung und Enttäuschung, und etliche Frauen sehen ihn nicht. Meine Patientin Holly* war eine davon.

Holly war eine hochintelligente angehende Medizinstudentin von zwanzig Jahren mit Bestnote in Anatomie. Doch bis sie sich selbst verstehen würde, hatte sie noch einen weiten Weg vor sich. Holly kam mit ihrem Freund nie zum Höhepunkt und hatte sich eingeredet, sie

---

* Die Fallbeschreibungen in diesem Buch sind Mosaikporträts, die auf Patientenschicksalen basieren, mit denen ich in meiner Berufspraxis zu tun hatte; die Namen wurden geändert.

habe eine Orgasmusstörung. Zu Anfang dachte ich das auch, bis sie beiläufig erwähnte, dass sie sich im zurückliegenden Semester einen Vibrator gekauft habe, mit dem sie seither zutiefst befriedigende Orgasmen erlebe. Ich erzähle Ihnen später mehr über Holly, für den Augenblick müssen Sie nur eines wissen: Wenn Sie mit Ihrem Partner keinen Orgasmus bekommen, wohl aber mit einem Vibrator oder von eigener Hand oder vor einem Foto von Viggo Mortensen, dann leiden Sie nicht unter einer Orgasmusstörung, auch wenn Sie das zunächst enttäuschen mag. Holly hielt ihre mittels »Werkzeug« herbeigeführten Höhepunkte für irgendwie weniger real als solche mit einem Mann aus Fleisch und Blut. Merken Sie sich eines: Ein Orgasmus ist ein Orgasmus ist ein Orgasmus. Ein Orgasmus, den Sie beim Geschlechtsverkehr haben, ist nicht legitimer als einer, den sie auf weniger üblicher Weise bekommen. Ein Orgasmus ist so etwas wie jener kleine Kuschelhase aus dem Märchen – wenn Sie einen haben und ihn lieben, haben Sie einen echten.[5]

Ein oder zwei Dinge sind uns bekannt: Wir verfügen über ein paar detaillierte Erkenntnisse darüber, wie der weibliche Körper reagiert, wenn er erregt ist, aber wir haben keinen Einblick in die komplexen Interaktionen zwischen Psyche und Sexualität im Einzelnen und wissen nichts darüber, wie Körper und Geist sich verschwören, um in einer heißen Umarmung zu münden beziehungsweise an einer kalten Schulter abzuprallen.

Und während wir längst nicht so viel wissen, wie wir sollten, so wissen wir doch, dass die Sexualstörungen bei Frauen in vier große Kategorien fallen: mangelndes sexuelles Verlangen, Erregungsstörungen, Schwierigkeiten, einen Orgasmus zu bekommen, und körperliche Schmerzen während des Geschlechtsverkehrs.

1.  **Sexuelle Hypoaktivität** (Mangel oder Verlust von sexuellem Verlangen). Die Vorsilbe *hypo* bedeutet grundsätzlich »unter« oder »zu wenig«, das heißt, wenn Sie unter dieser Störung leiden, haben Sie selten oder nie das Verlangen nach Sex und empfinden dieses als Belastung. (Wenn ein gering oder überhaupt nicht entwickelter Geschlechtstrieb Ihnen nichts ausmacht, haben Sie keine Krankheit.) Eine verwandte, aber

seltenere Störung ist die *sexuelle Aversion*, die in die Kategorie der Phobien fällt. Wenn Sie die Aussicht auf sexuelle Aktivitäten mit Angst erfüllt und Sie alles tun, um diese zu vermeiden, diese Empfindungen Ihnen jedoch gleichzeitig zu schaffen machen, kann es sein, dass Sie unter sexueller Aversion leiden.

2. **Störungen der sexuellen Erregung.** In diesem Fall empfinden Sie zwar das Verlangen nach Sex, doch reagiert Ihr Körper nicht mit den typischen Zeichen der Erregung (Anschwellen der Geschlechtsorgane und Produktion von Vaginalsekret), die dafür sorgen, dass der Verkehr angenehm ist. Wenn das bei Ihnen der Fall ist, leiden Sie unter Umständen unter einer Erregungsstörung.

3. **Orgasmusstörung.** Wenn Sie grundsätzlich Probleme haben, zum Höhepunkt zu kommen, oder bei Ihnen trotz hinreichender Erregung grundsätzlich kein Orgasmus eintritt, leiden Sie womöglich unter einer Orgasmusstörung.

4. **Schmerzen beim Geschlechtsverkehr.** Die Ursachen dafür können verschiedener Art sein: Unter anderem fallen darunter die so genannte *nichtorganische Dyspareunie* (wiederholt auftretende Schmerzen beim Geschlechtsverkehr) und der *Vaginismus* (Krämpfe der die Vagina umgebenden Beckenbodenmuskulatur, die das Eindringen des Penis oder eines anderen starren Gegenstands schmerzhaft oder unmöglich machen).

Ich werde die einzelnen Kategorien auf den folgenden Seiten genauer erläutern, wenn ich Ihnen die Fallgeschichten meiner Patientinnen vorstelle – wobei ich Ihnen schon vorab versprechen kann, dass nicht alle davon einen erhebenden Ausgang haben werden. Die Mehrheit meiner Patientinnen geht mit größerem psychischem und emotionalem Ballast aus der Therapie, als sie mit hineingebracht hat, und einige hören mittendrin auf. Alle Ärzte möchten gerne glauben, dass sie ihren Patienten eine Hilfe waren, und meistens sind wir das auch. Aber ich bin mir genauso darüber im Klaren, dass der Grad, bis zu dem ich einem Patienten helfen kann, mindestens ebenso sehr bestimmt wird durch das, was der Patient über sich selbst weiß – oder willens ist zu erfahren – wie durch meine psychiatrischen Kenntnisse.

Aus diesem Grunde fordere ich Sie dringend auf, die Goldader Ihres sexuellen Selbst freizulegen. Ich möchte Ihren Blick auf die eigene Sexualität weiten – so wie ein Weitwinkelobjektiv die Randbereiche eines Fotos weiter fasst. Ich möchte, dass Sie Ihren Blick weniger starr auf bestimmte Symptome fokussieren, als ihn vielmehr zu einer umfassenden Panoramasicht Ihrer sexuellen Landschaft verwandeln. Und mit diesem geweiteten Blick möchte ich Sie mitnehmen auf eine Reise durch das, was Nathalie Angier die »intime Geographie des weiblichen Körpers« nennt.[6] Ich werde Ihnen auf dem Weg Aspekte des Terrains zeigen, die Ihnen noch nie aufgefallen sind, weil sie schon immer da waren: die Leidenschaft für unerreichbare Männer von zweifelhaftem Ruf, Reinkarnation eines lang verlorenen, unfähigen Vaters, die schmallippige Überzeugung, dass allein der Gedanke daran, sich selbst zu berühren, zutiefst abstoßend ist, uralter schwelender Ärger, der jeden Morgen frisch aufflammt und der erst, »wenn der Tag geht«, mit der »Ankunft« Johnny Walkers, wieder abflaut. Das unwillkürliche Zurückprallen, wenn Sie vor dem Ankleidespiegel stehen und den prallen, voll erblühten Körper einer reifen Frau vor sich sehen und nicht die spillerig herausragenden Hüften einer Neunjährigen. Wann sind Sie das letzte Mal von Wasser und Dampf rosig durchblutet der Badewanne entstiegen, haben sich in Ihrer Nacktheit bewusst wahrgenommen und gesehen, dass das gut war? Oder wann haben Sie voller Vorfreude das Kommen des Sommers erwartet und mit ihm die Aussicht, Ihren Marktwert im Schwimmbad zu testen?

Überlegen Sie einmal, was Sie für Ihren Körper empfinden. Mögen Sie seine Fülle, seine Weichheit, seine Rundungen? Ist Ihnen wohl beim Anblick Ihrer Üppigkeit, oder mögen Sie erst gar nicht mehr in den Spiegel schauen? Sind Sie je einer Freundin über den Weg gelaufen, die an diesem Tag ungewöhnlich gut aussah, und wurden von einem plötzlichen, messerscharfen Stich des Neides gepeinigt? Oder haben Sie gehört, wie eine Freundin zu einer anderen sagte: »Mensch, hast du abgenommen! Toll siehst du aus – ich könnte dich dafür umbringen«? Oder haben Sie es gar selbst gesagt?

Sie müssen kein Soziologe sein, um zu wissen, dass amerikanische Frauen ihrem Körper (dem eigenen und dem ihrer Freundinnen) ausgesprochen feindselig gegenüberstehen. Das ist uns so vertraut wie das eigene Gewicht. Doch worüber wir selten nachdenken, ist, wie teuer uns unsere Torheit zu stehen kommt. Die Wasser weiblicher Sexualität mögen tief sein, solcher Selbsthass aber vergiftet den Brunnen. Und er färbt die Wahrnehmung einer Frau im Hinblick auf ihre erotischen Bedürfnisse, überschattet ihre intimen Erfahrungen und untergräbt das Intuitive in ihrem Bewusstsein, das ihr normalerweise zu sexueller Erfüllung verhelfen sollte. Ich habe junge, gesunde Collegestudentinnen mit strahlenden Augen und seidig schimmerndem Teint behandelt, die mir, elegant ein wohlgeformtes Bein über das andere geschlagen, gegenübersaßen und allen Ernstes wissen wollten, ob ein Orgasmus beim Sex mit ihrem Freund eher möglich wäre, wenn sie es fertigbrächten, ihren Körper auf irgendeine nivellierend fettfreie Weise attraktiver zu gestalten. Wenn ich so etwas höre, kann ich nicht anders, als an die üppig-fülligen nackten Renaissance-Damen mit ihren Speckrollen zu denken, die, von pummeligen Engelchen umflattert, die Wände des Pariser Louvre zieren, und mich zu fragen, was jene Mädels erwidern würden, wenn Cupido ein Paar Hanteln aus dem Köcher zöge und ihnen auftrüge, sich an die Arbeit zu machen. Ich habe den Verdacht, dass sie sich flugs mit einem gezielten Tritt in seinen rosigen Hintern von seiner lästigen Gegenwart befreien würden.

Umgekehrt würde sich manche moderne Frau gern selbst einen solchen Tritt verpassen, wenn sie nicht imstande ist, eine ach so erotische Begegnung in Ekstase enden zu lassen. Unsere kompetitive, lustgesättigte Kultur hat uns gelehrt, dass bergeversetzender, atemberaubender Sex unser Geburtsrecht ist, und viele junge Frauen sind zu unerfahren, um zu erkennen, dass ihre Erwartungen genauso hirnverbrannt sind wie jene Liebesszenen aus Hollywood, aus denen sie sie herleiten. Das ist keine Verschwörung, sondern nur völlig logisch: Den überwiegenden Teil aller Film- und Fernsehprogramme gestalten Männer, und die schreiben zwangsläufig über das, was sie kennen. Und wenn es um Sex geht, kennen die meisten Männer nur jenen zielorientierten, triebgesteuerten schnurgeraden Weg mit den Stationen Verlangen, Erregung, Höhepunkt und ... nun, was dann passiert, hängt vom Film ab. Aber jene eindrucksvollen Szenen, in denen zwei schweißglänzende Körper einander umschlingen und in rhythmischer Gleichzeitigkeit unaufhaltsam auf einen konvulsiven Befreiungsschauer hinarbeiten, ist keine realistische Wiedergabe dessen, wie normale Männer und Frauen sich lieben (wenigstens nicht in 99 Prozent der Fälle), sondern weiter nichts als das Produkt begehrlicher Phantasien jener Typen, aus deren Feder die Drehbücher stammen, und der für die Produktion Verantwortlichen.

Ich behaupte nicht, dass Frauen niemals schwindelerregend-genialen Sex erleben. Doch, das tun wir. Ich behaupte auch nicht, dass Frauen keine hohen Erwartungen an ihr Sexualleben stellen sollten – genau genommen glaube ich exakt das Gegenteil. Was ich sage, ist, dass unsere Erwartungen ihre Basis in der intimen Kenntnis unseres innersten Selbst haben sollten, in dem, was für uns höchstpersönlich normal ist, sich für uns gut anfühlt, und nicht in dem, was toll aussieht an Angelina Jolie oder wen auch immer *Esquire* gerade als »sexiest woman alive« feiert. Was Sie und Ihren Partner angeht, so sind *Sie* die »sexiest woman alive« – Sie und niemand sonst.

Ich sage Ihnen nur, was auch meine Patienten von mir zu hören bekommen: Ich möchte, dass Sie sich selbst betrachten und sich schlussendlich wirklich auch in jedem Zoll so sexy sehen wie ein Sexsymbol – ja, die einzige Person, die für Sie Sex symbolisieren sollte, sind Sie selbst.

Der erste Schritt auf dem Weg besteht darin, den Blick nicht von sich selbst abzuwenden, sondern ihn nach innen zu richten – billigend, voll Neugier und Staunen. Ich hätte gern, dass Sie in die dunkelsten, furchterregenden Ecken lugen und sich die Frage stellen: »Was ist das Eine, das ich über diesen Teil meines Ichs noch nie jemandem erzählt habe – weder meinem Partner noch meinen engsten Freunden, noch sonst wem?« und über dem, was Sie da finden, das

Licht der Selbstoffenbarung leuchten lassen. Scheuen Sie nicht davor zurück – ich kann Ihnen eine auf edelstem Büttenpapier gedruckte Garantie darauf bieten, dass an den allermeisten Ihrer geheimen Sehnsüchte nichts Schockierendes oder Verdorbenes ist – außer vielleicht, dass sie die Feministin in Ihrem Innern aus der Fassung bringen könnten. Jede Frau glaubt, sie sei die einzige mit derart verruchten Gedanken, und jede Frau hat sie.

Und während Sie sich so Ihr Inneres betrachten, die Leuchte der Selbsterkenntnis in der einen Hand, hätte ich gern, dass Sie die andere dazu benutzen, um die Gedanken und Gefühle, die Ihnen – ungebeten und namenlos – unter Umständen kommen, kurz auf einem Blatt Papier schriftlich festhalten. Sie kommen damit zu einem greifbaren Protokoll jener flüchtigen Empfindungen, von denen das sexuelle Bewusstsein beseelt wird. Beim Lesen der vor Ihnen liegenden Seiten wird in Ihnen unter Umständen hin und wieder eine Saite der Vertrautheit anklingen, wird Sie ein Schauer des Wiedererkennens überrieseln. Diese Stiche, Kapriolen und emotionalen Echos werden sich vielleicht als feines Wispern im Ohr bemerkbar machen, Sie fröstelnd aufschrecken lassen und vorbei sein, bevor Sie sie richtig wahrgenommen haben. Dennoch enthalten sie höchst aufschlussreiche Hinweise auf Ihr sexuelles Ich. Ein Teil Ihrer Selbsterkenntnis muss daher darin bestehen, sich diese Empfindungen stärker bewusst zu machen: der Anflug von Verlangen, wenn Ihr Freund Ihrem Kind eine Gutenachtgeschichte vorliest, und das jähe Abebben aller Leidenschaft eine halbe Stunde später, wenn er den Friséesalat mit Hähnchenbrust, gerösteten Mandeln, gegrillten Paprika und Ziegenkäse, den Sie mit so viel Mühe zubereitet haben, kommentarlos hinunterschlingt.[7] Meine Forschung hat mich gelehrt, dass man, sobald man etwas notiert, gezwungen ist, darüber nachzudenken. Es sind diese scheinbar nebensächlichen Handlungen und Austausche, die oftmals unsere tiefsten Gefühle hervorrufen, und wenn Sie Ihre Reaktionen aufschreiben, werden Sie erkennen, wie sehr sie die Gezeiten Ihrer Sexualität, das Kommen und Gehen Ihrer sexuellen Empfindungen, beeinflussen.

Genauso arbeite ich mit meinen Patientinnen, über die Sie in die-

sem Buch mehr erfahren werden. Sie werden der achtundfünfzigjäh-
rigen Renata begegnen, der jegliches sexuelle Verlangen abhanden
gekommen war und die auf Drängen ihres Ehemanns in meiner Praxis erschien. Bei unserer ersten Sitzung erzählte sie strahlend, wie
glücklich ihre Ehe und wie dankbar sie dafür sei. Makellos, von großer
Eleganz in Kleidung und Auftreten, gab Renata sich als eine Frau, die
einzig und allein ihrem Ehemann zuliebe zu mir gekommen war, der
sich, durch die fehlende sexuelle Nähe frustriert, zunehmend von ihr
entfernt hatte. Sie schob ihr mangelndes sexuelles Interesse auf die
Menopause und ein Psychopharmakon, dass sie gegen ihre Ängste
einnahm, hatte aber zu große Bedenken vor einer Hormonersatztherapie beziehungsweise davor, das Medikament abzusetzen. Renata
erklärte, sie vermisse zwar die sexuelle Intimität, die sie und ihr Ehemann früher verbunden hatte, aber doch nicht so sehr, dass sie riskieren wolle, ihr tröstliches Nest der Gewohnheit und Zufriedenheit zu
verlassen, in dem sie sich behaglich eingerichtet hatte. Fast ein ganzes
Jahr Gesprächstherapie war erforderlich, bis sie eingesehen hatte, dass
Menopause und Arzneimittel zwar Teil des Problems waren, dass aber
die eigentliche Ursache, die ihr Verlangen hatte ersterben lassen, ein
starkes Gemisch aus Wut und Ärger war, das sie seit mehr als zwanzig
Jahren in sich hineingefressen hatte.

Sie werden auch Karla begegnen, einer 24 Jahre alten Doktorandin,
die wegen akuter Angstzustände meine Hilfe suchte. Es stellte sich
heraus, dass ihre Ängste auf das plötzliche Ende einer Romanze zurückzuführen gewesen waren, die sie mit ihrem Professor verbunden
hatte. Er war doppelt so alt wie sie, und sie hatte bei ihm zu Hause
gewohnt, bis er ihr eines Tages ohne Umschweife und völlig unvorbereitet mitgeteilt hatte, dass sie bis zum Ende der Woche auszuziehen
habe. Alles sei wunderbar zwischen ihnen gewesen, versicherte mir
Karla, auch die sexuelle Seite der Beziehung. Ich half Karla durch die
Krise, und in den folgenden Jahren kam sie in unregelmäßigen Ab-
ständen immer mal wieder zu mir. Im Laufe dieser Zeit wurde mir
klar, dass sie einen zwanghaften Hang zu Dreiecksbeziehungen hatte,
jemand war, der sich grundsätzlich nur mit Männern einließ, die bereits eine feste Beziehung hatten. Mit allen Männern, in die sich Karla

verliebte, hatte sie phantastischen Sex – und das war der springende Punkt: Für sie bestand die einzige Art, wie Sex für sie aufregend sein konnte, in der Hingabe an eine Liebe, die ihr genau die Vertrautheit und den Trost vorenthielt, die sie im Grunde suchte.

Sie denken jetzt vielleicht: »Hat Karla statt sexueller Probleme nicht eher ein Beziehungsproblem?« Nun, ja und nein. Karlas Liebesbeziehungen waren in der Tat problematisch, aber das Problem bestand nicht in ihrer Fähigkeit, Liebe anzunehmen, zu geben oder eine Bindung einzugehen. Das alles war in Ordnung. Bei ihr lag das Problem darin begründet, dass sie sich nur von Männern erotisch angesprochen fühlte, die sie zwangsläufig verletzen mussten. Karla mochte fähig sein, Sex zu genießen, aber sie hatte trotzdem ein sexuelles Problem. Und die Vergangenheitsform ist angemessen, denn sie hat es nicht mehr, und das dank eines dornigen, beschwerlichen Weges der Selbstreflexion.

Das Geheimnis besteht darin, sich selbst zu kennen – nicht nur den eigenen Körper, sondern alles, was die eigene Person betrifft. Den größten Teil meiner Therapiestunden verwende ich darauf, Frauen bei der Neubewertung ihres Selbstverständnisses zu helfen. Indem ich dieses Buch schreibe, lade ich Sie ein, es ihnen und mir bei dieser lohnenden Innenausleuchtung gleichzutun. Beim Aufschreiben, Lesen und Überdenken Ihrer Eingebungen werden Sie beginnen, die unzähligen physischen, emotionalen, kulturellen und gesundheitlichen Faktoren zu erfassen, von denen Ihr sexuelles Verlangen und Verhalten beeinflusst werden. Wenn Sie zum Beispiel Diabetes haben, müssen Sie wissen, in welchem Maße die Krankheit den Kreislauf verändern, das Wahrnehmungsvermögen herabsetzen und möglicherweise Erregungs- und Orgasmusprobleme heraufbeschwören kann – von Kratzern in Ihrem Selbstbild ganz zu schweigen. Genauso müssen Sie, wenn Sie ein Antidepressivum nehmen, mit Ihrem unbehandelten Ich so gut vertraut sein, dass Sie einschätzen können, wie sehr das Präparat Ihre Libido beeinflusst. Und wenn Sie zu den Frauen gehören sollten, die Ekstase heucheln, um die Gefühle Ihres Partners zu schonen, müssen Sie die Tatsache akzeptieren, dass das Vorspiegeln eines Höhepunkts es unwahrscheinlich macht, dass Sie je einen haben werden. Warum? Weil Sie sich außerhalb Ihres Körpers herumtreiben, ihn beobachten, statt in ihm zu leben und sich an ihm zu freuen. Sie konzentrieren sich nicht auf das, was Sie fühlen, sondern haben sich die Bedürfnisse Ihres Partners zu eigen gemacht und über Ihre eigenen gestellt. Ihre Sehnsucht nach einer intakten Beziehung überragt haushoch Ihre Bereitschaft Disharmonie zu riskieren. Und wieder entgleitet Ihr Schatz, zufrieden schnarchend, selig in den Schlaf, während Sie wach liegen und sich sehnlichst besseren Sex wünschen.

Psychiatrie ist ein intimes Geschäft. Tag für Tag sitze ich und lausche, wenn mir Patienten Dinge erzählen, die sie nie zuvor in Worte gefasst haben. Manche sagen schon in der ersten Sitzung: »Das habe ich noch nie jemandem erzählt«, und erzählen es dann mir. Psychiater bekommen eine Menge Geschichten vorgesetzt, und nach einer Weile glaubt man, alles schon einmal gehört zu haben, aber natürlich hat man das nie. Meine Patienten überraschen mich wirklich immer wieder, nicht immer so sehr mit dem, was sie sagen, sondern oftmals mit der Art und Weise, wie es aus ihnen herauskommt. Einmal war eine Frau bei mir, die ich als Teilnehmerin an einer unserer Viagra®-Studien zu befragen hatte. Sie berichtete, sie spüre keine Erregung mehr und verberge dies vor ihrem Ehemann, mit dem sie seit dreißig Jahren verheiratet war, weil sie Angst hatte, er würde denken, sie liebe ihn nicht mehr oder fände ihn nicht mehr anziehend.

Ich fragte: »Belastet Sie das? Fühlen Sie sich schuldig? Haben Sie Sorge, dass Ihre Ehe daran zerbrechen könnte?«

Nachdem Sie mir einen langen Blick zugeworfen hatte, antwortete sie: »Nichts ist mehr, wie es war! Wir werden alt, und das ist schrecklich. Schauen Sie mich doch an!«

Und dann stand sie auf, hob ihren Rock hoch und sagte: »Schauen Sie sich das an! Meine Schenkel! Mein Bauch! Ich bin fett, ich bin hässlich!« Und so ging es fort, ich hörte ihr schweigend zu.

Am liebsten hätte ich sie angeschnauzt: »Was machen Sie da? Hören Sie auf! Nehmen Sie den Rock wieder herunter!« Aber als Arzt ist man darauf trainiert, seine Impulse und seine Gefühle unter Kontrolle zu halten. Also setzte ich ein neutrales Gesicht auf und hörte zu, wie sie erzählte, einst habe sie Netzstrümpfe mit Strumpfbändern und Satinstrapse getragen; ihren Mann habe das erregt, und sie hätten sich leidenschaftlich geliebt. Sie hatte diesen kostbaren Teil ihres Ichs verloren, und ihr Kummer war so groß, dass sie ihn nur ausdrücken konnte, indem sie den Rock lüftete, um sich zu erklären. Diese Frau war keine Exhibitionistin, sie betrauerte einen so dramatischen Verlust, dass sein Gewicht die Grenzen des Anstands schlicht niederwalzte. Dass wir einander kaum kannten, war unerheblich: Sie wollte, dass ich verstand, und dazu musste ich mit eigenen Augen *sehen*.

Und es sind nicht nur Patienten, sondern auch Menschen, die ich so gut wie nicht kenne, die ihr Herz ausschütten und Einzelheiten ihres Intimlebens preisgeben, weil die Dinge nicht allzu gut laufen und sie mit irgendwem reden müssen. Einmal fuhr mich der Vertreter eines Pharmaunternehmens zu einem Vortrag, und plötzlich sagte er: »Wissen Sie, ich mache mir Sorgen. Meine Frau und ich haben inzwischen nicht mal mehr einmal im Monat Sex. Wir haben drei Kinder, und wenn die alle im Bett sind, ist sie kurz vorm Umfallen. Ich vermisse sie, vermisse die körperliche Nähe. Sie sagt, ihr ginge es ebenso, aber sie schafft es einfach nicht.«

Mir tat der Mann in der Seele leid, und ich erklärte ihm, dass das normal sei und vielen von uns widerfährt. Wir sind überarbeitet und gestresst, und Frauen machen sich die alberne Mär zu eigen, dass sie alles tun, alles haben und jedem alles sein können – alles auf einmal. Aber das stimmt einfach nicht. Wenn das Leben Sie in die eine Richtung zieht und in eine andere zerrt, dann kann es über kurz oder lang schon mal passieren, dass der Sex dabei auf der Strecke bleibt – und dann müssen wir es ausbaden.

Dies ist das Buch, das ich immer lesen wollte, aber nirgends finden konnte. Nun, nach 22 Berufsjahren als Ärztin, habe ich es schließlich selbst geschrieben. Es ist meine Chance, Frauen allerorten zu sagen: Wenn euch an eurem Mann viel liegt, er euch im Bett aber nicht gerade die Sinne raubt, wenn eure Lieblingsphantasie zu ungehörig und zu schmutzig ist, um sie in Worte zu fassen, wenn ihr gestern Sex abgelehnt habt und heute nicht ohne leben könnt, wenn es euch nach Intimität verlangt und Sex das Einzige ist, was ihr bekommt (und euer Partner keine Ahnung hat, dass etwas nicht in Ordnung sein könnte oder worin da der Unterschied besteht) – so ist das in Ordnung. Jawohl – ihr seid normal. Nein – es ist nicht so, dass mit euch etwas nicht stimmt. Ihr müsst euch nicht dauernd nach Sex sehnen, um als sexuell gesund gelten zu können. Ihr müsst nicht im Bett herumturnen wie ein Pornostar (und auch nicht so aussehen), um euren Liebsten glücklich zu machen. Ihr seid nicht verrückt, defekt oder unweiblich. Ja, ihr seid so weiblich, wie ihr nur sein könnt. Ihr seid Frauen, und wenn ihr in euch hineinschaut, euch bewusst machen könnt, wer wirklich in euch wohnt, und euch und euer ganzes Wesen anzunehmen bereit seid, kann euer Sex nur besser werden.

**FRAGEBOGEN**

## Was ist für Sie normal?

1. In welcher Phase Ihrer erotischen Entwicklung befinden Sie sich momentan?
2. Fangen Sie gerade erst an, Ihr sexuelles Ich zu erforschen, oder ist Ihre sexuelle Identität vertrautes Terrain für Sie? Bevorzugen Sie sexuelle Abenteuer mit verschiedenen Partnern, oder streben Sie eine monogame Beziehung an? Haben Sie das Interesse an Sex im Allgemeinen oder mit Ihrem Ehemann im Besonderen komplett verloren, oder könnte der Funke neu entflammen, wenn er seine Socken beiseite räumen würde? Welche Rolle spielt Sex in Ihrem Leben beziehungsweise sollte er Ihrer Ansicht nach spielen? Haben Sie so häufig Verkehr, dass Sie damit zufrieden sind, oder finden Ihre erotischen Begegnungen so selten statt, dass Sie sich sexuell verarmt fühlen und frustriert sind? Wenn Sie eine sexuelle Beziehung unterhalten: Ist der Beischlaf für Sie ebenso befriedigend wie für Ihren Partner/Ihre Partnerin? Und wenn

nicht: Warum geben Sie sich mit weniger zufrieden als er oder sie? Falls Sie keine sexuelle Beziehung haben: Hätten Sie gern eine? Und sollte die Antwort Ja lauten: Was wäre Ihre Idealvorstellung von einem gelungenen Beischlaf?

3. Sind Ihre sexuellen Erwartungen – so Sie welche haben – höher oder niedriger als früher? Falls Sie gestiegen sind: Was hat Sie dazu gebracht, mehr zu erwarten? Sollten sie gesunken sein: Was hat Sie dazu gebracht, sich mit weniger zu begnügen? Haben Sie das Gefühl, dass Sie sexuell nicht mehr so attraktiv sind wie früher? Fühlen Sie sich weniger von Ihrem Partner angezogen als in der Vergangenheit, oder hat das Interesse Ihres Partners an Ihnen nachgelassen? Glauben Sie, es sei nicht angebracht, in diesem Stadium Ihres Lebens erfüllenden Sex zu erwarten?

4. Haben Sie jemals einen Orgasmus vorgetäuscht, oder tun Sie das regelmäßig? Falls die Antwort Ja lautet: Warum haben Sie das getan, beziehungsweise: Warum tun Sie es? Tun Sie es, um die Gefühle Ihres Partners zu schonen? Oder »damit die Sache rascher vorbei« ist? Und wenn ja: Warum wollen Sie, dass sie vorbei ist?

5. Wenn Sie je einen Orgasmus vorgetäuscht haben oder dies routinemäßig tun: Waren oder sind Sie mit dem Ergebnis zufrieden oder nicht?
   - Was ist Ihrer Ansicht nach gewonnen, wenn Sie einen Orgasmus vortäuschen?
   - Was, glauben Sie, würde passieren, wenn Sie Ihrem Partner gegenüber ehrlich wären?

6. Denken Sie an die physischen und psychischen Veränderungen, die mit Ihnen geschehen, wenn Sie sexuell erregt sind, und überlegen Sie:
   - Wo sind Ihre erogenen Zonen? Es gibt mehr davon als die, auf die Männer normalerweise kommen, also denken Sie an Ihren ganzen Körper.
   - Welche Arten von Empfindung sind für Sie am angenehmsten?

Gibt es ein bestimmtes Sexualverhalten oder sexuelle Praktiken, die Sie verlockend finden, aber nie probiert haben? Wenn ja, was regt Sie daran an? Und was hat Sie bislang davon abgehalten, sie auszuprobieren?

# ZWEITES KAPITEL

## *Wen liebe ich warum?*

Eine Frau betritt mein Sprechzimmer und nimmt mir gegenüber Platz. Sie könnte etwa vierzig Jahre alt, aber auch um einiges jünger oder ein bisschen älter sein. Sie ist dunkelhaarig und attraktiv, könnte aber ebenso gut blond und unauffällig sein. Eigentlich könnte es jede Frau sein.

»Ich leide unter Depressionen«, sagt sie. »Ich habe unlängst eine Beziehung zu jemandem beendet, mit dem ich sehr lange zusammen gewesen bin. Am Ende war es nicht mehr schön, aber als er ging, habe ich mich trotzdem furchtbar gefühlt.« Sie schweigt einen Moment.

»Klingt, als hätten Sie gemischte Gefühle, was ihn betrifft.«

»Erst am Ende. Ich habe ihn wirklich geliebt. Aber es hat nicht funktioniert – es funktioniert nie. Ich probiere es immer wieder. Aber egal, mit wem ich zusammen bin, es endet immer auf die gleiche Art.«

»Welche Art?«

Sie hat angefangen zu weinen. Ich reiche ihr eine Packung Papiertaschentücher und warte, bis sie sich gefasst hat.

»Ich verliebe mich und werde blind, investiere alles in die Beziehung – wirklich alles. Es gibt nichts, was ich nicht tun würde, damit eine Beziehung funktioniert. Aber es geht nie gut.«

»Warum, glauben Sie, ist das so?«

»Ich weiß es nicht, ich habe alles probiert. Ich bin mit jedem Typ Mann ausgegangen, den Sie sich vorstellen können. Aber es ist egal, wer er ist. Wir kommen an einen gewissen Punkt, und die Dinge laufen aus dem Ruder. Ich weiß nicht, was immer wieder schiefgeht.«

Die Frau, eine Hypothekenmaklerin, war das vergangene Jahr mit einem gutmütigen Mann zusammen gewesen, der Kinder liebte und sich noch weniger aus Football machte als sie. Als sie sich kennen gelernt hatten, war er gerade als Aushilfslehrer an einer Highschool tätig und auf der Suche nach einer Festanstellung. Er war äußerst besorgt um die Frau an seiner Seite und immer bemüht, ihr zu gefallen, und obwohl er selten die Initiative ergriff, war er, wenn es darauf ankam, ein zärtlicher und hingebungsvoller Liebhaber. Er war 42, bereit zu heiraten und eine Familie zu gründen, was sie vorhatten zu tun, sobald er eine feste Anstellung gefunden hatte. Aber nichts schien ihm zu gelingen: Er hatte von einer freien Lehrerstelle im Nachbarbezirk gehört – und verpasste die Bewerbungsfrist. Man bot ihm eine Stelle an einer neuen Schule, aber das hätte täglich siebzig Kilometer Hin- und Rückfahrt bedeutet. Die Frau hatte ihm eine Empfehlung für eine Stelle an einer Vorbereitungsschule für das College verschafft, aber er hatte die Telefonnummer verlegt. Als er sie endlich gefunden hatte, war der Posten besetzt. Ein anderes Mal arrangierte sie ein Treffen zwischen ihm und einem Vertreter der örtlichen Schulbehörde. Anschließend lamentierte er ohne Unterlass darüber, wie er in dem Gespräch aufgetreten war, und prophezeite düster, es werde nichts dabei herauskommen (er sollte Recht behalten). Er fing an, davon zu sprechen, dass er sich selbstständig machen, ein eigenes Unternehmen gründen wolle, aber wenn sie versuchte, mit ihm über seine Pläne zu reden, erging er sich in vagen Floskeln. Je mehr er strauchelte, desto engagierter versuchte sie, ihm Gelegenheiten zu verschaffen, so lange, bis sie nur noch von dem Gedanken an sein Fortkommen beherrscht wurde und ihr eigenes vernachlässigte.

Die Frau tat für den Mann, was sie konnte, aber seine Aussichten besserten sich keinen Deut. Sie war keine Närrin. Sie nahm wahr, dass seine unsichere Arbeitssituation für ihn ein Mittel war, seine Beziehung zu ihr aufrechtzuerhalten. Mit ihrem Respekt für ihn schwand auch ihr Verlangen. Je mehr sie sich zurückzog, desto verzweifelter versuchte er, ihre Zuneigung zurückzugewinnen, und je mehr er sie umwarb, desto mitleiderregender erschien er. Als sie ihm nahelegte auszuziehen, rechnete sie damit, dass er zusammenbrechen und sie um eine zweite Chance bitten würde. Er brach zusammen, aber er bettelte nicht. Unter Tränen packte er seine Sachen und verschwand.

Ich frage die Frau nach den anderen Beziehungen aus ihrer Vergangenheit. Vor dem Lehrer war da ein charmanter, beredter Schauspieler, der seit fünfzehn Jahren am örtlichen Theater angestellt war und dessen greise Eltern über genügend Mittel zu verfügen schienen, um ihrem Sohn monatlich unter die Arme zu greifen. Davor gab es einen Bankangestellten, der sechs Jahre zuvor von seiner Frau geschieden worden war, aber die Scheidung noch immer nicht verwunden hatte. Und vor diesem einen Grundstücksmakler mit einem seltsamen Sinn für Humor, der noch immer bei seinen Eltern lebte, weil er noch immer nicht das vollkommene Haus gefunden hatte – und weil ihm außerdem seine Mutter die Wäsche wusch.

»Wissen Sie, wenn ich so darüber rede, wirken diese Typen wie ein Haufen Verlierer«, sagt die Frau, »aber das waren sie wirklich nicht. Jeder davon war ein netter Kerl – gescheit, gut aussehend, gut gekleidet. Sie haben mich gut behandelt. Auch der Sex mit ihnen war prima, zumindest am Anfang. Aber so ist es immer: Erst ist die Anziehung groß, der Sex phantastisch. Dann lernen wir uns näher kennen – und es hört irgendwie auf. Ich stecke alles hinein, was ich habe, und kriege es doch nicht hin.«

Wenn diese Frau Ihre Freundin wäre, würden Sie sich vermutlich mit ihr zusammensetzen und sagen: »Überleg mal, was du eben gesagt hast: Ich kriege es nicht hin – ich, hast du gesagt, nicht wir. Diese Männer sind nicht deine Partner, sie sind deine Schützlinge. Dich ziehen nicht die Männer an, sondern ihr Potenzial, das, was aus ihnen werden könnte. Irgendetwas macht dich an der Unzulänglichkeit eines Mannes an. Dich reizt die Aufgabe, seine Muse zu sein, ihm zu helfen, sein Bestes, sein männlichstes Ich zu finden und herauszukehren. Du empfindest diese Gefühle als Liebe zu ihm, aber in Wirklichkeit bist du in die Vorstellung von dir selbst als Retterin verliebt, als der weit und breit einzigen Person, die deinen aufstrebenden Helden daran hindern kann, das ungeheure Potenzial zu vergeuden, das nur du allein siehst.«

Anzunehmen ist, dass Ihre Freundin Ihre Theorie weit von sich weisen würde, aber wahrscheinlich hätten Sie Recht. Sie kennen diese Frau gut und haben sie das gleiche Muster wieder und wieder durchspielen sehen. Sie sind einigen dieser Männer begegnet und haben sie sämtlich als anständige, wenn auch nicht eben dynamische Kerle geachtet. Über Jahre hinweg haben Sie zugehört, wenn Ihre Freundin Ihnen vom Auf und Ab ihres Liebeslebens erzählt hat, und wissen inzwischen eher als sie, was als Nächstes passieren wird. Doch als Sie ihr irgendwann geraten haben, sie möge einmal darüber nachdenken, warum sie sich grundsätzlich von Männern angezogen fühlt, bei denen klar ist, dass sie sie nur enttäuschen können, hatte sie nur abgewunken und erklärt, sie sei nun mal anders veranlagt als Sie und könne an eine Beziehung nicht mit vorgefassten Vorstellungen über deren weiteren Verlauf herangehen; sie sei nun einmal heillos romantisch, wenn es um Liebe gehe, überhaupt keine Pragmatikerin, und höre einzig auf ihr Herz, nicht auf ihren Kopf. Also hielten Sie Ihre Zunge fürderhin im Zaum und bereiteten sich auf eine weitere Runde Zuhören vor.

So ist es auch bei uns Psychiatern: Wir hören, manchmal über Monate und Jahre hinweg, zu, wie die Worte eines Patienten ein Gespinst aus Gedanken und Gefühlen weben, das zwischen uns in der Luft hängt. Irgendwann wird darin ein Muster erkennbar, und es verdichtet sich zu Hinweisen, die wir zu interpretieren gelernt haben wie ein Radiologe seine Röntgenaufnahmen. Aber während dieser auf eine Stelle in der Aufnahme deuten und sagen kann: »Erkennen Sie diese Linie? Das ist die Stelle, an der Ihr Bein gebrochen ist«, also seinen Patienten die Ursache der Beschwerden mit dessen eigenen Augen sehen lassen kann, hat es ein Psychiater nicht so leicht. Wir mögen die Umrisse eines gebrochenen Herzens nicht minder klar erfassen als der Radiologe das gebrochene Schienbein, aber direkt darauf zu deuten, hat selten heilende Wirkung, denn sobald es ums Herz geht, vermag der Patient so gut wie nie das Gleiche wahrzunehmen wie der Arzt. Sie können nicht einfach sagen: »Nun kommen Sie schon. Sehen Sie denn nicht, was Sie da tun? Sie schlafen jedes Wochenende mit einem anderen Mann, weil Sie versuchen, die Gefühle wiederzubeleben, die Sie bei Ihrer ersten Liebe vor zwanzig Jahren empfunden haben. All diese Affären haben nur den Sinn, die Gefühle zu erneuern, die Sie bei Ihrem Freund vom College hatten, nur dass die Männer jetzt um die vierzig sind. Also, was soll das?«

Wenn Männer und Frauen einen unerschrockenen, schonungslosen Blick auf das riskierten, was ihre Libido anfacht, dann würden sie weniger leicht Muster wiederholen, die ihnen chronische sexuelle Unzufriedenheit bescheren. Doch allzu oft sind wir blind für das, was uns antreibt, erglühen wir ein ums andere Mal in einem diffusen Gewaber, das zu gleichen Teilen aus Vernunft und Illusion besteht, für Menschen, die uns zwangsläufig enttäuschen müssen.

Warum tun wir das? Manche beziehen den totalen Kick daraus, sich kopfüber in den Abgrund einer gefährlichen Liebesbeziehung zu stürzen, und vertrauen wie emotionale Bungee-Springer darauf, dass die Herzfasern des geliebten Menschen sie in sichere Höhen zurückkatapultieren werden, bevor sie auf felsigem Grund zerschellen. Aber solche romantischen Extremabenteurer sind vergleichsweise selten. Viel häufiger kommt es vor, dass wir für Menschen entflammen, die irgendeinen bewundernswerten Zug (Selbstbewusstsein, Mitgefühl, Charakterstärke, spirituelle Tiefe) an sich haben – einzig und allein, um die Erfahrung zu machen, dass sie uns lediglich eine Fassade präsentieren, hinter der sich der eklatante Mangel an ebenjener von uns so bewunderten Fähigkeit verbirgt.

Wir haben das alle hinter uns, haben uns in einen Mann verliebt, der Selbstbewusstsein und Selbstvertrauen ausstrahlte, sich aber nicht gegen seine Eltern durchsetzen konnte, als diese darauf bestanden, dass er seinen Geburtstag mit ihnen verbringt und Sie nicht dazu einlädt. Oder den Typ, der nicht deshalb so gut mit Ihren Kindern zurechtkam, weil er eine natürliche Begabung als Vater hatte, sondern weil er Sie ebenso sehr als Mutter brauchte wie die lieben Kleinen. Oder den unverbesserlichen Romantiker, der Sie mit Blumen und putzigen animierten Grußkarten per E-Mail verwöhnt hat, aber dann, als er Sie endlich gewonnen hatte, Ihr Herz fallen ließ wie eine heiße Kartoffel. Ich habe einmal eine Frau behandelt, die sich in einen Mann aus ihrer Kirchengemeinde verliebt hatte. Sie war zutiefst angetan von der Festigkeit seines Glaubens und seiner bedingungslosen

Hingabe an ein Leben auf dem rechten Weg und hatte sich eine Zukunft ausgemalt, in der sie beide sich in ihrer Liebe zu Gott immer mehr annähern würden. Doch nachdem sie verheiratet waren, entpuppte sich die Frömmigkeit des Mannes weniger als bedingungslose Hingabe an das Heilige denn als sklavisches Befolgen von Regeln. Er erwartete von seiner Frau, dass sie ihre religiösen Praktiken den seinen anpasste, und wurde zornig, wenn sie sich dem verweigerte. Mit der Zeit musste sie einsehen, dass ihr Mann Gottes Wort nicht brauchte, um sich an ihm zu erbauen, sondern um sie zu beherrschen, und dass er, wo sie ihren Seelenfrieden suchte, der Rigidität huldigte. Als sie sich kennen lernten, hatte sie einen Mann des Glaubens in ihm gesehen, aber der Schein hatte getrogen.

Und falls der Himmel uns nicht sehr gnädig ist, geht es uns allen so. Sie halten Ausschau und geraten an den tollsten Liebhaber, den Sie je hatten. Er weiß genau, wie er Sie zu berühren hat und wo, wie lange und wie intensiv, und allein die Art und Weise, wie er Ihnen den Salzstreuer reicht, kann ausreichen, Ihnen einen Schauer über den Rücken rieseln zu lassen. Er ist ein Großmeister des Sex, aber damit hat sich's auch. Fragen Sie ihn, was er für Sie empfindet, und Sie werden einen leeren Blick ernten (vorausgesetzt, er macht sich nicht gleich davon).

Also strampeln Sie weiter, benommen von Wohlgefallen und Verlangen, gefangen in dem schmelzend süßen Gefühl nördlich Ihrer Kniescheiben und südlich Ihrer grauen Hirnsubstanz. Das Einzige, was Sie wissen, ist, dass Sie ihn (oder sie) ansehen, ihn süß finden, er Ihnen zulächelt und sich Ihre Fähigkeit, vernünftig zu denken, in nichts auflöst. Was, wenn er verheiratet ist, mit jemand anderem lebt oder getrennt lebt und nach fünf Jahren noch immer nicht geschieden ist? Und können solche kleinlichen Erwägungen der alles beherrschenden Macht der Liebe im Weg stehen?

Sie würden sich wundern.

## Karla und ihre Dreiecksbeziehungen

Karla war vom Uni-Gesundheitszentrum zu mir überwiesen worden. Eines Tages war sie dort erschienen und hatte über akute Angstzustände geklagt, derentwegen sie seit mehr als zwei Wochen unter Schlaflosigkeit litt. Alles, was ich darüber hinaus wusste, war, dass sie 24 Jahre alt war, alleinstehend, und an ihrer Dissertation in Ostasienwissenschaften arbeitete.

Bei ihrem ersten Besuch in meiner Praxis war sie von einer hektischen Aktivität und hatte lilabläuliche Schatten unter den Augen, die meinem Blick höchstens eine Sekunde standhielten, bevor sie sich wieder auf ihre Hände konzentrierten, mit denen sie in der großen ledernen Umhängetasche herumwühlte. Sie hielt sich nicht einen Moment ruhig, auch nicht, als sie schließlich saß. Sie strich sich den Rock glatt, dann das Haar, langte wieder in die Tasche und kramte ein zerknülltes Etwas hervor, das nach Toilettenpapier aussah und in das sie sich nun schnäuzte. Als sie wieder aufsah, waren ihre Augen geschwollen.

»Ich werde ihn verlieren«, sagte sie. »Diese Frau, sie... ich musste ausziehen, weil diese Frau kommt. Ich verliere mein Zuhause, weil mein Freund... das klingt komisch, denn er ist viel älter als ich... es ist sein Haus, aber er hat keine andere Wahl: Ganz plötzlich lassen sie sie frei. Er hatte nicht damit gerechnet, und jetzt sagt er, es sei vorbei, und ich weiß nicht, was ich tun soll. Ich sollte meine Arbeit schreiben, aber ich kann mich nicht konzentrieren und gerate allmählich in Panik. Ich kann nicht schlafen. Ich kann nicht arbeiten, alle möglichen Gedanken kreisen in meinem Kopf. Warum muss das jetzt sein? Es lief alles so toll, und jetzt macht sie alles kaputt.«

Ich war verwirrt: Wer war diese andere Frau? Wer ließ sie frei und aus was? Wie kann sie alles kaputtmachen, wenn es doch so toll läuft? Wie viele Antworten konnte ich bekommen, ohne allzu viele Fragen stellen zu müssen?

»Erzählen Sie mir mehr.«

»Worüber? Über sie? Ich kann nicht viel über sie sagen. Ich meine, er hat mir von ihr erzählt, ich wusste, dass es sie gab, aber er sagte, sie werde dort eine lange Zeit bleiben, und dass die Sache zwischen ihnen nur eine Absprache sei. Und ich will nicht, dass er Schwierigkeiten bekommt – es ist nicht sein Fehler. Streng genommen dürften wir gar nicht zusammen sein, denn er ist in meinem Promotionsausschuss. Was übrigens auch verrückt ist. Ich meine, ich bin keine kleine Studentin, die zum ersten Mal von zu Hause fort ist. Ich war verheiratet, verflixt noch mal. Wir sollten uns wie Erwachsene benehmen. Sie lernen jemanden kennen, und zwischen ihm und Ihnen besteht diese tiefe Verbundenheit, und dann sollen wir das ignorieren, weil er in der Fakultät sitzt? Das ist doch kompletter Unsinn.«

Genau genommen ist das überhaupt kein Unsinn, aber Karla war nicht in der Verfassung, es so zu sehen. Ich beschloss, es aus einer anderen Ecke zu versuchen.

»Sie haben gesagt, Sie verlieren Ihr Zuhause?«

»Ja, sozusagen. Ich habe eine Menge Zeit in Henrys Haus verbracht. Aber jetzt sagt er, ich müsse ausziehen. Ich habe meine Wohnung noch, aber trotzdem ist es nicht richtig. Warum fordert er *sie* nicht auf, sich eine eigene Wohnung zu suchen? Ich verstehe nicht, warum das alles so ist.«

Nach und nach nahm die Geschichte Form an. Die andere Frau war eine politische Aktivistin namens Shan aus China, die Henry vor Jahren bei Forschungsarbeiten in Guangzhou kennen gelernt hatte. Sie hatte ein paar regimekritische Flugblätter verfasst, woraufhin ihr Pass konfisziert worden war. Jetzt hatte man ihr im Rahmen irgendwelcher politischer Vereinbarungen die Ausreise in die Vereinigten Staaten gestattet. Sie hatte, was das Hausrecht anging, eindeutig ältere Ansprüche als Karla, denn sie war keineswegs »die andere Frau«: Sie war Henrys Frau.

»Oh«, erwiderte ich, sorgsam darum bemüht, nicht ganz so überrascht zu wirken, wie ich in Wirklichkeit war. Als Psychiater sollte man es tunlichst vermeiden, sich so zu verhalten, dass der Patient ein Urteil oder einen Kommentar aus dem eigenen Benehmen herauslesen könnte. Es ist unsere Aufgabe, stets ruhig und gefasst zu bleiben, egal, wie groß die Bombe ist, die der Patient vor Ihnen zündet.

»Sie haben sich kennen gelernt und zusammengearbeitet, sie wollte in den Vereinigten Staaten unterrichten, er hatte Mitleid mit ihr und hat sie geheiratet, damit sie herkommen konnte. Nur wurde sie, kurz bevor sie ausreisen konnten, verhaftet, und sie haben ihr den Pass weggenommen. Jetzt lassen sie sie frei, und er wirft mich raus, damit sie einziehen kann. Ich kapiere das nicht – er liebt sie nicht. Er fühlt sich nur verantwortlich für sie.«

»Sagt er das?«

»Nein, aber ich weiß, dass es so ist.«

Die Wahrheit war ein anderes Thema, und sie herauszufinden würde mehr als nur eine Einzelsitzung beanspruchen. Karla willigte ein, zweimal in der Woche zu kommen.

Was das mit Sex zu tun hat? Eine ganze Menge, wenn man sich das Muster von Karlas romantischen Affären einmal genauer ansieht. Im Verlauf unserer Arbeit miteinander erfuhr ich einiges über meine Patientin. Sie stammte aus einer ländlichen Region in South Carolina, beide Eltern hatten ebenfalls das College besucht. Die Familie mütterlicherseits besaß eine ertragreiche Reisplantage, die inzwischen vom Vater zusammen mit Karlas beiden Brüdern übernommen worden war. Das war ein wichtiger Punkt: Karla war die Einzige in ihrer Familie, die einen Doktortitel auf einem exotischen Gebiet anstrebte, statt nach dem Abschluss wieder in das vertraute Umfeld des Familienunternehmens zurückzukehren.

Karlas Kindheit war ereignislos verlaufen, bis sie ins Teenageralter kam und ihre Mutter sich, wie sie sich ausdrückte, gegen sie stellte und alles Mögliche an ihr auszusetzen hatte: an ihren Freunden (zu unbedacht), Kleidern (zu vulgär) und Berufswünschen (zu viel fremde Kulturen, was spricht gegen Amerikanistik?). Ihre Brüder waren vier und sechs Jahre älter als Karla, das heißt, sie hatten sich bereits aus dem Familienuniversum entfernt, als der Ärger anfing, und konnten ihrer kleinen Schwester so gut wie keinerlei Trost bieten. Karla suchte Wärme, Zustimmung und Geborgenheit bei ihrem Vater. Wenn sie sich wieder einmal mit ihrer Mutter gestritten hatte – und das war oft der Fall –, wartete sie, bis der Vater von der Arbeit kam, und bat ihn, ihr zur Seite zu stehen. Tat er das, so war das Ergebnis in der Regel hochexplosiv; Karlas Mutter warf ihm vor, seine Tochter der eigenen Frau vorzuziehen, und stürmte Türen knallend ins Schlafzimmer.

Es verwundert nicht, dass Karla überglücklich war, als sie von einem College in einem anderen Bundesstaat aufgenommen wurde. Kurz nach ihrer Ankunft verliebte sie sich unsterblich in einen jungen Mann aus ihrem Englischkurs, der, wie sie es ausdrückte, auf dem Papier wirklich gut aussah. Als einziger Sohn einer gut situierten Familie mit einflussreichen Beziehungen lebte er in einer nagelneuen Eigentumswohnung, die seine Eltern ihm bezahlt hatten. Der ungehinderte Blick auf die Blue Ridge Mountains, den er von seinem Domizil aus genoss, entsprach den rosigen Aussichten für seine Zukunft. Er behandelte Karla mit einer Höflichkeit und einem Respekt, die ihr allzu förmlich vorkamen, auf ihre Eltern jedoch sehr einnehmend wirkten. Am Ende des ersten Collegejahres waren sie verheiratet, achtzehn Monate später war es vorbei. Karla wusste nicht viel über den jungen Mann zu sagen, außer dass er anständig, aber langweilig gewesen sei. Ihre Ehe ließ Aufregung und Reiz vermissen. Nach sechs Monaten hatte sie das Gefühl, als sei sie bereits seit sechzig Jahren mit ihm verheiratet.

Jetzt, zwei Jahre später, war sie mit Henry liiert, einem sehr viel älteren Mann, der gegen den Ehrenkodex der Universität verstoßen hatte, indem er sich in eine amouröse Beziehung zu einer Studentin seiner Abteilung gestürzt hatte. Interessanterweise machte der Aspekt des Ehebruchs Karla kein bisschen zu schaffen, sie hatte sich eingeredet, dass das Einzige, was Henrys Ehefrau von der Heirat erwartet habe, eine Aufenthaltsgenehmigung sei. Sie war dementsprechend schockiert und verletzt, als sie so blitzartig aus Henrys Haus, Herz und Bett entfernt wurde, vor allem, weil sie der Ansicht gewesen war, ihr Geschlechtsleben sei so außergewöhnlich gut gewesen. Sie fand Henry extrem anziehend und sagte, er sei ein aufmerksamer und maskuliner Liebhaber. Genau genommen sei er der beste Liebhaber, den sie je gehabt habe, und sie habe gedacht, er fühle für sie das Gleiche wie sie für ihn.

Ich grübelte über den Informationen, die ich zur Verfügung hatte. War es die Dramatik der Situation, die Karla reizte? War der Sex deswegen so aufregend, weil die Affäre unzulässig war und Karla die Macht genoss, die sie damit unausgesprochen in Händen hielt? Schließlich waren sexuelle Beziehungen zwischen Fakultätsmitgliedern und Studentinnen verboten, und Henry riskierte eine Verwarnung, wenn nicht gar Schlimmeres, sollte seine Affäre mit Karla publik werden. Doch je mehr ich darüber nachdachte, desto weniger plausibel schien es mir. Karla war offensichtlich nicht daran gelegen, Henrys Karriere zu gefährden: Weder hatte sie Interesse daran gezeigt, die Beziehung auszunutzen, um ihn zu irgendetwas zu drängen, noch schien sie von der nötigen Feindseligkeit beseelt, einen solchen Verrat zu begehen. Der Kick, gefährlich zu leben, mag ein Teil der Geschichte gewesen sein, aber es sah nicht so aus, als wäre es damit getan.

Mir drängte sich zunehmend der Eindruck auf, dass es sich um eine Form von ödipalem Konflikt handeln könnte, dass Karla in der Beziehung ihren Vater suchte und die Dissidentin und Ehefrau für Karlas Mutter stand. Dieses Szenario ergab für mich rational und intuitiv mehr Sinn. Ich dachte darüber nach, wie ich Karla diesen Schluss nahebringen konnte. Ich wollte nicht zu hart herüberkommen, sonst würde sie mich als fanatisch am Herkömmlichen klebend und völlig blind für die komplexe Dynamik ihrer Situation abtun. Ich beschloss, den Faden aufzunehmen, den sie mir gut sichtbar ausgelegt hatte, und mich daran entlangzuhangeln: Karlas Bild von Henry als überfordertem Gutmenschen, der sich auf eine Zweckheirat eingelassen hatte, die sich für ihn und seinen heiß geliebten Studentenschatz als schmerzhaft unzweckmäßig erwiesen hatte.

Es ging zäh voran. Karla hatte es nicht besonders eilig, Henrys Mittäterschaft an dem Debakel anzuerkennen, von ihrer eigenen ganz zu schweigen. Doch mit der Zeit war sie imstande, ihre Sicht auf den Geliebten neu auszuleuchten und ihn klarer zu betrachten: eine charismatische Persönlichkeit von einer gewissen Maßlosigkeit in ihren Ansprüchen und mangelndem Urteilsvermögen. Ein Mann, der die Vorschriften der Universität missachtet, das Vertrauen sowohl seiner Studentin als auch seiner Ehefrau missbraucht und bei alledem jede Menge akademischen und sonstigen Schaden angerichtet hatte. Sie gestand sich schließlich sogar die ödipalen Elemente in der Beziehung ein, sah, dass ihr Verlangen, mit ihrem Professor zusammen zu sein, eine Möglichkeit war, sich ihrem Vater nahe zu fühlen, und dass es eine Parallele zum Konflikt mit ihrer Mutter darstellte, wenn sie der Ehefrau die Schuld an allem gab.

Bevor wir weitermachen, lassen Sie mich eines sagen: So etwas braucht Zeit. Es war nicht so, dass ich mich mit Karla zusammengesetzt und ihr mit ein oder zwei extrem ausgeklügelten Psychofragen eine Montage an Erinnerungsfetzen in Technicolor entlockt hätte, die 24 Jahre ihres Lebens plötzlich in gleißend helles Licht tauchten und all ihr Handeln mit einem Schlag sinnvoll erklärten. So etwas kommt nur im Kino vor. Echte Therapien finden in Echtzeit statt, und nicht jede Sitzung strotzt vor Selbsterkenntnis und Selbstfindung. Viele Sitzungen endeten mit einer in Tränen aufgelösten Karla, die sich verwirrt fragte, was um alles in der Welt sie damals dazu veranlasst haben mochte, in meine Praxis zu kommen. Aber hin und wieder drang ein Lichtstrahl zu Karlas Selbstbewusstsein durch. Sie sagte in diesen seltenen Augenblicken nicht viel, aber ich sah es ihren Augen an, dass diese etwas Neues, Rares erblickt hatten. Genauso gewinnen wir Wissen über uns selbst, durch kleine Splitter erhellender Einsichten. Wenn wir genügend davon sammeln, werden wir manchmal sogar weise.

Ganz allmählich, in jeder Sitzung ein bisschen mehr, fing Karla an, sich mit der Möglichkeit anzufreunden, dass Henry nicht unter Zwang in diese Ehe geschlittert war, sondern sich aus freien Stücken dafür entschieden hatte. Als klar wurde, dass Shan nicht ausziehen würde und von Henry nichts zu erwarten war, verabschiedete sie sich allmählich von der erträumten Zukunft mit diesem Mann.

Karla beschloss, die Universität mit einem Masterabschluss zu verlassen. Damit, dass ihre Beziehung zu Henry abkühlte, schwand auch ihr Wunsch nach einem Doktortitel. Sie nahm eine Stellung in der Stadt an, und zwar als Bürokraft in einem kleinen Fotogeschäft. Inhaber war ein Paar Ende dreißig, das sich vor allem auf Porträts und Hochzeitsfotos spezialisiert hatte. Frank und Irene waren nicht verheiratet, hatten aber bereits seit zehn Jahren zusammengelebt, als Karla bei ihnen zu arbeiten anfing. Ein paar Monate nachdem sie

Karla eingestellt hatten, luden sie sie zum Essen ein. Nach mehreren Flaschen Chardonnay erklärte Irene, sie habe anderntags am frühen Morgen einen Fototermin und werde zu Bett gehen. Eine Stunde später fand Karla sich mit Frank zusammen im Whirlpool des Paares und kurz darauf mit Irene in Teufels Küche wieder. Einmal mehr war Karla *persona non grata*.

Als Karla mir die Geschichte erzählt hatte, wies ich darauf hin, dass es den Anschein habe, als fühle sie sich zu Männern hingezogen, die um einiges älter als sie selbst und in einer festen Beziehung gebunden waren, und dass Frank, wenngleich er auch ein Schritt in die richtige Richtung war – immerhin war er fünfzehn Jahre jünger als sein Vorgänger und nicht rechtsgültig verheiratet – dennoch wohl kaum als frei zu bezeichnen sei. Sie antwortete, ja, es sehe in der Tat danach aus, als stehe sie auf ältere, bereits gebundene Männer, aber das seien eben die Typen, die ihr über den Weg liefen. Es sei ja schließlich nicht so, dass sie die Golfplätze und Picknicks der Rotarier nach verheirateten Männern durchforste. Sie sei 25, ungebunden und könne nichts dafür, dass alle Kerle, die sie treffe, älter seien als sie.

Irene warf Frank aus dem Haus und lehnte es ab, ins Studio zu kommen, solange Karla dort war. Frank begann, seine Nächte bei Karla zu verbringen, dann sagte er, sie müsse ihre Arbeitszeit verkürzen, damit Irene Karlas Abwesenheit nutzen konnte, um zu arbeiten. Vor lauter Schuldgefühlen, weil er Karlas Einkommen beschnitten hatte, und Sorge, Irene endgültig zu verlieren, erkrankte Frank an einem beginnenden Magengeschwür und musste mehrere Termine absagen. Binnen eines Monats realisierte Karla, dass die Beziehung zum Scheitern verdammt war. Sie kündigte und bat Frank zu gehen. Das war ein Fortschritt: Statt abzuwarten, um zu sehen, was passieren würde, hatte Karla die Initiative übernommen. Zwar war sie ihren Job los, aber das machte mir keine Sorgen. Karla war hoch qualifiziert, und ich wusste, dass sie wieder Arbeit finden würde.

Um ungefähr diese Zeit ging ich für zwei Jahre als Psychiaterin zur Marine; in dieser Zeit sah ich Karla nicht und hörte auch nichts von ihr. Aber damit ist die Geschichte noch nicht zu Ende.

Ich war noch keine Woche von meinem Dienst zurück, als ich

Karla zufällig in einem Restaurant traf. Sie begrüßte mich herzlich, sah fröhlich und gesund aus und erzählte, sie arbeite bei einer städtischen Sozialbehörde und sei in den vergangenen zwei Jahren weit gekommen. Daher war ich einigermaßen überrascht, als sie ein paar Tage später anrief, um sich einen Termin geben zu lassen. An diesem Nachmittag hatte jemand abgesagt, und drei Stunden später stand sie in meinem Büro. Sie war nicht mehr so zappelig wie damals bei ihrem ersten Besuch, aber die Fröhlichkeit, die ich an jenem Tag im Restaurant in ihrem Gesicht gesehen hatte, schien einer gezwungenen Munterkeit gewichen zu sein. Ihr Mund lächelte zwar, aber ihre Augen lächelten nicht mit.

»Es ist Scott, der Mann, mit dem ich gehe. Er ist so alt wie ich, und keine Sorge, er ist Single. Er sieht gut aus, hat eine gute Stellung, verdient eine Menge Geld, fährt einen nagelneuen BMW, wir gehen schick aus … Sie wissen schon: Auf dem Papier sieht er gut aus.«

Genauso hatte sie den jungen Mann beschrieben, den sie einst geheiratet hatte. Meine innere Antenne stand auf Empfang.

»Und in Wirklichkeit?«

»Nun, er ist, ich weiß nicht, wie ich sagen soll, er ist … Er ist nicht egoistisch im eigentlichen Sinne, wenigstens nicht immer. Aber manchmal drängt er mich, Dinge zu tun, obwohl er weiß, dass ich sie nicht tun will. Nichts Schlimmes, aber mitunter habe ich das Gefühl, ich muss bestimmte Sachen tun, sonst wird er sauer, und es ist aus zwischen uns.«

Für mich hörte sich das an, als sei sie an einen Narzissten geraten. Ich fragte Karla sachte aus.

»Was sind das für Dinge, die Sie für ihn tun sollen?«

»Meistens nichts Großes, zum Essen gehen, wohin er will, oder das machen, was er will. Einmal sollten wir ein Wochenende wegfahren, und ich wollte wirklich gern nach Washington, um die große Kunstausstellung anzuschauen, bevor sie nach Chicago verlegt wurde; aber er wollte unbedingt zu den Outer Banks, also sind wir schließlich dorthin gefahren. Und es war in Ordnung, wir hatten schöne Tage. Aber da sind noch andere Sachen.« Sie hielt inne und blickte auf ihre Hände, die emsig die Nähte ihrer Hose nachfuhren.

»Was für Sachen?« Sie sah noch immer nicht auf.

»Es ist nicht leicht, darüber zu reden…«

Ich saß still und wartete, bis Karla leise weitersprach. »Es klingt irre, und ich weiß nicht, ob er das wirklich meint, aber er redet immer wieder davon, dass er schon immer einen Dreier wollte, Sie wissen schon, mit noch einer Frau.«

Das erschütterte mich nun nicht sonderlich: Viele Männer träumen davon, mit zwei Frauen gleichzeitig zu schlafen, aber bei den meisten geht dieser Wunsch nie über das Phantasiestadium hinaus. Allerdings fing ich an, mir Gedanken zu machen, als Karla berichtete, dass Dianne, eine alte Freundin aus Highschool-Zeiten, ihren Besuch für das Wochenende angesagt hatte. Diese Freundin war ihr wichtig, sie waren seit vielen Jahren enge Vertraute. Karla war stets die abenteuerlustigere von beiden gewesen, Dianne die bedachtsamere, bürgerlichere. Jetzt sollte Dianne Karla besuchen kommen und deren neuen Freund kennen lernen. Geplant war, sich am Freitagabend bei Scott zum Kochen zu treffen.

Wäre ich Karlas Freundin und nicht ihre Psychiaterin, hätte ich ihr unumwunden gesagt, dass über diesem Vorhaben in Großbuchstaben das Wort »Verhängnis« geschrieben stand, dass sie Dianne ins Restaurant oder ins Kino ausführen solle, egal, wohin, nur nicht in Scotts Wohnung. Aber ich bin nun mal Ärztin und habe meinen Patienten nicht zu erklären, was sie zu tun oder zu lassen haben. (Es gibt nur eine einzige Situation, in der ich ungebetenen Rat gebe: Wenn ich glaube, dass mein Patient einen Anwalt braucht.) Also sagte ich nicht: »Wissen Sie, was ich glaube – Sie werden zwar an diesem Wochenende Ihren Dreier haben, aber es wird nicht gut ausgehen.« Stattdessen fragte ich sie, welche Erwartungen sie an den Besuch knüpfe und wie sie sich den Verlauf des Abends erhoffe. Ich wollte sie dahin bringen, über das Szenario, das zu schaffen sie im Begriff war, und über seine möglichen Folgen nachzudenken. Aber Karlas Antworten waren ausweichend, und da sie nicht sagte, dass sie eine Nacht zu dritt planten, konnte ich nicht reagieren, als hätte sie das getan. Ich wünschte ihr vielmehr ein schönes Wochenende und bat sie, mich anzurufen, sollten die Dinge nicht gut laufen.

Die Dinge liefen nicht gut, und am Montagmorgen saß Karla in meiner Praxis. Zitternd und in Tränen aufgelöst berichtete sie, sie hätten miteinander angefangen zu trinken und wären am Schluss zu dritt im Bett gelandet. Es verwundert wohl nicht, dass der Sex alles andere als erhebend ausfiel. Als sie am anderen Morgen aufwachten, war Scott verkatert und distanziert, Karla zutiefst eifersüchtig und verwirrt, Dianne gedemütigt und wütend. Sie beschuldigte Karla, sie nur eingeladen zu haben, um sie in eine abgedrehte Sexgeschichte hineinzulocken, und als Karla erwiderte, dem sei nicht so, hielt Dianne dagegen, dem sei sehr wohl so, denn sonst hätte Karla sie vor Scotts Avancen geschützt. Karla verwies darauf, dass Dianne Scott nicht gerade vehement zurückgewiesen habe, worauf Dianne Karla nebst ihrem Croissant ein paar wohlgesetzte, böse Worte entgegenschleuderte und nach oben stapfte, um ihre Tasche zu packen.

Karla rannte in die Küche, wo Scott seinen Kaffee trank, und bat ihn, sich bei Dianne zu entschuldigen und sie zum Dableiben zu überreden. Scott entgegnete etwas in der Art von: »Sieh mal – niemand hat sie gezwungen, irgendwas zu tun. Hör auf, so irrational zu reagieren – sie wird drüber wegkommen.«

An diesem Punkt war Karla zutiefst aufgewühlt und schwamm in Tränen. Sie lief Dianne hinterher, die inzwischen ihr Reisegepäck im Auto verstaute, und versuchte, sie davon abzuhalten, den Kofferraumdeckel zu schließen. Doch Dianne war nicht umzustimmen, stieg ins Auto und hätte Karla beinahe überfahren, als sie aus der Einfahrt heraussetzte. Nach ihrer Rückkehr ins Haus meinte Scott, es wäre wohl besser, wenn sie in ihre Wohnung ginge, bis sie sich beruhigt hätte. Das war am Samstagmorgen.

Karla rief mehrfach an dem Wochenende bei Dianne an, erreichte aber immer nur den Anrufbeantworter. Als die Freundin am Sonntagabend schließlich den Hörer abnahm, war sie knapp und förmlich. Die tragende Kraft ihrer Verbindung war dem bleiernen Gewicht des Vorwurfs gewichen. Die frostige Kälte in Diannes Stimme ließ bei Karla ein Gefühl von Einsamkeit und emotionalem Verlassensein entstehen.

Im Verlauf einer Therapie durchfährt einen Patienten hin und wieder eine Einsicht, ein Splitter der Selbsterkenntnis, der wie ein Skalpell der Wahrheit messerscharf mitten ins Herz trifft. Für Karla war das ein solcher Augenblick. Kaum war ihr klar geworden, dass sie selbst dazu beigetragen hatte, diese Dreierbeziehung ins Rollen zu bringen, dämmerte ihr, dass sie seit Jahren nichts anderes tat – all ihre Affären mit Ausnahme ihrer Ehe waren Dreiecksgeschichten gewesen. Es war, als hätte sie jahrelang mit einem Teelöffel im Erdreich ihres Ichs herumgekratzt und nun auf einmal eine Karte ihrer Innenwelt ans Tageslicht befördert. Sie erkannte, dass sie sich von Situationen angezogen fühlte, in denen sie in Konkurrenz zu einer anderen Frau treten musste – genauso wie sie einst mit ihrer Mutter um ihren Vater konkurriert hatte. Es war gleichgültig, ob die Frau, über die sie triumphierte, die Ehefrau oder Freundin ihres Geliebten oder gar ihre eigene Freundin war – in Karla hallte noch immer der pubertäre Triumph von damals nach, und mit jeder ihrer Erwachsenenbeziehungen versuchte sie, wenn auch unbewusst, diesen wiederzubeleben.

Karla lernte auf die harte Tour, wie ungemein wichtig Frauen für sie waren und sind. Sie lernte auch, dass zu einer tiefen Verbundenheit mit einem Mann mehr gehört als das elektrisierende Prickeln einer neuen sexuellen Beziehung, und dass, wenn ein Mann mit jemandem schlafen will, dies noch lange nicht heißt, dass er in diese Person auch verliebt ist.

Nach zwei Monaten harter Arbeit und Selbstbetrachtung brachte Karla die Kraft auf, ihre Beziehung zu Scott zu beenden. (Ja, so lange hat sie gebraucht. Und sollten Sie jetzt kopfschüttelnd dasitzen und denken, Sie hätten ihm schon viel früher den Laufpass gegeben, so kann ich Ihnen nur sagen: Seien Sie da nicht so sicher. Wir sind sehr scharfsichtig in Bezug auf die Partner anderer Frauen, aber blind wie Maulwürfe, sobald es um unsere eigenen geht.) Nach ein paar weniger dezenten Hinweisen meinerseits beschloss Karla, dass sie ihre nächste Romanze mit einem in etwa gleichaltrigen Mann – sie war zu jener Zeit 28 – beginnen wolle, dem sie etwas bedeutete, der nicht anderweitig liiert und bereit war, mit dem Sex zu warten, bis sich zwischen ihnen emotionale Vertrautheit eingestellt hat. Diese Anforderungen hätten die alte Karla genervt die Augen verdrehen lassen, aber der bekehrten Karla erschienen sie logisch.

Zum ersten Mal in ihrem Erwachsenenleben war Karla ohne einen Mann in ihrem Bett und ohne einen in Aussicht. Ich erklärte ihr, dass dies ein guter Anfang sei, denn ich glaubte, sie eile von einem Mann zum nächsten, weil sie Angst vor dem Alleinsein habe – was so schrecklich nun auch nicht sei. Schlimmer ist es, stellte sie fest, sich von der Herausforderung erregen zu lassen, einer Frau den Mann auszuspannen, vor allem, wenn der Lohn dafür nicht in der Liebe des Mannes besteht, sondern allein in der Befriedigung, ihn den Armen einer anderen entrissen zu haben (eine Konstellation, in der es nur Verlierer gibt).

Ein paar Monate später hörte Karla von einer Stellenausschreibung in einer Behörde, wo man jemanden suchte, der neu angekommene Immigranten betreuen konnte, und vereinbarte ein Vorstellungsgespräch. Als man dort erfuhr, dass sie über gute Vietnamesischkenntnisse verfügte, stellte man sie unverzüglich ein. Ihre Tätigkeit bestand hinfort darin, neu eingereisten Familien – in vielen Fällen asiatischer Herkunft – Unterkunft und Arbeit zu vermitteln. Die Befriedigung, diesen Menschen helfen zu können, und die Dankbarkeit, die sie dadurch erfuhr, zeigten Karla, dass sie etwas Positives in der Welt leistete, hinzu kam die Anerkennung eines Kollegen, der keinerlei Hehl aus seinem Interesse für sie machte. Martin war 32, hatte seinen Master in Sozialarbeit, war nicht verheiratet und lebte auch mit niemandem zusammen. Karla beschrieb ihn als nicht umwerfend, aber gut aussehend, intelligent, lieb und reif für ein paar schickere Klamotten. Als er Karla zum Mittagessen einlud, nahm sie an. Am nächsten Tag erschien sie zu ihrem Routinetermin bei mir.

»Er ist echt nett«, berichtete sie. »Er hat mir lauter Fragen über mich gestellt – wo ich herkomme, wie meine Familie ist – und sich benommen, als interessierte ihn wirklich, was ich zu sagen habe. Er ist ein guter Zuhörer – ich nehme an, das liegt daran, dass er Sozialarbeiter ist.

Aber einen Haken hat die Sache: Ich bin mir nicht sicher, ob ich ihn attraktiv finde. Ich meine, er ist süß, auf eine schlichte, ehrliche Art. Aber die anderen Männer, die ich anziehend fand... es hat sich anders angefühlt mit ihnen.«

»Wie anders?«

»Das ist schwer zu beschreiben. Irgendwie … ich weiß nicht, möglicherweise aufregender vielleicht, es hatte mehr Reiz.«

»Gefährlicher?«

»Ja, vielleicht. Riskanter, wissen Sie, als wenn es um mehr ginge.«

»Und wie fühlt es sich mit Martin an?«

»Wärmer. Sicherer. Ich weiß, ich kann ihm vertrauen. In der Theorie ist das prima. Aber ich weiß nicht, ob sich das für mich in sexuelles Verlangen ummünzen lässt.«

Ich nahm Karla das Versprechen ab, dass sie der Beziehung zu Martin die Chance geben würde, sich zu entwickeln, bevor sie ausstieg. Beim nächsten Mittagessen sagte sie ihm, sie müsse es langsam angehen lassen. Er habe nichts dagegen, erwiderte er. Aus den Mittag- wurden Abendessen. Als sie endlich miteinander schliefen – damals gingen sie schon mindestens vier Monate zusammen –, waren sie einander bereits zutiefst vertraut. Karla lernte, dass die Ausgeglichenheit, die Martin nach außen hin zeigte, hart erkämpft war. Sie erfuhr von seiner schweren Kindheit, dem Selbstmord seiner Mutter und seinem Ringen darum, im Nachhall dieser Tragödie die eigene Existenz irgendwie zu rechtfertigen. Sie gelangte zu der Einsicht, dass sein ausgeglichenes Naturell keineswegs auf einen Mangel an Leidenschaft schließen ließ, sondern vielmehr der aktive Versuch war, diese zu verbergen. Der Mann, von dem sie gefürchtet hatte, er könne nicht aufregend genug sein, entpuppte sich als Mensch mit tiefen Gefühlen und großer Leidenschaft, mit der er Karla großzügig bedachte, als er sie näher kannte. Irgendwann heirateten sie, und Karlas Therapie war zu Ende.

Ich habe sie noch einmal getroffen – ein Jahr nach der Geburt ihres zweiten Kindes. Man hatte ihr eine hoch dotierte Stellung angeboten, bei der sie viel würde reisen müssen, und sie war unschlüssig, wie sie sich entscheiden sollte. Sie kam zu mir, und ich sagte: »Karla, Sie wissen es; Sie haben darüber lange nachgedacht« – und das stimmte. Sie redete fast die ganze Zeit und ich so gut wie nichts. Binnen einer Sitzung war sie so weit, dass sie wusste, was sie tun würde. Was nicht heißen soll, dass sie keine Ängste dabei ausstand. Karlas Angst war es, die sie immer wieder zu mir trieb. Aber sobald sie da war, konnte sie sehr genau trennen, was sie an dem Angebot reizte (anspruchsvolle Arbeit, regelmäßige Reisen nach Asien, gute Bezahlung) und was ihr nicht gefiel (Schuldgefühle, weil sie die Familie allein ließ, Angst, dass es ihre Ehe gefährden könnte, wenn sie mehr verdiente als ihr Ehemann), und war imstande, eine Entscheidung zu fällen (sie nahm die Stelle an). Das Beste an alledem war vielleicht, dass Martin sich als ihr wahrer Held entpuppte. Er fing an in Teilzeit zu arbeiten, um die Kinder mit betreuen zu können, und erzählte jedem, der es hören wollte, stolz von Karlas neuem Job.

Karlas Geschichte ist eine von denen, die auf den ersten Blick eher von einer Frau mit Beziehungsproblemen zu handeln scheinen als von jemandem mit sexuellen Problemen, und das kann man durchaus so sehen. Es hängt immer davon ab, wie man die Dinge betrachtet. Wenn Sie Karla »von außen« sehen – das heißt ihre Serie von Dreiecksbeziehungen –, springt Ihnen der sexuelle Aspekt nicht ins Auge. Sie kam zu mir und klagte über Ängste und Schlafstörungen, nicht etwa über sexuelle Probleme. Von außen betrachtet konnte man Karla für eine lebenshungrige junge Frau mit einem lebhaften Geschlechtsleben und wenig Glück mit Männern halten.

Aber ich betrachte die Dinge von innen nach außen und beginne dabei im Allerheiligsten der Psyche, dort, wo die Sexualität einer Frau geschmiedet wird. Bei Karla nahm ich die Angst als Ausgangspunkt – den Webfehler an der Oberfläche ihrer Psyche – und folgte dem Faden immer tiefer ins Muster hinein, wo ich unweigerlich auf das Wesen ihrer Sexualität stoßen musste: die unstillbare Lust am Wettstreit, einen Hunger, der in jenem ständig wechselnden Treibhausklima aus blühender und welkender elterlicher Zuwendung gewachsen war. Karla war mitten in ihrer pubertären Frühphase, als ihre Mutter anfing, an ihr herumzukritisieren, und dieser Zeitpunkt war kein Zufall. Während Karla sexuell heranreifte, wuchs in ihrer Mutter eine Angst, die sich in dem entlud, was Karla als unablässige Verunglimpfung ihrer intellektuellen Interessen, ihrer Freunde und ihrer Bestrebungen zur Selbstfindung empfand. Sobald Karla sich unter die Fittiche ihres Vaters flüchtete, erntete sie mehr als nur Trost: Sie hatte auch eine

Möglichkeit gefunden, ihre Eltern in einen Konflikt zu treiben und ihre Mutter aus einem Teil des Hauses zu verjagen. Ihr Vater hatte sie gerettet und ihre Widersacherin vertrieben, und das fühlte sich gut an. Es war dieses Gefühlsduo aus erfolgreicher Eroberung und Sicherheit, das Karla in der Erinnerungswelt ihres Körpers ebenso abgespeichert hatte wie in der ihres Verstandes und das bei der erwachsenen Karla ein rasches Aufflammen ihres Verlangens bewirkte, sobald sie die Chance sah, einen Triumph erringen zu können.

Das Ergebnis war, dass Karla sich sexuell hingezogen fühlte zu älteren Männern, die sich vorübergehend vom Charme und der Zuwendung einer attraktiven jungen Begleiterin hinreißen ließen, obwohl ihre erotische Energie bereits anderweitig gebunden war. Sie hatte geglaubt, das Muster durchbrochen zu haben, als sie die Affäre mit Scott begann, weil er weder älter als sie noch mit jemand anderem liiert gewesen war. Dennoch stand er lediglich für eine neue Spielart des alten Musters, weil seine Selbstverliebtheit Karla dazu zwang, sich seinen Wünschen und Launen zu beugen, von denen eine sie in sexuellen Wettstreit mit einer anderen Frau zwang, zu der sie eine ebenso tiefe und lange während Bindung unterhielt wie zu ihrer Mutter – und der sie damit wieder ins alte Muster bugsierte.

Karla war sich nicht im Geringsten bewusst, dass sie sexuelle Probleme hatte, denn sie genoss es, mit diesen Männern zu schlafen – das heißt so lange, bis deren einflussreiche zweite Hälfte auftauchte und sie abserviert wurde. Karla hatte ein sexuelles Problem, obwohl sie keine Probleme beim Sex hatte. Ihre Sexualität verriet ihr primäres emotionales Bedürfnis – ein stabiler Bund der Liebe mit jemandem, dem sie nicht gleichgültig war, der wirklich etwas für sie empfand. Das Entlanghangeln an dem Angstfaden auf der Oberfläche ihrer Seele hatte ihr Muster offenbart: Je aufregender ihre sexuellen Begegnungen waren, desto größeren Schaden fügten sie ihr, ihrem Körper und ihrer Seele zu. Erst dann fing sie an, sich selbst als Designerin dieses Musters zu sehen und zu erkennen, dass es allein in ihrer Macht stand, etwas daran zu ändern.

Manche Menschen suchen Beziehungen zu Leuten, von denen sie sich erhoffen, dass sie ihnen die glückliche Kindheit ersetzen, die sie nie hatten, oder die große Liebe, die nie stattgefunden hat. Sie werden in solche Beziehungen hineingesogen, weil sie ihnen die Wiedergutmachung von Unheil zu verheißen scheinen, das ihnen angetan worden ist – durch gleichgültige Eltern womöglich, mit denen das Schicksal sie bedacht hat, oder durch gleichgültige Liebhaber, die sie sich selbst ausgesucht haben. Hin und wieder funktioniert das, und sie bekommen von einem Ehemann, einer Ehefrau oder einem Partner die bedingungslose Liebe, die ihnen als Kind nicht zuteil geworden war, oder gar eine größere Liebe als die, die sie verloren oder vermisst haben. Doch selbst wenn es funktioniert, tritt die Erlösung selten beim ersten, zweiten oder dritten Versuch ein. Sie können Jahre, wenn nicht Jahrzehnte damit zubringen, eine Person zu suchen, die die nötigen Ressourcen an Liebe und Willen aufbringt, um sie von ihrer Einsamkeit zu befreien.

Laurel fällt in diese Kategorie, obwohl ich den Verdacht habe, dass sie es noch nicht richtig wahrhaben will. Ich kann es nicht sicher sagen, denn ich sehe sie nur noch hin und wieder. Doch als sie noch regelmäßig in meine Therapie kam, fing ich an, bei den Frauen, von denen sie sich angezogen fühlte, nach und nach ein gewisses Muster zu sehen.

Wollte man Laurel als Lesbierin bezeichnen, so würde man ihre Erfahrungen über Gebühr vereinfachen. Bevor sie meine Patientin wurde – damals war sie Anfang vierzig –, hatte sie Beziehungen zu Männern gehabt. Sie deutete sogar an, zweimal verlobt gewesen zu sein, einmal zwischen zwanzig und dreißig und einmal zwischen dreißig und vierzig. Sie sagte nicht mehr über diese Episoden, als dass ihre Verlobten feine Kerle gewesen seien, die etwas Besseres verdient gehabt hätten, als an jemandem hängen zu bleiben, der sie nicht genug liebte, daher habe sie die Beziehung beendet. Etwa um ihren vierzigsten Geburtstag herum besuchte sie in der Nähe ihrer Wohnung eine Vernissage und kam mit einer Frau ins Gespräch. Irgendwann schlug die andere vor, gemeinsam etwas essen zu gehen. Zwei Stunden später fanden sie sich knutschend wie zwei Teenager in Laurels Wohnung wieder. Die Beziehung hielt sechs Monate, dann flaute sie ab. Als Laurel meine Patientin wurde, war sie gerade dabei, eine bereits ein Jahr zurückliegende Liebschaft mit einer Kollegin zu verdauen. Es hatte nie eine längere Romanze gegeben, sondern lediglich eine einzige stürmische Nacht voller Ich-kann-nicht-glauben-dass-wir-das-hier-wirklich-tun-Sex auf einer Dienstreise, deren prickelnder Reiz zusätzlich dadurch erhöht wurde, dass kurz nach dem Liebesspiel Dawns Ehemann Douglas anrief. Laurel erklärte, dies sei eine der aufregendsten Begegnungen gewesen, die sie je gehabt habe, und mit Sicherheit die phantasiegeladenste.

Laurel und Dawn arbeiteten beide in der Entwicklungsabteilung eines Halbleiterherstellers in Richmond und hatten einander bei der gemeinsamen Arbeit an einem Projekt kennen gelernt. Laurel war hingerissen von Dawns Intelligenz, Können und Zärtlichkeit, einer Kombination aus rauer Schale und weichem Kern, die Laurel mit den berühmten »Magnolien aus Stahl« verglich. Dawn hingegen war beeindruckt von Laurels Einfallsreichtum und Streitbarkeit – wenn Laurel sagte, sie werde etwas tun, dann tat sie es auch – und verließ sich bald voll und ganz auf sie. Die beiden verband bald eine gutmütig-schlagfertige Freundschaft, und sie hatten das Gefühl, einander seit Jahren zu kennen. Dawn stellte Laurel ihrem Ehemann vor, und die Freundin wurde gern gesehener Gast bei Familienfesten. Laurel entwickelte eine besonders herzliche Beziehung zu Dawns Eltern (in der vierten Generation in Richmond ansässig), die ihre Liebe zu ihrer Tochter rasch auch auf deren Freundin ausweiteten. Als sie anfingen, Laurel zu Weihnachten zu sich nach Hause einzuladen, konnten sie nicht ahnen, welche beschwörende Kraft dieser Geste innewohnte.

»Meine Mutter war nicht normal«, berichtete Laurel bei ihrer ersten Sitzung. »Sie hat uns nie so behandelt, wie andere Mütter ihre Kinder behandeln. Sie behauptete zwar, dass sie uns liebt, aber wir alle wussten instinktiv, dass sie das nicht so empfand. Sie war emotional nie richtig anwesend, und eines Tages war sie dann überhaupt nicht mehr da. Sie verschwand, als ich zwölf war. Eines Morgens gingen mein Bruder und ich zur Schule, und als wir mittags nach Hause kamen, war das Haus leer.« Abgesehen von einem kurzen Besuch in Chicago, wo ihr Vater sie schließlich ausfindig gemacht hatte, sahen Laurel und ihr Bruder ihre Mutter nie wieder.

Drei Jahre später heiratete der Vater eine Frau, die er bei der Arbeit kennen gelernt hatte. Norma war geschieden, blond und keine Schönheit, doch immerhin so attraktiv, wie es sich durch wöchentliche Besuche im Schönheitssalon und die häufige Lektüre von Modemagazinen erreichen lässt. Laurel erinnerte sich, dass sie immer glänzende offene Schuhe mit kleinen Federbüscheln trug. Sie hatte keine eigenen Kinder, und wenn sie auch, wie Laurel erzählte, zu ihr und ihrem Bruder nicht unfreundlich war, so hatte sie die beiden doch auch nicht wirklich gern. Hinzu kam, dass Normas klassische »Girlygirl-Weiblichkeit« – um einmal Laurels Ausdruck zu verwenden – den Vater offenbar schwer für sie einnahm und dass er folglich Laurels Kluft aus Jeans und T-Shirt mit wachsender Missbilligung zur Kenntnis nahm. Laurel zweifelte nie an der Liebe ihres Vaters, empfand jedoch seine ablehnende Haltung wie einen Stich. Laurels Bruder meldete sich zum Militär und verließ die Familie, als er achtzehn war, Laurel bekam ein Stipendium in einem anderen Bundesstaat und ging aufs College.

Heute, fast dreißig Jahre später, hatte Laurel die zerrissenen Bande zu ihrem einstigen Zuhause durch starke neue zu Dawns Familie ersetzt. Die Freundschaft, die am Arbeitsplatz begonnen hatte, gedieh prächtig in einer Atmosphäre aus gegenseitiger beruflicher Anerkennung und persönlicher Harmonie. Sie kamen nicht nur gut miteinander aus, sondern waren sichtlich glücklich über die Anwesenheit der anderen. Daher war es nicht allzu weltbewegend, dass die emotionale Nähe zwischen den beiden Frauen auf einer Geschäftsreise, tausend Meilen von zu Hause und Lichtjahre vom Alltag entfernt, vom Virtuellen zur Realität wurde. Laurel gab nicht viel mehr Einzelheiten preis, als dass die Begegnung spontan, für beide befriedigend und trotz gelegentlicher Momente der Verlegenheit aufregend gewesen sei.

Am Morgen danach war Dawn ein bisschen durcheinander, aber nicht außer sich. Sie sagte, sie wisse nicht, was über sie gekommen sei, so etwas habe sie noch nie gemacht. Sie hoffe, dass Laurel die Nacht nicht als Zeichen dafür ansehe, dass sich in ihrer Beziehung etwas geändert habe. Ihr Zusammensein sei wunderschön gewesen, müsse aber eine einmalige Episode bleiben. Sie habe nicht vor, Douglas zu verlassen, auch wolle sie keine heimliche Affäre, die sie neben ihrer Ehe auch ihre Karriere kosten könne. Sie erklärte, sie halte große Stücke auf Laurel und hoffe, alles könne bleiben, wie es war.

Für Laurel war das unmöglich. Zwar wollte sie Dawn in ihrem Leben nicht missen, doch auf den Frust, sie jeden Tag sehen zu müssen, konnte sie getrost verzichten. Laurel wechselte in die Einkaufsabteilung, womit sie Dawns täglichem Orbit entkam, außerdem musste sie zwei Wochen pro Monat auf Dienstreise gehen. Mehrere Monate später lernte sie die Friseurin Judy kennen und fing eine Beziehung mit ihr an. Die Affäre begann voller Leidenschaft, scheiterte jedoch nach wenigen Monaten.

»Judy war sehr süß, sie hatte einen tollen Körper, und am Anfang war es sehr leidenschaftlich. Ich dachte nur an sie und konnte es nicht erwarten, sie zu sehen, aber nach kurzer Zeit wurde der Sex irgendwie langweilig. Und sie war so ..., ich weiß nicht ..., so verdammt brav! Es klingt verrückt, aber es ging mir echt auf die Nerven. Eines der Dinge, die ich an Dawn so liebe, ist, dass sie sagt, was sie denkt. Wenn sie findet, ich sei arrogant, dann gibt sie mir das auch zu verstehen, und das mag ich. Aber bei Judy ..., egal was ich tat oder sagte, immer hieß es: ›In Ordnung, ja, prima, wie du willst, mir ist alles recht‹ – das hat mich wahnsinnig gemacht. Nach einiger Zeit konnte ich es kaum abwarten wegzukommen.«

»Es klingt so, als seien Sie gern mit jemandem zusammen, der Sie fordert«, meinte ich.

»Will das nicht jeder?«

»Keineswegs. Manche Leute hören nicht gern, sie seien arrogant.«

In dem Jahr nach jener schicksalhaften Nacht auf Reisen waren Laurel und Dawn Freundinnen geblieben, hatten aber nicht mehr so viel Zeit miteinander verbracht. Nachdem sie sich von Judy getrennt hatte, verbrachte Laurel ihre Abende zu Hause und besuchte Chatrooms im Internet. In einem von diesen lernte sie Sonya kennen, eine New Yorker Wertpapierhändlerin.

»Da war sofort diese starke Verbundenheit«, berichtete sie. »Einen Monat lang schrieben wir uns, manchmal fünfzehn-, zwanzigmal am Tag. Kurze Nachrichten – Sonya war ja bei der Arbeit –, aber sehr heiß, sehr leidenschaftlich. Also beschlossen wir, uns in Washington zu treffen, und ich fuhr eines Freitags am Nachmittag hinauf. Als ich beim Hotel angekommen war und die Lobby betrat, sah ich diese Frau. Und mich durchfuhr so ein machtvolles elektrisierendes Gefühl. Sie war nicht besonders hübsch, aber sie strahlte diese Energie aus. Und ich denke nur – das ist so was von verrückt –, denke nur, ich muss diese Frau einfach treffen. Und ich fühlte mich wie eine Idiotin, denn ich war doch gekommen, um Sonya zu treffen, aber ein Blick auf diese andere Frau, und ich war wie von Sinnen.

Also ging ich hinauf und machte mich fertig. Wir hatten uns um halb sieben in der Lobby verabredet und wollten etwas essen gehen. Ich fuhr mit dem Fahrstuhl wieder hinunter, sehe mich um, und da steht sie wieder: die Frau, die ich vorher gesehen hatte. Und sie kommt auf mich zu – und ich stehe da wie gelähmt –, und sie sagt: ›Bist du zufällig Laurel? Ich bin Sonya.‹ Ich wäre beinahe in Ohnmacht gefallen, ich schwör's.«

Sie gingen schnurstracks auf Laurels Zimmer – keine Drinks, kein Abendessen, nur wilde, ungehemmte Liebe –, um zwei Uhr morgens riefen sie den Zimmerservice.

Die Begegnung ließ Laurel nicht los. Sie und Sonya fingen an, sich an jedem Wochenende zu treffen, an dem Laurel nicht auf Reisen war. Mal flog Laurel nach New York, mal kam Sonya zu ihr. Eine Zeit lang schien es, als habe Laurel ihre Seelengenossin gefunden. Doch nach ein paar Monaten schien die Leidenschaft abzukühlen. In unseren Sitzungen redete sie oft mehr über ihre letzte Reise nach China als über den Aufenthalt in New York. Und wenn sie von Sonya erzählte, waren ihre Schilderungen immer wieder von Seufzern begleitet. Sonya wollte eine feste Beziehung und hatte Laurel gebeten, zu ihr in ihre Wohnung an der Upper East Side zu ziehen. Doch Laurel scheute davor zurück. Sie mochte ihre neue Arbeit und wollte nicht umziehen, schon gar nicht nach New York. Außerdem hatte Sonya sich als nicht so unabhängig erwiesen, wie sie zu Anfang gewirkt hatte.

»Sie braucht ungeheuer viel emotionale Aufmerksamkeit«, berichtete Laurel. »Die ganze Woche über ist sie bei ihrer Arbeit knallhart, aber an den Wochenenden heißt es nur: ›Warum holen wir uns nicht rasch was vom Chinesen und sind einfach nur zusammen? Warum ziehst du nicht zu mir?‹ Doch wenn ich zum x-ten Mal erkläre, warum ich nicht nach New York ziehen möchte, ist sie verletzt und fängt an zu weinen.«

»Also«, fragte ich, »wie glauben Sie, dass es an diesem Wochenende laufen wird?«

»Mit Sonya, meinen Sie? Sie kommt an diesem Wochenende nicht.«

Es stellte sich heraus, dass Dawns Eltern Laurel eingeladen hatten, ein paar Tage mit ihnen zusammen im Ferienhaus der Familie zu verbringen. Dawn legte großen Wert darauf, dass Laurel kam, und hatte ihr gesagt, sie könne gern einen Gast mitbringen. Aber Laurel fürchtete, Sonyas Anwesenheit könnte stören, und hatte dieser erklärt, sie würde sie lieber ein anderes Mal und auf neutralem Terrain mit Dawns Familie bekannt machen. Als Laurel es dabei beließ, versuchte ich es von einer anderen Seite.

»Wie empfinden Sie die Aussicht, ein Wochenende mit Dawn und ihrer Familie verbringen zu können?«

»Ich freue mich wirklich drauf, ich glaube, ich bin so weit. Und im Übrigen wollte ich ohnehin fragen, ob ich Dawn vielleicht mitbringen könnte, wenn ich nächste Woche zu Ihnen komme. Ich hätte wirklich gern, dass Sie sie kennen lernen.«

Es heißt, ein Bild sagt mehr als tausend Worte – was Therapien angeht, so leistet eine persönliche Begegnung noch einiges mehr. Dawn war etwa 45 Jahre alt, groß, blond und hübsch, hatte ein kehliges Lachen und jede Menge Selbstvertrauen. Ich war von ihrer Ausstrahlung fasziniert. Sie sah mir gerade in die Augen, lächelte unbeschwert, sah Laurel mit unverhohlener Zuneigung an und zögerte, ganz ihrem Ruf treu, keinen Augenblick, es Laurel zu sagen, wenn sie fand, dass ihr Temperament mal wieder mit ihr durchging. Wenn das passierte – und das tat es sogar mehr als einmal –, lächelte Laurel und sah beschämt und zufrieden zugleich aus. Eines war klar: Laurel mochte es, wenn Dawn ihr den Kopf zurechtrückte – etwas, das ihre anderen Liebhaberinnen offenbar nicht zu tun schienen.

Am folgenden Wochenende hinterließ Laurel auf dem Band die Nachricht, dass sie noch immer bei Sonya sei und ihren Termin am Montagmorgen absagen müsse. Zum nächsten erschien sie übernächtigt und mürrisch. Nach einer halben Minute des Schweigens fing ich das Gespräch an.

»Wie geht's Ihnen?«

»Absolut phantastisch. Sonya ruft alle halbe Stunde bei mir an, heult, beschimpft mich und hängt wieder auf. Ich habe seit vier Tagen nicht richtig geschlafen und gestern Abend binnen einer Stunde ein Kilo Eiscreme verdrückt. Aber sonst geht's mir gut.«

Es war ein hartes Wochenende gewesen. Sonya war verletzt und verärgert, weil Laurel sie nicht zu Dawns Familie mitgenommen hatte, und beschuldigte sie, sich sowieso nicht um sie zu scheren. Laurel sagte Sonya, sie würde überreagieren, und sie seien schließlich nicht verpflichtet, jede Minute miteinander zu verbringen.

»Mir liegt viel an Sonya«, sagte Laurel. »Aber in letzter Zeit streiten wir nur noch. Und unser Sexleben … – vergessen Sie's. Die letzten paar Male waren …«

Schweigen.

Es gibt Augenblicke, in denen man einen Patienten auf keinen Fall unterbrechen sollte, und das war einer davon. Laurels Schweigen war alles andere als leer, sie rang mit sich, versuchte den Mut aufzubringen, auszudrücken, was sie wirklich empfand.

»Es klingt furchtbar, aber es war wie Sex aus Mitleid. Ich wollte ihre Gefühle nicht verletzen, also habe ich mitgemacht. Aber danach habe ich mich schrecklich gefühlt. Aber genau so stehen die Dinge mittlerweile zwischen uns: Alles dreht sich nur noch darum, was Sonya glücklich macht, was zu tun ist, damit Sonya sich beschützt, sicher und geliebt vorkommt. Es geht nur noch darum, Sonyas Bedürfnisse zu erfüllen.«

»Und wie steht es mit Ihren Bedürfnissen?«

»Meinen? Ich kann mich nicht mal daran erinnern, was das für welche waren.«

»Ihnen ist also klar, dass diese Beziehung nicht Ihre Bedürfnisse erfüllt?«

Erneutes Schweigen. Und dann ein langsames, trauriges Nicken.

Da war es, das Muster: Jede von Laurels Romanzen begann mit ungestümer Verliebtheit, die den Sex zu purer Glückseligkeit machte. Die Beziehung wurde sehr intensiv, um es mit Laurels eigenen Worten zu sagen, und eine Zeit lang waren die sexuellen Begegnungen voller Leidenschaft. Aber das war nie von Dauer, und nach einer gewissen Zeit gab es immer irgendetwas, das die Geliebte in Ungnade fallen und Laurels Verlangen abebben ließ. Es sah so aus, als sei sie erst imstande, einen Makel an einer neuen Liebe zu entdecken, wenn sie und ihre Partnerin fest zusammengeschweißt waren. Dann aber fing sie an, mit grimmigem Röntgenblick sowohl bei der Geliebten als auch in der Beziehung nach jeder Unzulänglichkeit und jedem Fehler zu suchen, und begann mit einem schmerzhaften Ablösungsprozess. Als die Affäre mit Sonya zerbrach, nahm ich mir fest vor, ab sofort sehr genau darauf zu achten, ob Laurel irgendeinen Hinweis darauf fallen ließ, dass sich möglicherweise eine neue Liaison abzeichnete.

Ich musste nicht lange warten. Binnen eines Monats hatte Laurel Heather kennen gelernt, eine Mutter von drei Kindern, die in Richmond lebte und sich von ihrem Ehemann getrennt hatte, als ihr klar geworden war, dass sie lesbisch war. Wie immer überschlugen sich die Ereignisse, und nach Laurels Aussage hatten sie heißen Sex. Heather sehe gut aus, berichtete Laurel, habe ein ansteckendes Lachen, einen tollen Körper und ein gutes Verhältnis zu ihren Kindern – einem fünfzehnjährigen Sohn und zwei Töchtern im Alter von dreizehn und elf Jahren. Das war das erste Mal, dass Laurel eine Geliebte mit Kindern hatte. Sie widmete sich ihnen mit Wonne und verbrachte genauso viel Zeit bei Heather wie bei sich zu Hause

Heather arbeitete stundenweise in der Filiale einer großen, überregionalen Buchhandlung und hatte zu Hause jede Menge Krimis herumliegen – von sehr unterschiedlicher Couleur, wie Laurel bemerkte.

Heather erzählte Laurel, dass sie als Teenager von ihrem Stiefvater missbraucht worden sei, und als Laurel mehr Zeit in Heathers Haus verbrachte, stellte sie fest, dass die Recyclingtonne fast immer eine leere Ginflasche enthielt. Die Abende verbrachten sie meist mit den Kindern daheim, schauten einen Film an, jede mit einem Glas neben sich: Laurel trank Wein, Heather Martini.

Eines Nachts – Laurel schlief in ihrer eigenen Wohnung – weckte sie das Läuten des Telefons. Es war Kevin, Heathers Sohn, der anrief, um zu sagen, dass Heather ein Stoppschild überfahren und ein parkendes Auto gerammt hatte und nun wegen Trunkenheit am Steuer festgenommen worden sei. Laurel sprang ins Auto und löste Heather gegen Kaution aus. Sie brachte sie zu den Anonymen Alkoholikern, fand eine Therapeutin und setzte alle Kraft darein, ihrer Freundin wieder auf die Beine zu helfen.

Und dann passierte etwas Seltsames: Sie hörten auf, miteinander zu schlafen. Hatten sie früher mehrmals am Tag Sex miteinander haben können, so war es bald nur noch einmal die Woche und schließlich überhaupt nicht mehr. Laurel kam niedergeschlagen und deprimiert zur Sitzung: Die Dinge liefen aus dem Ruder. Heather habe sich von einer fröhlichen, ausgeglichenen Frau in eine überempfindliche Heulsuse verwandelt.

»Am Anfang unserer Beziehung machte mich schon der Gedanke an Heather wahnsinnig«, erzählte Laurel eines Tages. »Aber jetzt – ich habe ein schlechtes Gewissen, wenn ich das sage –, jetzt bin ich nur noch besorgt, wenn ich an sie denke, nicht mehr erregt. Sie ist ein emotionales Wrack. Das, was bei ihrer Therapie zur Sprache kommt, macht sie unausgeglichen und trübsinnig. Sie kommt heim, fällt auf die Couch, und alles, was sie dann noch will, ist, sich einen Film aus der Videothek reinzuziehen. Irgendwann habe ich ihr deshalb gesagt, dass ich das Filmegucken satt hätte und lieber ausgehen, Spaß haben wolle. Sie starrte mich nur an und ging nach nebenan. Dann kam sie zurück und wollte sich wieder vertragen. So ist es immer: Ein Wort gibt das andere, auch wenn mir gar nicht danach ist, und sie schnappt dann wieder ein. Es ist ein Albtraum.«

Später in derselben Woche rief Laurel an, um die Sitzung in der darauffolgenden Woche abzusagen. Sie sei auf Dienstreise und werde sich melden, wenn sie zurück sei. Ich war daher verwundert, als sie mir am Telefon mitteilte, dass sie nicht mehr kommen wolle. Es habe sich viel geändert, sagte sie. Sie habe sich von Heather getrennt, sei befördert worden und würde nun noch mehr reisen. Sie habe das Gefühl, sie brauche eine Therapiepause.

Halt, hätte ich gern gesagt, warten Sie, Sie können jetzt nicht aufhören. Wir kommen gut voran – geben Sie nicht auf. Aber ich habe es mir verkniffen.

»Wie ist das so plötzlich gekommen?«, fragte ich.

»Eigentlich habe ich schon eine ganze Weile darüber nachgedacht. Ich habe das Gefühl, ich sollte imstande sein, diese Dinge allein zu regeln. Aber ich würde gern von Zeit zu Zeit bei Ihnen vorbeikommen, wenn das in Ordnung geht. Sie haben mir wirklich gut getan. Sie haben mir geholfen zu sehen, dass einige der Leute, mit denen ich mich eingelassen habe, nicht gut für mich sind.«

Vielleicht. Aber wie bringe ich sie dazu, den Grund dafür zu sehen, warum all diese Geliebten nicht gut für sie waren: die Tatsache nämlich, dass sie allesamt nicht Dawn sind, deren aufrechte Persönlichkeit und gesundes Selbstvertrauen ihrem eigenen Charakter so sehr ähneln und die – nicht zufällig – nicht nur heterosexuell, sondern obendrein verheiratet und gänzlich unerreichbar ist? Dass ein Teil ihrer Zuneigung zu Dawn genau in dieser Unerreichbarkeit besteht, durch die sie jener Abhängigkeit entfliehen kann, die intime Nähe auf Dauer unweigerlich mit sich bringt? Dass sie ihre nächsten Geliebten, wenn auch unbewusst, in der Hoffnung ausgewählt hat, dass eine davon nicht nur die Dynamik ihrer Beziehung zu Dawn wiederholen würde, sondern auch die wohltuende Geborgenheit bei Dawns Mutter und Familie? Dass der Verlust der Mutter in einer so frühen Lebensphase ihre sich soeben entwickelnde Sexualität geformt hatte und noch immer die Auswahl ihrer Geliebten diktierte? Dass die heiße Leidenschaft zu Beginn ihrer Beziehungen ohne die wohlige Wärme inniger Vertrautheit – die Art von alltäglicher, naher, unspektakulärer Vertrautheit, durch die sie und Dawn verbunden waren, als sie noch zusammengearbeitet hatten – gar nicht anders kann als abkühlen? Dass

Vertrautheit offenbar genau das ist, was sie zu meiden scheint, weil bei ihr die sexuelle Leidenschaft verloren geht, sobald emotionale Verletzbarkeit spürbar wird? Und dass sie erst dann jemanden finden wird, der für sie richtig ist, wenn sie versteht, warum sie liebt, wen liebt?

Und? Habe ich diese Dinge gesagt? Nein, habe ich nicht.

Zunächst einmal wäre Laurel nicht bereit gewesen, sie anzuhören. Sie mit meinen Überlegungen, so klarsichtig sie auch sein mögen, zu bombardieren würde sie kaum dazu bewegen, die Therapie wieder aufzunehmen. Zweitens besteht immer die Möglichkeit, dass Laurel meine Theorien verwirft, mich abschreibt und nie mehr bei mir auftaucht – eine weit schlechtere Option, als wenn sie sich nur von Zeit zu Zeit zu einer Sitzung blicken lässt. Also wählte ich meine Worte vorsichtig, sagte ihr, dass ich die Arbeit mit ihr sehr genossen und das Gefühl hätte, dass unsere Fortschritte beachtlich gewesen seien, und hoffe, sie werde irgendwann zurückkommen, damit wir dort weitermachen könnten, wo wir aufgehört hätten.

Und das war auch der Fall. Laurel kommt etwa viermal im Jahr, und die Arbeit geht weiter. Sie berichtet, dass sie und Dawn sich bei der Arbeit gelegentlich sehen und alle paar Monate miteinander essen gehen. Ihre sozialen Kontakte sind weder überwältigend noch allzu karg, und sie fängt an, einiges vom emotionalen Auf und Ab des Übergangs zur Menopause zu spüren. Sie sagt, sie sei auf der Suche nach jemandem, wolle eine Beziehung und denke noch immer darüber nach, weshalb ihre bisherigen Beziehungen nicht besonders gut funktionierten.

Aber Laurel macht Fortschritte. Kürzlich hatte sie etwas mit einer Computeranalystin angefangen, die sie über Freunde kennen gelernt hatte. Sie hatten sich mehrmals die Woche getroffen, und es klang so, als entstünde so etwas wie eine Beziehung. Doch nach anderthalb Monaten erklärte Laurel: »Wissen Sie, ich weiß, dass es nicht funktionieren wird« – und beendete die Sache. Aber, und nun kommt – zumindest von meiner Warte aus gesehen – das Beste: Sie hatten nicht miteinander geschlafen. Sie hatten zuerst eine emotionale Bindung geknüpft, diesmal hatte sich nicht der Nebel der ersten Verliebtheit auf sie gelegt und die Unzulänglichkeiten der Beziehung verhüllt. Laurels kühler Kopf hatte gesiegt, und sie hatte ihre Beziehung beendet, bevor sie für sie oder die andere Frau zu tief geworden war.

Laurels Geschichte ist eine weitere von denen, die sich liest, als ginge es mehr um Beziehungen als um Sex. Es hängt immer davon ab, wie Sie an die Dinge herangehen. Wenn Sie Laurel von außen betrachten – eine attraktive, gut situierte Person voller Selbstvertrauen, die Sex genießt und keinerlei Probleme hat, erotische Begegnungen auszukosten –, dann sehen Sie womöglich eine heißblütige Frau mit einem unkonventionellen, aber lebhaften Sexleben und unterentwickelten sozialen Fähigkeiten. Und Sie hätten damit nicht völlig Unrecht: Laurels Beziehungen gediehen – zumindest am Anfang – durch genussvollen Sex, und ihre burschikose Direktheit machte sie nicht gerade zum Paradekandidaten für das diplomatische Korps.

Aber von innen her betrachtet sieht Laurel anders aus: ein Kind, dessen Mutter ihrer Liebe nicht einmal vor ihrem Verschwinden angemessen Ausdruck verleihen konnte und das zu einer Frau herangereift ist, die es danach verlangt, geliebt zu werden und die sich dennoch eher über sexuelle als durch emotionale Intimität bindet. Sie scheint ihre Geliebten auf der Grundlage der geschlechtlichen Chemie auszusuchen, ohne andere Faktoren wie Reife und Stabilität in Betracht zu ziehen. Ja, in der Zeit, in der sie meine Patientin war, hatte sie mehrere Geliebte, deren glühende sexuelle Leidenschaft über ihre emotionale Bedürftigkeit hinwegtäuschte. Das Prickeln einer neuen sexuellen Begegnung versetzte Laurel in einen Zustand ekstatischer Glückseligkeit, der sie von der übrigen Realität der Beziehung ablenkte. Wenn die erste körperliche Leidenschaft abzuebben begann – wie es bei allen reiferen Beziehungen der Fall ist – und Gefühle das darauf folgende Vakuum auszufüllen begannen, zog Laurel sich zurück. Angesichts der Erkenntnis, dass sie jemanden erwählt hatte, der ihre Bedürfnisse nicht erfüllte, gleichzeitig aber erwartete, dass Laurel auf die seinen einging, kühlte Laurels Verlangen ab, und die sexuelle Seite der Beziehung verlor an Bedeutung.

Wie also lautet die Antwort für Laurel? Ich glaube, dass Dawn die Frau ist, zu der sie sich am meisten hingezogen gefühlt hat, und diejenige, zu der immer noch die ausgeglichenste Beziehung besteht. Natürlich macht die Tatsache, dass Dawn heterosexuell, verheiratet und unerreichbar ist, sie zu einer wenig attraktiven Wahl. Ob Laurel die Nähe zu Dawn nur zugelassen hat, weil Dawn unerreichbar war? Vielleicht, ich weiß es nicht. Aber ich glaube, dass Laurel, wenn sie eine lesbische ungebundene Frau findet, zu der sie sich ebenso hingezogen fühlt wie zu Dawn, und es fertigbringt, sich dieser Frau zu öffnen, eine reelle Chance hat, eine dauerhafte Liebe zu finden, und dass mit dieser auch die sexuelle Befriedigung kommen wird.

Wenn Sie Laurel und Karla fragen würden, in welche Art von Mensch sie sich normalerweise verliebten, bekämen Sie irrsinnig unterschiedliche Antworten. Wenn Sie sie fragten, warum, bekämen Sie vermutlich überhaupt keine. Aber sie haben eine Menge gemeinsam: Wenn es um Sex ging, nahmen beide Frauen lieber körperliche als emotionale Risiken auf sich, und beide ließen sich auf stürmische körperliche Beziehungen ein, die im Bett von glühender Leidenschaft waren, im Lichte intimer Vertrautheit jedoch rasch abflauten. Karla fühlte sich von Männern angezogen, die keine echte Bedrohung für ihr Herz darstellten, Laurel von Frauen mit intensiven sexuellen Ansprüchen, und sie verlor das Interesse, sobald deren andere Bedürfnisse erkennbar wurden. Beide Frauen strebten nach aufregenden sexuellen Begegnungen als einer Form der Bestätigung, denn im tiefsten Innern hatte jede das Gefühl, dass niemand sie lieben könne. Die Symptome ihrer Unzufriedenheit mochten verschieden sein, aber beide sträubten sich gleichermaßen dagegen, sich ihren Geliebten zu offenbaren, und beide hegten die gleiche Vorliebe für Menschen, die dieses von ihnen auch nicht verlangten beziehungsweise verlangen konnten. Hätten Karla und Laurel erkannt, in welche Menschen sie sich verliebten und warum, so wäre ihnen und ihren Geliebten eine Menge Herzeleid erspart geblieben, und sie hätten sich früher darum bemüht, Vertrautheit und Nähe in ihrem Leben als feste Größen zu installieren.

## *Ihr persönliches Vertrautheitsmuster*

1. Ist körperliche Intimität für Sie mit emotionaler Intimität verknüpft?

   Wenn ja, welche steht an erster Stelle? Mit anderen Worten: Neigen Sie dazu, mit jemandem sexuell intim zu werden, bevor Sie sich ihm oder ihr emotional genähert haben? Oder lassen Sie sexuelle Intimität aus emotionaler Intimität erwachsen? Welches von beiden auch immer auf Sie zutrifft: Warum ist das Ihrer Meinung nach so? Waren Sie schon immer so?

   - Wenn nein oder nicht immer: Welche Befriedigung schöpfen Sie aus körperlicher Intimität? Aus emotionaler Intimität? Wie viel Intimität brauchen Sie, und wie oft brauchen Sie sie? Können Sie darin ein Muster erkennen?

2. Denken Sie an die Art(en) von Menschen, von der/denen Sie sich angezogen fühlen –

   - körperlich: Gibt es eine bestimmte Art von Physiognomie, Statur oder Stimme, in deren Gegenwart Sie machtlos sind, egal, zu wem sie gehören? Gibt es in Ihrer Vergangenheit jemanden, mit dem Sie diese Merkmale assoziieren?

   - emotional: Gibt es einen Menschentyp, in den Sie sich immer wieder verlieben, weil Sie in seiner Gegenwart etwas Bestimmtes empfinden? Können Sie verbalisieren, was das für ein Gefühl ist? Sorgt er oder sie dafür, dass Sie sich sexy, gescheit oder sicher fühlen? Und wieder: Gibt es jemanden in Ihrer Vergangenheit, mit dem Sie diese Gefühle assoziieren?

   - intellektuell: Haben Sie sich jemals vom Verstand eines anderen – seiner Art zu denken, der Vitalität seines vor Geist sprühenden Intellekts – angezogen gefühlt? Erinnern Sie diese Charakteristika an jemanden aus Ihrer Vergangenheit?

3. Denken Sie an Ihre drei jüngsten Beziehungen:
   - Hatten die drei etwas gemeinsam, und wenn ja, was? Haben sich die Menschen, mit denen Sie ein Verhältnis hatten, im Hinblick auf eine der drei oben genannten Charakteristika geähnelt? Können Sie, was den Verlauf der Beziehungen angeht, ein Muster erkennen? Gab es Verhaltensweisen, die Sie immer wieder an den Tag gelegt beziehungsweise vermieden haben?
   - Sind Sie durch den sexuellen Kontakt zusammengekommen oder trotzdem?
     - Hat Sex Sie zusammengebracht?
     - Hält Sex Sie zusammen?
     - Hat Sex – oder fehlender Sex – Sie auseinander gebracht? Wenn ja: Warum konnten Sie das Problem nicht überwinden?
4. Wann in Ihrem Leben hatten Sie den besten Sex – und mit wem? Und den größten Flop? Was hat den besten Sex so gut und den schlimmsten so furchtbar sein lassen (zum Beispiel Ihr Partner, der Zeitpunkt, die Situation oder die Lebenssituation, in der Sie sich gerade befunden haben)?
5. Haben Sie sich jemals auf unerklärliche Weise machtvoll zu jemandem hingezogen gefühlt? Wenn Sie sich in Ihrer Phantasie Situationen ausmalen, in denen diese Person eine Rolle spielt, was passiert dann zwischen Ihnen beiden? Was sagt Ihnen Ihre Phantasie über Ihr sexuelles Ich?

# DRITTES KAPITEL

# Riskieren oder nicht:
## Unser gespanntes Verhältnis zur Wahrheit

Riskiere etwas! Riskiere was auch immer...! Tu, was dir am
schwersten fällt. Handle deinetwegen. Blicke der Wahrheit ins
Gesicht.[1]

KATHERINE MANSFIELD

Was würden Sie für richtig guten Sex riskieren? Was dafür geben, mehr oder minder sicher sein zu können, dass Sie, wann immer Sie sich mit Ihrem Partner oder Ihrer Partnerin lieben, mit großer Wahrscheinlichkeit zum Höhepunkt kommen werden? Welchen Einsatz wäre Ihnen die Aussicht wert, zu einem Liebhaber nach Hause zu kommen, der Ihren Körper genauso gut kennt wie den seinen, dessen erfahrene, kenntnisreiche Berührung Ihnen Tag und Nacht gegenwärtig ist und Ihr Blut bei Nacht in begehrliche Wallungen versetzt?

Ich habe den Verdacht, dass Sie alles dafür tun würden: Kein Berg ist hoch, kein Fluss breit, kein Mieder Folter genug, um Sie von diesem Traumliebhaber fernzuhalten – nichts, außer vielleicht Ihrer eigenen Scheu, ihn nahe genug an sich heranzulassen, damit er Sie wirklich kennen lernt und herausfindet, was es braucht, um Sie im Bett zu befriedigen.

Es sollte natürlicher Bestandteil jeder Ihrer Beziehungen sein, den Partner wissen zu lassen, was Ihnen gefällt und was nicht, und was er dazu beitragen kann, Sie in Ekstase zu versetzen. Es ist unrealistisch, von einem neuen Liebhaber zu erwarten, dass er Ihre erotischen Hotspots kennt und Ihre Phantasien erahnt, so dass ein paar Hinweise Ihrerseits das Mindeste sind, was Sie ihm geben können, um zu gewährleisten, dass Sie zu dem Vergnügen kommen, das Sie sich wünschen, und er zu dem Vergnügen, Ihnen ebendieses Vergnügen zu bereiten. Man sollte meinen, dass das in jeder intimen Beziehung etwas völlig Normales ist, aber in vielen Fällen ist das nicht so. Ich kann die Frauen nicht zählen, die zu mir kommen und mich fragen, was mit ihnen nicht stimmt, weil sie keinen Spaß am Sex haben, keinen Orgasmus bekommen oder keine erotisch geladene Beziehung zu ihren Partnern aufrechterhalten können. Sie glauben, es müsse ein medizinisches Problem dahinter stecken – eine Störung im Hormongleichgewicht vielleicht oder ein tief sitzendes psychisches Ungemach, das sich nach jahrelangem Stillschweigen plötzlich manifestiert. Manchmal ist es das auch. Viel öfter aber steht das Problem in direkter Beziehung zur Bereitschaft einer Frau, die Wahrheit zu sagen und das Risiko einzugehen, dass ihr Freund, Ehemann oder Liebhaber weiß, wer sie in Wirklichkeit ist und wie sie es empfindet, wenn sie sich lieben.

Warum ist das so schwierig? Warum scheuen so viele Frauen davor zurück, sich ihren Partnern zu offenbaren? Und warum ziehen es so viele von uns vor, in ständiger sexueller Frustration zu leben, statt ihrem Partner reinen Wein einzuschenken?

Weil wir, wenn es um Liebe und Sex geht, ungeheuer vorsichtig abwägen, was wir zu riskieren bereit sind. Eine Frau mag willens sein, ihre Gesundheit, wenn nicht gar ihr Leben aufs Spiel zu setzen, um intensiven, leidenschaftlichen Sex mit Fremden zu haben, sich jedoch gegen jedwede emotionale Intimität sträuben. Eine andere fürchtet nichts so sehr wie die Missbilligung ihres Ehemanns, sollte sie ihm erzählen, was sie wirklich erregt; also unterdrückt sie ihr Verlangen und baut darob einen solchen Frust auf, dass sie sogar eine Affäre in Betracht zieht. Wieder eine weiß überhaupt nicht um die Fähigkeit ihres Körpers, Lust zu empfinden, weil sie Angst hat, sich zu versündigen, wenn sie masturbiert. Und dann ist da noch die junge Studentin, von der ich zuvor berichtet hatte und die fürchtete, dass mit ihr irgendetwas nicht in Ordnung sei, weil es ihr nicht gelingen wollte, mit ihrem Freund einen Orgasmus zu haben.

## Holly: Die Angst, Befriedigung einzufordern

Ich hatte eine Studie über Frauen mit Orgasmusstörungen zu organisieren, und auf meinen Aufruf, mit dem ich um Freiwillige warb, hatte sich auch eine zwanzigjährige Studentin gemeldet. Die junge Frau, die da vor mir saß, war bildhübsch – attraktiv, energiegeladen und von rascher Auffassungsgabe. Ihre Augen waren wach und intelligent, ihr Gesicht wirkte lebendig. Sie schien alert und voller Leben und hielt problemlos meinem Blick stand, als ich sie fragte, warum sie glaube, eine geeignete Kandidatin für meine Studie zu sein.

»Ich gehe mit diesem Jungen, Rich, seit …«, sie legte den Kopf schief und ließ nachdenklich den Blick schweifen, »… ungefähr acht Monaten. Er ist Physikstudent und auf eine ulkige Art süß.«

»Was heißt ulkig?«

»Nun, er ist echt intelligent und wirklich witzig, und dann hat er diese kleinen Augen, so dass er ein bisschen aussieht …, ich weiß nicht …, ein bisschen wie ein Neandertaler, wenn Sie wissen, was ich meine. Und er trägt diese verrückte Brille, die irgendwie überhaupt nicht zum Rest von ihm passt. Es ist schwer zu erklären, aber ich finde es wirklich sexy, dass er aussieht wie ein Höhlenmensch, dabei aber wirklich klug ist.«

»Also fühlen Sie sich zu ihm hingezogen.«

»Ja, unbedingt. Ich werde sehr erregt, wenn wir – na ja, Sie wissen schon – herumalbern, und er auch. Es läuft alles großartig, wenn Sie wissen, was ich damit sagen will. Und es ist nicht nur körperlich. Manchmal glaube ich, dass ich ihn wirklich liebe. Und er hat mich auch gern. Also, ich weiß sicher, dass das nicht das Problem ist.«

»Was für ein Problem meinen Sie?«

»Nun, ich komme nicht zum Höhepunkt, wenn wir miteinander schlafen. Und das ist wirklich nervig, denn ich weiß, er hätte es gern und ich auch. Er kriegt es ganz gut hin, meine Klitoris zu stimulieren, und ich könnte vor Erregung aus der Haut fahren – aber nichts passiert.«

»Weiß er, dass nichts passiert?«

»Ich weiß es nicht. Ich meine, er weiß, dass ich erregt bin. Aber ich weiß nicht, ob er weiß, dass ich keinen Orgasmus habe.«

»Tun Sie so, als hätten Sie einen?«

»Nein, eigentlich nicht. Ich meine, ich schauspielere nicht.«

»Haben Sie schon mal etwas zu ihm gesagt?«

»Nein, habe ich nicht, denn ich will ihn nicht verärgern und auch nicht, dass er denkt, ich sei mit ihm nicht glücklich. Also habe ich mir gedacht, ich könnte an der Studie teilnehmen und herausfinden, was los ist.«

Holly war nicht die erste Studentin, die mich aufgesucht hatte, weil sie keinen Orgasmus bekam. In der Regel frage ich diese jungen Frauen, ob sie je in ihrem Leben einen gehabt haben – mit einem Partner oder auch durch Selbstbefriedigung. Und oft ernte ich eine ungläubige, fast schon indignierte Reaktion – zumindest auf die zweite Möglichkeit. Ich betrachtete Holly und versuchte mein Glück.

»Sie haben gerade gesagt, dass Rich sich darum bemüht, Sie zu erregen, also wissen Sie, wo Ihre Klitoris ist. Haben Sie je einen Orgasmus gehabt – bei einem anderen Mann oder allein?« Sie sah mich mit großen Augen an.

»Oh, natürlich, mit meinem Vibrator andauernd. Es ist toll. Ich hatte Physiologie belegt, Sie haben also Recht, ich habe eine ziemlich genaue Vorstellung davon, wo alles ist. Ich habe genau gelernt, was ich brauche, um zum Höhepunkt zu gelangen. Ich glaube nicht, dass ich auch nur einmal ohne Orgasmus geblieben bin, wenn ich den benutzt habe.«

Das war eine gute Nachricht für Holly, für meine Forschung weniger. Es hieß, dass ich soeben eine Kandidatin für meine Studie verloren hatte, aber es bedeutete auch, dass Holly definitiv keine Orgasmusstörung hatte.

Dafür hatte sie etwa ein Jahr zuvor eine Einladung zu einem Treffen bei einer Freundin gehabt, bei dem eine junge Vertreterin einen Koffer mit so genannten »Ehehilfen« ausgepackt und etwa zwei Stunden damit zugebracht hatte, den Anwesenden alles Mögliche – von duftenden Lotionen über verführerische Nachtwäsche bis hin zu batteriebetriebenen, eindrucksvoll lebendig wirkenden Multifunktionsphalli – zu präsentieren und teilweise auch vorzuführen (man stelle sich eine Tupperware-Party unter viel Gekicher und schallendem Gelächter vor). Holly blätterte über dreißig Dollar für solch ein Instrument hin, das sie seither mit ungeniertem Vergnügen betätigte. Damit nicht genug: Sie hatte ihren vier Mitbewohnerinnen davon erzählt, woraufhin diese allesamt sich ein eigenes bestellten, das sie seither regelmäßig zum Einsatz brachten – obwohl sie alle einen Freund hatten. Ich war baff: Da saß eine junge Frau vor mir, die mit ihrer eigenen Sexualität derart im Reinen war, dass sie ihren Freundinnen nicht nur erzählte, sie benutze einen Vibrator, sondern diese auch animierte, sich selbst einen zuzulegen.

Hollys unkomplizierte Wohngemeinschaft einmal ausgeklammert, hat es mich immer wieder erstaunt, wie verlegen viele junge Frauen dem Thema Masturbation gegenüberstehen. Mindestens zwei Drittel der Studentinnen, die ich behandelt habe, schwören hoch und heilig, dass sie so etwas nie und nimmer tun würden – auch diejenigen, die schon mit fünfzehn oder zwanzig verschiedenen Männern geschlafen haben. In dieser Generation herrscht eine seltsame Zwiespältigkeit: Es gilt zwar als moralisch akzeptabel, Sex zu haben – auch mit wechselnden Partnern –, aber sich selbst zu befriedigen ist moralisch ganz und gar nicht vertretbar. Diese jungen Frauen finden Geschlechtsverkehr eher in Ordnung als Oralsex, die manuelle Stimulation oder jede andere erotische Handlung, vor allem aber die Masturbation. Obwohl sie nicht verheiratet sind, betrachten sie den Geschlechtsverkehr als kommunikativen Akt – sie verbinden sich mit einer anderen Person –, wohingegen Masturbation für sie bedeutet, sie leisteten sich den Luxus, nur sich selbst Vergnügen zu bereiten.

Ein anderer Grund dafür, dass die Selbstbefriedigung nicht weiter verbreitet ist, beruht meiner Ansicht nach auf der Tatsache, dass eine Frau motiviert sein muss, sich selbst zu befriedigen, was beim Sex nicht der Fall ist. Damit eine Frau masturbiert, muss sie nicht nur das Verlangen nach Befriedigung spüren, sondern sie muss auch die bewusste Entscheidung fällen zu unterbrechen, was immer sie gerade tut, sich einen Ort mit Schloss an der Tür zu suchen, an dem sie ungestört ist, und ihrem Verlangen nachkommen. Mit anderen Worten, sie muss sich eingestehen, dass sie einen Orgasmus haben will, und die Verantwortung dafür übernehmen, dass sie ihn bekommt. Um Sex zu haben, muss eine Frau sich dagegen gar nichts eingestehen – kein Verlangen, kein Begehren, keine Wollust. Vorausgesetzt, es ist irgendwo ein interessierter Mann in der Nähe, so ist das Einzige, was sie tun muss, sich nicht zu wehren. Hinterher kann sie sich sagen, dass es alles sein Werk war: »Ich wollte nie im Leben mit ihm schlafen – er hat mich rumgekriegt.« Das ist ein subtiler Unterschied, der eine etwas genauere Betrachtung verdient, denn vom psychologischen Standpunkt her ist das Nachgeben gegenüber den sexuellen Avancen eines Mannes eine passivere – und gesellschaftlich weit eher akzeptierte – Art und Weise, Befriedigung zu erlangen, als sich im Badezimmer einzuschließen, den Vibrator anzuwerfen und die Sache selbst in die Hand zu nehmen. In diesem Falle brauchen Sie keinen Mann, und keinen Mann zu brauchen ist nicht gut, weil unsere Gesellschaft sich um Paare dreht – Mann-Weib-Paare, um genau zu sein – und der Geschlechtsverkehr die Apotheose dieses Ideals darstellt.

All das verdichtet sich in der Überzeugung, dass es eine bestimmte Art und Weise gibt, wie Sex zu sein hat, dass *richtiger* Sex, *richtige* Intimität zwischen einem Mann und einer Frau, in der Missionarsstellung stattfindet und dass alles andere entweder zweitklassig, verlogen oder pervers sei. Und wir machen uns das als Soll zu eigen: Es ist das, was die Gesellschaft von uns erwartet, nicht notwendigerweise das, was wir für uns selbst wollen. Zugrunde liegt dem unter anderem die Vorstellung, dass es beim Geschlechtsverkehr zu größerer emotionaler Nähe kommt als beim Oralsex oder irgendeiner anderen erotischen Handlung. Und es ist etwas Wahres daran: Beim Koitus befindet sich der verletzlichste und empfindlichste Teil des männlichen Körpers im Innern des geheimnisvollsten, Leben spendenden Teils des Ihren. Sie fühlen mit jedem Stoß die Stärke seiner Leidenschaft, und Sie können – vorausgesetzt, es ist um Ihre Nahsicht noch gut bestellt – einander sogar in die Augen blicken.

Aber die Missionarsstellung garantiert nicht allen Paaren größtmögliche Intimität. Wenn ein Mann weiß, dass Sie beim Koitus keinen Orgasmus bekommen, und er zum Oralsex bereit ist (oder gar wild darauf, weil er Ihnen Lust bereiten will), dann ist dieser Partner einfühlsamer und das Beisammensein intimer, als wenn Sie Sex in Missionarsstellung haben, ohne den Höhepunkt zu erreichen, und er hinterher zu Ihnen sagt: »Wieso bist du nicht gekommen? Du warst doch so heiß – was stimmt bei dir nicht?« Oder: »Du hast nichts davon gehabt? Aber du warst doch so erregt – hab ich was falsch gemacht?« Es gibt ungezählte Möglichkeiten, Sex zu haben und emotional intim zu sein, keine davon ist besser und richtiger als die anderen. Spielt es wirklich eine Rolle, was Sie und Ihr Geliebter anstellen, um einen Orgasmus zu haben, solange Sie beide erwachsen sind, aus freien Stücken handeln und niemandem weh tun? In meinem Buch lautet die Antwort: Nein. Wenn es Ihnen nur um physische Entladung geht, ist es völlig egal, wie Sie einen Orgasmus bekommen, sei es nun mit oder ohne Partner.

Ich war daher erleichtert zu hören, dass Holly, was die Selbststimulation anging, eine gewiefte Praktikerin war: Wenigstens reagierte ihr Körper normal auf sexuell stimulierende Reize. Die Frage war, warum sie nicht ebenso gut auf einen lebendigen Mann aus Fleisch und Blut reagierte. Die Antwort war rasch gefunden: Holly war Richs erste richtige Freundin. Er war neunzehn, seine Hormone waren in Aufruhr, und er hatte es meist ziemlich eilig, das köstlich-erregende Vorspiel hinter sich zu bringen, um so schnell wie möglich zum Koitus zu kommen. Und dabei ejakulierte er, was niemanden überrascht, lange bevor Holly erregt genug gewesen wäre, um einen Orgasmus haben zu können.

Ich fragte sie, ob sie es schon einmal oral versucht hätten, und bekam zur Antwort, ja, das hätten sie, aber nur als Vorspiel zum eigentlichen Beischlaf und nicht mit dem Endziel, Holly Befriedigung zu verschaffen. Ich fragte, ob sie schon versucht hätten, mehrmals hintereinander Verkehr zu haben, dann könnte Rich seine Erektion vielleicht lange genug aufrechterhalten, um Holly zum Höhepunkt kommen zu lassen. Aber sie schüttelte den Kopf und erklärte, es gebe immer nur ein äußerst kurzes Beisammensein, an dessen Ende Rich schlaff und erschöpft sei, während Holly sich ihrem Frust überlasse.

Das Interessante war, dass Holly genau wusste, dass Richs Erektion nicht lange genug anhielt, um sie während des Verkehrs derart stimulieren zu können, dass sie einen Orgasmus bekam. Auch war sie ausgebufft genug, um zu wissen, dass man weit weniger Kontrolle hat – und weniger stimuliert wird –, wenn man mit einem Menschen schläft, als wenn man sich selbst befriedigt. Ein Vibrator ist weit einfacher zu handhaben als ein Mann, der, wenn er jung und unerfahren ist, womöglich so gut wie keinerlei Kontrolle über den Zeitpunkt seines Orgasmus hat. Und sie wusste, wie und wo sie sich selbst berühren musste, um dank des Vibrators mit schöner Regelmäßigkeit einen Orgasmus zu bekommen. Warum also hat sie ihrem Freund nicht gesagt, wie, wo und wie lange er sie stimulieren müsse, um das gleiche Ergebnis zu erreichen? Und wie hatte sie in Anbetracht dessen, dass sie anatomisch bestens im Bilde war und folglich über das Funktionieren des Körpers genauestens Bescheid wusste, glauben können, sie leide unter einer Orgasmusstörung, wenn sie sich doch mit einem Vibrator beliebig einen Höhepunkt verschaffen konnte?

Ich glaube, dass Holly dachte, das Ganze sei ihr Problem, weil sie wie die meisten Frauen die Stabilität ihrer Beziehung nicht dadurch gefährden wollte, dass sie zugab, es nicht bis zur Ekstase gebracht zu haben und schon gar nicht dahin getrieben worden zu sein. Jede Frau träumt von einem Liebhaber, dessen machtvoller Sexappeal und ausgefeilte Technik sie unter seinen Händen vor Wollust stöhnend dahinschmelzen lassen, und Holly bildete da keine Ausnahme. Aber wie die meisten von uns fand sie sich verbandelt mit jemandem, dessen erotische Technik ein bisschen Schliff gebrauchen konnte.

Wird sie ihm das sagen? Nein, natürlich nicht. Nicht nur, weil sie nicht will, dass er sich als Versager sieht, sondern auch, weil sie ihn nicht als Versager sehen will; schließlich meint sie, in diesen jungen Mann verliebt zu sein, und denkt über eine Zukunft mit ihm nach. Also idealisiert sie ihn: Er ist ein toller Kerl, echt intelligent, wirklich witzig und auf eine ulkige Art gut aussehend. Sie verdrängt, dass er ein unerfahrener Liebhaber (Warum zieht sie keinen älteren, einfühlsameren Mann vor?), wenn nicht gar ein lausiger Liebhaber (Wie kann sie über eine Zukunft mit einem Versager nachdenken?) oder ein egoistischer Liebhaber (Sie ist zu sehr Feministin, um mit jemandem zusammen zu sein, der sich um ihr Glück nicht schert) ist. Das zu tun, hieße erkennen, dass er nicht vollkommen ist, und noch schwärmt sie zu sehr für ihn, um sich seine Fehler einzugestehen. Holly war noch nicht bereit für das Risiko, Rich im kalten, grellen Licht des Tages zu sehen, denn dann würde sie auf Dinge stoßen, die sich ändern müssten, und diese Veränderungen vorzunehmen könnte ihn kränken oder verletzen. Was wiederum bedeuten könnte, dass er sie verlässt.

Für Holly und Millionen anderer Frauen ist es viel zu wichtig, eine Beziehung aufrechtzuerhalten, als dass sie ihr Scheitern riskieren würden, indem sie ein paar Verbesserungen im Schlafzimmer vorschlügen. Zwar wünschen wir uns besseren Sex, aber die Vorstellung, das zu sagen, bereitet uns derartiges Unbehagen, dass wir die Dinge über Wochen, Monate oder gar noch länger schleifen lassen. Ich habe Frauen behandelt, die fünfundzwanzig Jahre verheiratet waren und ihren Ehemännern nie ein Sterbenswörtchen über ihre sexuellen Bedürfnisse verraten haben. Es geht um die Bereitschaft zu dem Risiko, kurzfristig den Unmut des Partners zu erregen, um langfristig das eigene Wohlgefühl zu erhöhen (und damit schlussendlich die Beziehung zu verbessern) – ein Risiko, das einzugehen die meisten Frauen offenbar nicht bereit sind.

Es ist wichtig, sich klar zu machen, dass Holly, obwohl sie sexuell frustriert war, zu keinem Zeitpunkt bewusst entschied, dass es zu riskant sei, Rich die Wahrheit zu sagen, und dass für sie der richtige Weg darin bestand, sich selbst die Diagnose Orgasmusstörung einzureden. Irgendetwas tief in ihr, halb Instinkt, halb kulturelles Postulat, hatte ihr gesagt, es sei praktisch und richtig, Richs Bedürfnisse über ihre eigenen zu stellen. Es lohnt sich, dieses Phänomen ein bisschen genauer zu betrachten, denn Frauen geben sich zwar seit langem mit enttäuschendem Sex zufrieden, um die Gefühle ihrer Liebhaber zu schonen, aber die wenigsten wissen vermutlich, dass ihr Schweigen die Wahrscheinlichkeit verringert, in Zukunft vernünftigen Sex genießen zu können.

Holly konnte glauben, dass sie unter einer Orgasmusstörung litt, obwohl sie allein sich regelmäßig ihre Höhepunkt verschaffte, weil sie in ihrem tiefsten Innern der Ansicht war, manche Orgasmen seien gleicher als andere, und »richtige« kämen nur beim Verkehr mit einem Mann zustande. Wie Millionen anderer Frauen war sie auf jene Film-sexszenen hereingefallen, die zum größten Teil aus den idealisierten Phantasien derjenigen bestehen, die sie schreiben. In der Regel ist die Frau darin vor Verlangen der Ohnmacht nahe, bevor sie von dem Typen überhaupt angefasst worden ist, und sobald er das getan hat, fängt sie an zu keuchen und zu stöhnen und turnt sich Hals über Kopf binnen zwanzig Sekunden zum Orgasmus – Schwenk. Neulich abends zappte sich mein Mann mal wieder durch die Fernsehkanäle und blieb irgendwann bei einem Film mit der allgegenwärtigen Miss Jolie, der regierenden Sexgöttin der Saison, hängen: Sie und dieser Kerl sind scharf aufeinander, er knallt sie gegen die Wand, sie trägt einen Bade-mantel, er hat die Hosen noch an – doch wie dem auch sei, er kriegt es fertig, mit ihr auf der Stelle, so wie er sie da an die Wand gedrückt hält, den heißesten Geschlechtsakt zu fabrizieren. Sie stöhnt und win-det sich, als ob sie gleich von mehreren Orgasmen hintereinander ge-schüttelt werde. Ich sah meinen Mann an, er sah mich an, und wir schüttelten beide den Kopf. So einfach soll das gehen – zumal er die Hosen noch anhat?! Ich dachte nur: Augenblick mal – das ist lächer-lich. Und dennoch akzeptieren wir solche absurden Darbietungen und glauben, so und nicht anders habe es zu sein. Sie und Ihr Mann sind in exakt demselben Augenblick derart wild aufeinander, dass er Sie aufs Bett oder den Fußboden oder auch gegen die Wand schleu-dert und allen Gesetzen der Physik und der Anatomie zum Trotz in Null Komma nichts zur Ekstase bringt. (Beachten Sie bitte auch, dass diese Sexsymbole aus unseren Kinos nie ihre Tage haben. Nichts ver-mag die wilde Flamme der Liebe so wirksam zu löschen wie die Kunstpause zum Entfernen eines Tampons.)

Da Filmsex einen lebhafteren Eindruck hinterlässt als eine Anato-mievorlesung, war Holly davon überzeugt, dass eine sexuell gesunde Frau, die ihrem Liebhaber zugetan ist, imstande sein sollte, auf seinen Körper zu reagieren und seinen technischen Unzulänglichkeiten mit jener Portion Wallung zu begegnen, die es braucht, um einen Orgas-mus zu bekommen – was auch immer er im Bett anstellt (oder eben nicht). Statt ihren Freund zu bitten, sich um seinen Part in ihrem

Liebesakt zu kümmern, fand sie es gegen jede Vernunft bequemer, die volle Verantwortung für die Qualität ihrer sexuellen Beziehung zu übernehmen. Damit steht sie übrigens nicht allein da, Frauen übernehmen generell ein unverhältnismäßig hohes Maß an Verantwortung. Wir sind so erzogen, und wir tun es. Wir können uns nicht helfen. Vermutlich gibt es genetische Gründe dafür, die irgendetwas mit dem Muttersein zu tun haben: Wären Frauen nicht übertrieben verantwortungsbewusst, möchten wohl die Feuer im heimischen Herd verlöschen, Babys hungernd und frierend zugrunde gehen und unsere Rasse dem Verderben entgegengehen. Dasselbe überentwickelte Verantwortungsbewusstsein, das einer Frau sagt, sie sei eine schlechte Ehefrau und Mutter, wenn keine Milch im Haus ist, sagt ihr auch, sie sei eine schlechte Frau und Geliebte, wenn sie ihren Partner wissen lässt, dass er nicht genug Feuer im Sack hat. Das machte sie schließlich zum Luder und männermordenden Vamp, zur Hure und Nymphomanin in Personalunion – sagt ihr zumindest die Kultur –, also behält sie es für sich.

Was sie ihm ebenfalls verschweigt, ist, dass sie mit einem Vibrator sehr wohl einen Orgasmus bekommt. Ich erzählte Holly, dass ich einige ältere Paare behandelte, die einen Vibrator in ihre Liebestechnik eingebaut hätten, und fragte, ob sie und Rich das schon einmal probiert hätten. O nein, war die Antwort, Rich wisse nichts von ihrem Vibrator, und das brauche er auch nicht, denn die Gewissheit, dass sie mit einem batteriebetriebenen Phallus einen Orgasmus haben könne, mit seinem hingegen nicht, würde ihn kränken. Außerdem, sagte sie, habe sie Angst, er könne sie für ein nimmersattes, oberflächliches Sexmonster halten, das mehr an seinem eigenen Vergnügen als an ihrer beider Intimbeziehung interessiert sei. Nein, auf keinen Fall werde sie den Vibrator mit zu ihm ins Bett nehmen.

Das Verblüffende an diesem Fall ist seine Alltäglichkeit. Hunderte von Frauen, junge und weniger junge, haben in meiner Praxis gesessen und erklärt, jawohl, sie seien imstande, einen Orgasmus zu haben, und, nein, mit ihrem gegenwärtigen Partner hätten sie keinen, und, ja, sie gingen darüber hinweg oder spielten ihn vor, um die Gefühle ihres Liebhabers zu schonen.

Frauen schauspielern seit Jahrhunderten, und es ist heute noch genauso verrückt, wie es immer war. Warum um alles in der Welt tun sie das?

Wenn Sie vorgeben, einen Orgasmus zu haben, ist bereits die Entscheidung gefallen, dass Sie keinen haben werden. Warum? Weil, wenn Sie einen Höhepunkt vorspiegeln, Ihr Verstand völlig damit beschäftigt ist, die Hingabe nachzustellen, die Sie in der Realität empfinden könnten. Statt sich auf das zu konzentrieren, was Sie empfinden, denken Sie daran, wie Ihr Gesicht aussehen sollte, wie Sie sich bewegen und welche Laute Sie von sich geben sollten, um Ihren Liebsten glauben zu machen, dass Sie ebenso erregt sind wie er. Sie schweben über der Szene, führen Regie, ganz und gar davon eingenommen, Ekstase darzustellen, statt sie zu fühlen. Wie kann Ihr Körper sich auf Empfindungen einlassen, wenn Ihr Geist damit beschäftigt ist, einen Mummenschanz aufzuführen? Glauben Sie mir: Sie können sich keiner Erregung hingeben, wenn Sie so viel denken, und sich der Erregung hinzugeben ist die einzige Möglichkeit, einen Orgasmus zu bekommen.

Es ist eine merkwürdige Sache, die Frauen da tun. Ich habe noch nie von einem Mann gehört, der einen Orgasmus vortäuscht. Und nicht deshalb, weil ein Orgasmus für einen Mann eine ausgemachte Sache ist. Ist er nicht, vor allem nicht, wenn er Medikamente nimmt. Viele Präparate gegen Bluthochdruck, Herzerkrankungen, Depressionen und Angstzustände können bei einem Mann zur Anorgasmie führen. Aber wenn ein Mann Medikamente nimmt und keinen Orgasmus bekommt, wird er dies in neun von zehn Fällen auf das Medikament schieben, auch wenn dieses überhaupt nicht das Problem sein sollte. Er würde sich nicht sorgen, dass er das Ego seiner Partnerin ankratzen könnte, und deshalb einen Orgasmus vorspielen, um ihre Gefühle zu schonen. Er würde vermutlich sagen: »Tut mir Leid, Liebes, ich glaube, es klappt nicht wegen der Medikamente, die ich schlucke. Lass uns aufhören.« In seinem Kopf ist es nicht er, es ist das Medikament. Er muss kein Ende der Beziehung befürchten. Er geht – zu Recht – davon aus, dass, wenn sein Gegenüber seine medizinische Situation und deren sexuelle Nebenwirkungen nicht verstehen und damit umgehen kann, in punkto Beziehung nicht allzu viel zu verlieren ist.

Was genau das ist, was Sie, wie ich finde, aus Hollys Geschichte mitnehmen sollten: Sie müssen Ihren ganzen Mut zusammennehmen, tief durchatmen und mit Ihrem Partner reden, denn was Sie für ein Sexualproblem halten, ist möglicherweise ein Kommunikationsproblem. Sie müssen imstande sein zu sagen: Das sind meine Bedürfnisse, so hätte ich es gern *für mich*, zu *meiner Befriedigung*, auch auf das Risiko hin, er könne daraufhin beleidigt sein, ärgerlich werden oder Sie verlassen. Die Qualität Ihrer Beziehung – der ganzen Beziehung, nicht nur des sexuellen Aspekts – hängt davon ab. Und das ist nicht nur eine Binsenweisheit – die Forschung gibt mir Recht. In einer neueren Studie, bei der 74 Collegestudenten befragt wurden, die eine funktionierende Partnerschaft unterhielten, kam man zu dem Schluss, dass diejenigen, die mit ihren Partnern über ihre sexuellen Vorlieben und Abneigungen redeten, glücklicher in ihren Beziehungen waren, und dass diejenigen, die mit der Beziehung zufriedener waren, auch einen befriedigenderen Sex genossen. Nicht nur das – und was jetzt kommt, ist echt spannend: Frauen, die ihren Partnern ihre Vorlieben und Abneigungen, sowohl in sexueller als auch in anderer Hinsicht, eingestanden hatten, berichteten, dass diese Offenheit zu größerer emotionaler Nähe geführt habe, die sich wiederum positiv auf ihre sexuellen Begegnungen ausgewirkt habe. Bei Männern gab es dagegen keinerlei Hinweise auf eine Verbindung zwischen Offenheit in Bezug auf die eigenen sexuellen Bedürfnisse und sexueller Befriedigung.[2] Mit anderen Worten: Eine Frau, die ihrem Freund nicht nur zu verstehen gibt, was sie im Bett haben will, sondern auch, welche Gutenachtgeschichte sie als Kind am liebsten hatte, wird mit großer Wahrscheinlichkeit danach besseren Sex mit ihm haben, als wenn sie geschwiegen hätte. Ihr Freund hingegen kann ihr sagen, was er im Bett gern hat, oder es bleiben lassen – er wird den Sex entweder genießen oder nicht, und reden hat damit nichts zu tun.

Sollten Sie also darauf warten, dass Ihr Liebster über seine sexuellen Empfindungen redet und Sie bittet, ihm die Ihren preiszugeben: Vergessen Sie's, es wird nicht passieren. Sagen Sie ihm, was Sie abstößt, was Sie auf Touren bringt und was er tun kann, um Sie wild zu machen – und lassen Sie die Würfel fallen, wie Sie wollen. Schlicht und einfach. Das ist ein Risiko, das einzugehen Sie bereit sein müssen. Nicht, weil Ihre Furcht unbegründet ist, es kommt schon vor, dass Frauen ihren Partnern sagen, was sie wollen, und dass diese verletzt darauf reagieren oder ärgerlich werden, gar Reißaus nehmen. Diese Männer sind nicht reif für die Art von Beziehung, die einer Frau den Wunsch nach sexueller Befriedigung zugesteht. Wie auch immer – wenn Sie sich bei dem Gedanken ertappen, dass Ihr Sex besser sein könnte, sind Sie es sich schuldig, mit Ihrem Partner darüber zu reden.

Wobei allerdings auch nicht verschwiegen werden soll, dass diese Art von Unterhaltung in der Regel nicht eben einfach zu beginnen ist. Selbst wenn Sie wissen, dass Ihr Mann sich nicht scheiden lassen wird, wenn Sie das Thema anschneiden, heißt das noch lange nicht, dass er Sie dafür mit einem Blumenstrauß beglücken wird (obwohl er, wenn der Sex besser wird, womöglich genau das tun könnte). Und selbst wenn Sie sich einigermaßen sicher sind, dass Ihr Freund selbstbewusst genug ist und Sie hinreichend liebt, um sich anzuhören, was Sie zu sagen haben, heißt es nicht, dass es für Sie leicht wird, es auszusprechen. Aber reden müssen Sie. Es wird mit der Zeit einfacher, über diese Dinge zu sprechen; und wenn es so weit ist, wird sich die ganze Beziehung verbessern; denn ehrlich zueinander zu sein bringt Sie einander näher, und das wiederum wirkt sich günstig auf Ihr Intimleben aus.

Und das ist schließlich das Ziel, oder? Eine enge Beziehung zu jemandem, der Sie liebt und achtet und nichts anderes will, als Sie aufs Intimste zu kennen, und umgekehrt Ihnen gestattet, ihn zu kennen? Es sei denn freilich, echte partnerschaftliche Intimität zu leben würde ein größeres Risiko darstellen als der Verzicht darauf.

»Ich komme zu Ihnen«, erklärte meine neue Patientin, »weil ich in acht Monaten heiraten werde und mir eine gründliche medizinische Generalüberholung verordnet habe. Diesmal mache ich alles richtig.«

»Alles richtig – was meinen Sie damit?«, fragte ich.

»Ich meine, ich will nicht warten bis nach der Hochzeit, wenn es um Probleme geht, die ich jetzt anpacken kann. Ich will alles tun, was in meiner Macht steht, damit es diesmal klappt.«

»Sie waren schon einmal verheiratet?«

»Das kann man wohl sagen. Drei Ehemänner, drei Scheidungen. Aber, Sie wissen ja, es heißt: ›Beim vierten Mal…‹«

»Dafür, dass Sie dreimal verheiratet waren, sind Sie noch sehr jung.«

»Ich bin älter, als ich aussehe. Und meine Ehen haben nie lange gehalten. Die letzte war die längste: fast sechs Jahre.«

»Und warum glauben Sie, dass Sie einen Psychiater brauchen?«

»Ich will, dass diese Ehe funktioniert«, sagte sie. »Carl ist ein toller Mann, und ich will nichts falsch machen. Ich bin 54« – sie warf mir einen bedeutungsvollen Blick zu – »und habe nicht mehr viel Zeit. Das könnte meine letzte Chance sein, und ich bin fest entschlossen, sie zu nutzen.«

Monica war nicht die erste Frau, die mich wegen vorehelicher Zweifel aufsuchte, doch ihre finstere Entschlossenheit unterschied sie von den anderen. Sie interessierte mich, habe ich doch sonst mehr mit Frauen zu tun, die nicht in der Lage sind, einen Ehemann zu finden, als mit solchen, die sich alle paar Jahre einen neuen zulegen. Sie sah jung aus für ihr Alter, vor allem wohl, weil sie ungemein fit wirkte. Ihre Arme waren gebräunt und sehnig, und sie sah aus, als trüge sie Kleidergröße 36. Sie hatte gerade eine neue Stellung angenommen: als Leiterin des Bergsteiger- und Kletterprogramms einer großen Ferienanlage in den Blue Ridge Mountains. Sie sah aus, als könnte sie mit Leichtigkeit die steilsten Wände bewältigen, und wirkte durchaus selbstsicher, die Sorte Mensch, die ihr Leben gern unter Kontrolle hat und so wenig wie möglich dem Zufall überlässt. Und doch saß sie hier, kurz vor ihrem nächsten Anlauf zur Ehe.

Monica erzählte zuerst von ihren Eltern. Ihre Mutter war Jüdin und von großer emotionaler Distanz, ihr Vater war italienischer Abstammung und, so Monica, eine Art Kleinkrimineller. Sie erinnerte sich an eine Auseinandersetzung um einen Auftrag, bei dem er Fernsehgeräte zu verhökern hatte, die »ein LKW verloren hatte«. Die Gefühle ihres Vaters waren so unzuverlässig, wie die ihrer Mutter distanziert waren. Einmal stieß er Monicas Mutter im Laufe eines Streits herum, und gestritten wurde viel. Monica berichtete, dass sie sich geliebt fühlte, wenn sie ihnen zu Gefallen war, und abgelehnt, wenn nicht. Sie beschrieb die beiden als Meister der Liebe unter Vorbehalt, und sie hatte zwar noch immer Kontakt zu ihnen, besuchte sie jedoch höchstens ein- oder zweimal im Jahr.

Monica berichtete, dass ihre erste Ehe eine komplette Katastrophe gewesen sei, wenn auch mit einem wirklich netten Mann. Sie hatte Brett bei einer Kunstmesse kennen gelernt, auf der er seine Bilder ausstellte. Monica hatte ein Sportartikelgeschäft, und Sonntag war ihr freier Tag. Sie waren beide Ende zwanzig, und Monica erzählte, er sei der tollste Mann gewesen, den sie je getroffen habe, so toll, dass sie anfänglich sogar seinem Interesse an ihr misstraute. Er war klug, bei seiner Arbeit voll bei der Sache und erhob Monica zu seiner Muse. Er war der gefühlvollste Mann, den sie je gekannt hatte, und Monica blühte unter der Wärme seiner Zuneigung förmlich auf. Das Einzige, woran es haperte, war ihr sexuelles Miteinander. In etwa der Hälfte der Fälle hatte Brett Probleme, eine Erektion zu bekommen, und wenn er eine hatte, ging sie entweder zu rasch vorüber, oder er kam gar nicht erst zum Orgasmus. Monica schob das Problem auf das Lampenfieber vor der Hochzeit und nahm an, dass die Dinge sich nach dem großen Ereignis bessern würden.

Aber Bretts sexuelle Leidenschaft nahm nach der Hochzeit eher noch ab. Er fing an, bis spätnachts in seinem Atelier zu arbeiten, fand Monica aber trotzdem oftmals wach, wenn er – nicht selten erst im Morgengrauen – nach Hause kam. Sie hatte begonnen, von einer lesbischen Beziehung zu träumen, was sie dermaßen beunruhigte, dass sie bis spätnachts aufblieb. Eines Nachts war sie mit Freunden unterwegs gewesen und hatte in einer Bar einen Mann aufgegabelt. Wayne schien ihr zwar von eher zweifelhaftem Charakter, trotzdem ging sie mit ihm nach Hause. Der Sex war von der groben Sorte, aber aufregend, und Monica fing an, ihn heimlich zu treffen. Sie sagte, sie habe sich zwar ein bisschen dafür geschämt, dass sie Brett hinterging, beteuerte jedoch gleichzeitig, dass sie es nicht getan hätte, wäre sie nicht dauernd die ganze Nacht allein gewesen.

Eines Morgens kam Brett nach Haus und fing an zu weinen. Nach zwei Stunden voller Tränen und Selbstanklagen gestand er Monica, er könne die Ehe nicht länger weiterführen, weil er schwul sei. Er sagte, er habe sich eigentlich schon zu Männern hingezogen gefühlt, als sie sich kennen gelernt hatten, aber gehofft, dass seine Gefühle Monica gegenüber dies ändern würden. Leider hatten sie das nicht. Monica war nicht schockiert, ja, sie glaubte sogar, dass ihre lesbischen Phantasien in gewisser Weise Ausdruck ihres unterschwelligen Verdachts gewesen sein mussten, dass mit Brett etwas nicht stimmte. Monica leitete die nötigen Scheidungsvorbereitungen in die Wege und traf sich weiterhin mit Wayne, bis sie bemerkte, dass Geld aus ihrem Portemonnaie verschwand. Als eines Tages auf ihrer Visakarten-Abrechnung Gebühren für Telefonsex in Höhe von achthundert Dollar abgebucht worden waren, meldete sie den Betrug und zeigte Wayne an. Allein und gedemütigt, zog sich Monica von ihren Freunden zurück und vergrub sich für mehr als ein halbes Jahr in ihrem Geschäft. Sie arbeitete bis in die Nacht, vergrößerte den Laden, mietete den Nachbarladen noch dazu und stand ihr Tief durch – und schließlich wagte sie sich auch wieder unter die Leute.

So begann die Zeit der kurzen Ehen mit netten Männern, unterbrochen von noch kürzeren Affären mit weniger netten, die unweigerlich zu Trennungen und neuen Depressionsschüben führten. Nach Brett heiratete Monica Anthony, auf Anthony folgte Paul. Beide Männer liebten Monica und waren ihren Aussagen zufolge ergebene Ehemänner und leidenschaftliche Liebhaber. In beiden Fällen verliebte sie sich, heiratete und erklärte, diesmal sei es wirklich der Richtige. Aber dann betrat stets irgendein flotter Typ ihren Laden oder lief ihr über den Weg, wenn sie mit ein paar Leuten unterwegs war, flirtete mit ihr und fragte nach ihrer Telefonnummer. Monica nahm stattdessen meist die seine, wartete eine Woche und rief ihn dann an. Man traf sich zum Mittagessen, endete in seiner Wohnung und begann eine heimliche Affäre, die Monica aus ihrer Ehe katapultierte. Die Männer, mit denen sie sich einließ – ein nebenberuflicher Drogenhändler während der Ehe mit Anthony, ein ehemaliger Autodieb, als sie mit Paul verheiratet war –, erinnerten sehr an ihren Vater: mickrige Gauner mit viel Sexappeal. Monica entzog sich ihrem Gatten und wurde für ihn emotional und physisch immer weniger erreichbar. Dieser stellte Monica schließlich wegen der zunehmenden Distanz zur Rede. Sie warf ihm vor, unsicher zu sein, sich in ihre Freundschaften einzumischen, ihre Unabhängigkeit zu beschneiden. Darauf stürmte sie aus dem Haus, der Ehemann blieb zornig zurück, und die Ehe zerbrach. Sie bat um eine vorübergehende Trennung, und ihr Gatte – verletzt, ratlos, aber kompromissbereit – stimmte zu. Binnen weniger Monate reichte sie die Scheidung ein, begründete diese mit unüberbrückbaren Differenzen, hielt aber die Affäre aufrecht, bis sie schließlich erkannte, dass sie mit jemandem schlief, der im besten Fall ein Schuft, im schlimmsten Fall ein Krimineller war. Dann beendete sie die Affäre und fiel in eine tiefe Depression, aus der sie Monate später auftauchte, voller Sehnsucht nach einer Beziehung, auf der Suche nach Liebe.

Nun war Monica also mit Carl verlobt, einem Highschool-Rektor von Ende fünfzig, und entschlossen, die Dinge richtig anzupacken. Sie hatte den Sportartikelladen für fast eine Million Dollar verkauft, die Arbeit im Resort angenommen und war gerade dabei, aus ihrer Wohnung in Carls Haus zu ziehen.

»Erzählen Sie mir von Carl«, bat ich.

»Nun, zunächst einmal ist er älter als ich«, gab Monica zur Antwort. »Und er ist sehr gut zu mir. Er ist weder unsicher noch fordernd und lässt mir jede Menge Freiraum.«

»Fühlen Sie sich in Ihrer sexuellen Beziehung zu ihm wohl?«

»Nun…«, Monica seufzte und wandte den Blick ab, »eigentlich

nicht. Es funktioniert nicht immer. Genau genommen funktioniert es die meiste Zeit über nicht«

»Woran, glauben Sie, liegt es?«

»Nun … er kommt immer sofort, wenn er in mir ist. Nicht immer, aber oft. Es ist so schnell vorbei, ich fühle fast nichts.«

»Haben Sie darüber gesprochen? Was sagt Carl dazu?«

»Er sagt nichts.«

»Und sagen Sie etwas?«

»Das gehört nicht zu den Dingen, die ich ihm sagen kann. Er ist sehr unsicher in Bezug auf manche Dinge. Ich würde seine Gefühle wirklich verletzen.«

»Monica«, erklärte ich, »es geht hier nicht um Carls Gefühle, es geht um Ihre bevorstehende Hochzeit. Und das Problem ist womöglich nicht das, was Sie dafür halten.«

Monica glaubte, Carl leide unter vorzeitiger Ejakulation, aber wahrscheinlicher war, dass er unter erektiler Dysfunktion litt, was bei Männern in mittleren Jahren nicht selten ist. Sobald er in sie eindrang, brach seine Erektion zusammen, und auch wenn Monica glaubte, er ejakuliere dabei, so ist das nicht leicht zu beurteilen. Carl hätte das Rätsel freilich lösen können, aber sie fragte nicht, und er sagte nichts. Wieder etwas, das Frauen oft tun. Sie wollen ihre Männer nicht in Verlegenheit bringen, indem sie Sex zum Thema machen. Aber für Monica war er nun einmal wichtig, und jetzt war sie im Begriff, einen Mann zu heiraten, mit dem sie ein bisher unbefriedigendes Geschlechtsleben verband. Drei Scheidungen hatte sie bereits hinter sich, warum war sie willens, eine vierte zu riskieren?

Weil Monica mehr Angst vor einer Ehe hatte als vor der Scheidung. Ich glaube, Monica fürchtet sich vor emotionaler Nähe, und das ist der Grund dafür, dass sie sich immer wieder auf eine Affäre mit einem Taugenichts einließ, sobald sie mit einem guten Mann verheiratet war. Das Interessante ist, dass sie sich für ihre Ehen jedes Mal einen netten, anständigen Mann aussuchte, dass sie jedoch, sobald die Intimität zu groß wurde, in die Arme eines Versagers flüchtete, bei dem sie Sex ohne Nähe fand. Wenn man sie bat, den Sex mit ihren Ehemännern mit dem zu vergleichen, den sie bei ihren Liebhabern bekam, antwortete sie, es sei auf beide Weisen gut gewesen, aber eben sehr unterschiedlich: Bei den Liebhabern konzentriere sich alles auf das körperliche Empfinden, während sie bei ihren Ehemännern eine Tendenz zu emotionaler Verwundbarkeit wahrgenommen habe, die ihr Angst gemacht habe. Wenn sie mit ihrem Ehemann schlief, hatte sie stets das Gefühl, er werde sie verlassen, wenn er herausfände, wer sie wirklich sei; also verließ sie ihn, um ihm zuvorzukommen.

Die Ironie an Monicas Situation ist, dass ihre größte Angst darin besteht, von Menschen, die sie liebt, verlassen zu werden, und sie es deswegen vorzieht, von sich aus mit dem anderen zu brechen. Ich sehe eine klare Verbindung zwischen diesem Verhalten und der belasteten Beziehung zu ihren Eltern, vor allem zu ihrem Vater, dessen zweifelhafter Charakter und flüchtige Zuneigung sich in den Männern wiederfanden, mit denen sie eine Affäre anzettelte. Auf diese Weise behält Monica die Kontrolle: Sie entflieht dem Wunsch ihrer Ehemänner nach Nähe, indem sie sexuelle Beziehungen zu zwielichtigen Fremden eingeht, bei denen sie das Gefühl hat, sie jederzeit beenden zu können, wenn sie es will – was sie auch tut, sobald die Affäre ihren Zweck erfüllt und die Ehe zerstört hat. Am Ende stand Monica jedes Mal ohne Liebe und ohne sexuelle Beziehung da, aber immerhin hatte sie nicht riskiert, jemanden so nahe an sich heranzulassen, dass er ihr wahres Ich hätte sehen können, das, davon war sie selbst im tiefsten Innern überzeugt, nicht liebenswert war.

Ein Verhaltensmuster wie dieses ist nicht so selten, auch sind die Väter nicht die einzigen Schuldigen. Ich erlebe es oft bei Frauen, deren Mütter ihnen durch mangelnde Wärme und Zuneigung das Gefühl vermitteln, einer so bedingungslosen Liebe, wie sie sich von ihrem Geliebten ersehnen, nicht würdig zu sein. Hin und wieder haben sie jedoch das große Glück, sie dennoch zu finden. Manchmal ist der Hauptverantwortliche auch jemand anderer, der für die Frau in jungen Jahren besonders wichtig gewesen ist, jemand, nach dessen Liebe und Zuwendung sie sich gesehnt hat und der sie ihr nur selten zuteil werden ließ. In Monicas Fall waren beide Eltern abweisend, wenn auch auf unterschiedliche Weise. Ihr Vater drückte seine Emotionen aus – in vielen Fällen negative und manchmal auch gewalttätige –, ihre

Mutter hielt einen Großteil ihrer emotionalen Wärme unter Verschluss.

Ein Kind, das mit Eltern aufwächst, deren Liebe beliebig an- und abgeschaltet wird, trägt mitunter solche emotionalen Narben davon, wie Monica sie hat. Sie war attraktiv, selbstbewusst und im Beruf erfolgreich, aber unter alledem machte ihre Angst vor intimer Nähe sie unfähig, jemandem zuzutrauen, dass er sie aufrichtig liebte. Einen Mann – und sei es ein noch so treuer Ehemann – so nahe an sich heranzulassen, dass er sie hätte wirklich kennen lernen können, war für sie ein zu großes Risiko.

Monica ist noch heute meine Patientin. Bei unserer Arbeit geht es vor allem darum, ihrer nächsten Ehe zum Erfolg zu verhelfen, und dazu überlegen wir uns immer wieder, warum ihre anderen gescheitert waren. Wir sprechen darüber, warum sie bereit ist, körperlichen Schaden zu riskieren (von ihrer Gesundheit ganz zu schweigen), indem sie mit fragwürdigen Figuren schläft, aber gleichzeitig unfähig ist, eine intime Nähe zu vertrauenswürdigen Männern auszuhalten, die sie wirklich lieben. Wir reden auch über ihren Verlobten, den ich durch Monica dazu habe überreden können, einen Urologen aufzusuchen. Es mag durchaus sein, dass Carls Sexualprobleme psychologische Wurzeln haben, aber sie können schließlich und endlich auch ein medizinisches Problem sein, eines, das sich leicht in Ordnung bringen ließe. Eine neue Ehe ist Herausforderung genug – mit der Unmenge an Zugeständnissen, die Mann und Frau machen müssen. Warum also die Dinge komplizieren, indem man ein sexuelles Problem unausgesprochen und undiagnostiziert lässt?

Intimität und Alter haben etwas gemein: Beide sind nichts für Waschlappen. Zuzulassen, dass ein anderer Mensch einen wirklich kennt, ist nachgerade beängstigend. Jeder von uns hat Leichen im Keller. Jeder von uns sehnt sich nach jemandem, der die Kellertür aufschließt, der Leiche in den Weg tritt und sagt: »Toll, du Gespenst – klappere mit den Knochen, so viel du magst – ich liebe dich und deinen Besitzer trotzdem!« Wenn Sie aber wollen, dass so etwas passiert, müssen Sie darauf vertrauen, dass die Person Sie noch immer begehren wird, wenn sie weiß, was sich im Keller befindet.

Der Punkt ist, dass Partnerschaft eine intime Allianz ist, der ein bestimmtes Maß an Risiken innewohnt – Risiken, die für jede Person anders zu Buche schlagen. Monicas Zuneigung zu ihrem ersten Ehemann ist womöglich nicht trotz dessen homosexueller Neigungen so groß gewesen, sondern gerade deshalb. Die Zwiespältigkeit seines Begehrens war keine Herausforderung an ihre Verteidigungsmechanismen, und sie fühlte sich sicher. Ihr zweiter und ihr dritter Ehemann aber waren heterosexuell und ihre Bedürfnisse direkter. Die Gefahr, die beide für ihr sorgsam gewappnetes Selbst bedeuteten, war zu groß, so dass sie sich aus den Ehen davonstahl, indem sie sich auf weniger anspruchsvolle Beziehungen einließ.

Ob man nun verheiratet ist oder nicht: Eine feste Beziehung erweist sich am stärksten, wenn sie emotionale und physische Nähe zugleich bietet. Den meisten von uns hat man beigebracht, solches zu suchen, zu erwarten und aktiv anzustreben. Aber mehr und mehr Menschen zögern das Eingehen fester Beziehungen und Ehen hinaus, bis sie älter sind und sich beruflich etabliert haben. Sie wollen noch immer Sex, suchen jedoch nicht unbedingt mehr … wenigstens reden sie sich das ein.

## *Spontansex – unverbindliche Verhältnisse*

Was also tun Singles zwischen zwanzig und Mitte dreißig, wenn sie Sex haben wollen?

Manche bandeln an mit jemandem, den sie mehr oder weniger gut oder auch nur virtuell kennen – dem Freund eines Freundes zum Beispiel, jemanden, dem sie auf einer Party über den Weg gelaufen sind, oder jemanden von einer Kontaktseite im Internet. Man trifft sich auf einen Drink, versichert sich, dass einem gefällt, was man vor sich hat, geht irgendwohin und schläft miteinander. Danach bleibt man möglicherweise bis zum Morgen beisammen oder schlüpft in seine Kleider und geht nach Hause (letzteres vor allem, wenn beide morgens pünktlich zur Arbeit müssen). Niemand erwartet ein zweites Rendezvous, und niemand muss Geld dafür hinblättern. An alledem ist nichts Romantisches, es handelt sich um ehrlichen Sex ohne Umwege, Gelüste ohne Schnickschnack. Je nachdem, wer Sie sind und wie Sie erzogen wurden, werden Sie es erfrischend befreiend oder deprimierend zynisch finden.

In meinen Augen ist das Beste, was sich für diese Art von Verbindung vorbringen lässt, ihre Ehrlichkeit: Beide Seiten haben ähnliche (womöglich sogar hohe) Erwartungen. Beide, Mann und Frau, gehen sie ausschließlich ein, um Sex zu haben, und begegnen einander mit weit mehr Gleichberechtigung, als sie es womöglich im Fall einer Romanze täten. Vom Standpunkt des Mannes aus ist es ein lohnendes Geschäft: Es kostet ihn kein Essen, ja, meistens muss er nicht mal die Frau abholen, weil sie ihn irgendwo auf einen Drink trifft, den sie vermutlich sogar noch selbst bezahlen wird. Für die Frau ist es ein willkommener Nimbus von Freiheit: Wenn sie mit dem Typen schläft, dann weil sie es will, nicht, weil sie sich dazu verpflichtet fühlt, weil er gerade einen Hunderter fürs Abendessen und zwei weitere für die Eintrittskarten zum Springsteen-Konzert hingeblättert hat. Um den Preis für einen, maximal zwei Drinks kann sie die Situation ausloten und frei von aller Schuld oder Verpflichtung Ja oder Nein sagen.

Derartige Tête-à-têtes bieten, wenn Sie so wollen, auch einen gewissen Personenschutz, der vor allem Frauen zugute kommt. Wenn Sie sich unverbindlich mit jemandem verabreden, gibt es einen eingebauten Musterungsprozess. Es könnte sich um einen Mann handeln, dem Sie auf einer Party begegnet sind und dessen Körper Sie zwar attraktiv finden, mit dessen Hirn Sie aber auf keinen Fall verheiratet sein wollten. Oder den Zimmergenossen vom Freund Ihrer Freundin, der ein netter Kerl ist, übers Wochenende in der Stadt sein wird und klingt, als sei er Ihr Typ. Oder es könnte jemand sein, mit dem Sie ein paarmal übers Internet geplaudert haben, das heißt, über den Sie vermutlich das eine oder andere wissen und von dessen sprachlichen Fähigkeiten Sie eine gewisse Vorstellung haben, so dass Sie abschätzen können, ob er eine Unterhaltung über mehr als einen Cocktail hinweg aufrechtzuerhalten vermag. Zwar gibt es keinerlei Garantie dafür, dass einem von ihnen ein Verdienstorden an die Brust geheftet wird, doch besteht immerhin eine reelle Chance, dass er noch nicht wegen Totschlags eingesessen hat, was erheblich mehr ist, als Sie von einem Fremden sagen können, den Sie in einer Bar aufgerissen haben.

Im Vergleich also zum Abgeschlepptwerden von jemandem, den Sie soeben unter dem Einfluss viel zu vieler, viel zu teurer Drinks in einer verqualmten Single-Bar bei ohrenbetäubender Musik kennen gelernt haben, hat eine solche verabredete Sexbeziehung einiges für sich: Ehrlichkeit, Gleichberechtigung und ein Minimum an Sicherheit. Eine Frau kann ein Zusammentreffen genauso entspannt arrangieren wie ein Mann, muss also nicht darauf warten, erwählt zu werden. Hier hat sie die Möglichkeit, endlich einmal selbst zu entscheiden. Beide Parteien wissen, warum sie da sind, und daher sind all die mühsamen Spielchen, die ein Stelldichein so versauern können, überflüssig. Und keine der beiden Seiten erwartet, dass ein solches unverbindliches Beisammensein sich zu einer Romanze entwickelt, oder?

Nun, ja und nein. Es ist alles eine Frage der Vorstellungen. Wenn Sie von der Begegnung weiter nichts erwarten als eine gewisse Zeit körperlicher Anstrengung mit anschließender entspannender Entladung, werden Sie womöglich nicht enttäuscht. Vielleicht verzichten Sie nur zu gern auf das Ritual eines verlegen eingenommenen gemeinsamen Frühstücks nach gemeinsam verbrachter Nacht, bei dem Sie vorgeben, einander gewiss wiedersehen zu wollen, obgleich Sie wissen, dass es dazu garantiert nicht kommen wird. Und Sie werden nicht das schale Gefühl haben, das Ihnen bleibt, wenn Sie mit einem Mann eine Weile gegangen sind, seinen Avancen lange widerstanden haben, um dann, wenn Sie endlich mit ihm geschlafen haben, realisieren zu müssen, dass Sie nie wieder von ihm hören wollen. Wenn Sie sich auf ein unverbindliches Date einlassen, benutzt jeder den anderen, und beide wissen es. Die Frage ist: Geht es Ihnen gut dabei, wenn Sie sich mit jemandem ausdrücklich und nur zum Zweck einer sexuellen Begegnung zusammentun, wohl wissend, dass der andere das gleiche Motiv hat?

Sie kennen sich selbst besser als jeder andere; Sie wissen, ob Sie Sex von Liebe und Ihren Körper von Ihrer Seele trennen können. Die meisten Männer sind dazu imstande und tun es auch ständig, weil für sie

Sex und Liebe zwei Paar Schuhe sind. In dem Film *Shirley Valentine*, in dem eine Britin mittleren Alters, gespielt von Pauline Collins, ihren grantigen, wenig zugänglichen Ehemann verlässt und in die Ägäis aufbricht, um dort Urlaub zu machen, gibt es eine erschütternd melancholische, hübsche kleine Szene. Sie trifft dort auf einen gut aussehenden Griechen, gespielt von Tom Conti, der sie auf das Fischerboot seines Bruders einlädt. Sie zögert, weil sie fürchtet, ihre Zusage käme der Einwilligung gleich, mit ihm zu schlafen. Er begreift, was los ist, und blickt ihr traurig in die Augen. »Du hast Angst«, sagt er in seinem unbeholfenen, verdrehten Englisch. »Du hast Angst, ich will mit dir Fick machen. Natürlich will ich mit dir Fick machen – du bist eine wunderschöne Frau. Ein Mann müsste verrückt sein, nicht Fick machen zu wollen mit dir. Aber ich bitte dich nicht um Fick. Ich bitte dich, auf Bruders Boot zu kommen. Ist was anderes. Boot ist Boot, Fick ist Fick.«

Die Aufrichtigkeit in seinen Worten ist rührend und witzig zugleich, und ihre Ungeschliffenheit betont die Unschuld seiner Aussage: Verwechseln Sie nicht Sex und Segeln, Lady, das sind zwei verschiedene Dinge. (Wie Sie vermutlich längst ahnen, bekommt Shirley am Ende beides, und es ist nicht zu ihrem Schaden.)

Aber sind Sex und Liebe für Sie wirklich zwei Paar Schuhe? Das ist die alles entscheidende Frage: Was fühlt sich *für Sie* richtig an? Nicht für Ihre Freunde, nicht für die Person, mit der Sie zusammen sind, oder das Ich, das Sie gern wären, sondern für Ihr wahres, Ihr ureigenes Ich? Sind Sie imstande, mit jemandem zu schlafen, ohne auch nur den geringste Anflug von Nähe zu empfinden? Können Sie sich unverwundbar genug machen, um Sex zu genießen, ohne sich im Nachhinein benutzt vorzukommen? Sind Sie stoisch genug, sich mit jemandem zusammenzutun, zum allererersten Mal mit ihm zu schlafen, womöglich tollen Sex zu haben und dabei genau zu wissen, dass dieses erste Mal vermutlich auch das letzte Mal sein wird?

Wenn Ihre Antwort ein deutlich vernehmbares Ja ist, sollten Sie tatsächlich fähig sein, sich hin und wieder jemanden auf diese Weise zu angeln, ohne allzu große Blessuren fürchten zu müssen. Sollten Sie aber der Persönlichkeitstyp sein, für den Sex unabdingbar mit Gefühlen verbunden ist – und viele, vielleicht sogar die meisten Frauen gehören dazu –, so haben Sie womöglich nicht die richtige Struktur dafür. Ja, Sie sind womöglich gut beraten, wenn Sie stattdessen sich selbst befriedigen.

Meiner Ansicht nach ziehen Sie aus der Masturbation so ziemlich den gleichen Nutzen wie aus einer einmaligen Affäre, und das ohne jedes Risiko. Wenn Sie sich der Selbstbefriedigung hingeben, brauchen Sie sich keine Gedanken darüber zu machen, dass Sie sich möglicherweise irgendeine Krankheit zuziehen könnten oder dass derjenige, mit dem Sie da im Bett gelandet sind, Ihnen plötzlich schräg, unangenehm oder gefährlich kommt. Natürlich gibt es bei der Selbstbefriedigung überhaupt keine Chance auf eine spätere Romanze, aber vorab vereinbarter Geschlechtsverkehr, bei dem Gefühle keine Rolle spielen, lässt vermutlich auch nicht allzu viel Raum für hemmungslose Schwärmereien. Wenn Sie sich auf einen One-Night-Stand einlassen, laufen Sie Gefahr herauszufinden, dass Sie denjenigen, mit dem Sie da zusammen sind, kein bisschen mögen; bei der Masturbation hingegen haben Sie wenigstens mit jemandem Sex, den Sie lieben.[3] Und mag eine unverbindliche Sexbeziehung Sie auch davor bewahren, Zeit und Energie in eine aussichtslose Romanze zu investieren, so enthält sie Ihnen doch auch die vergnügliche Chance vor, sich womöglich in eine Beziehung einzubringen, die endlos weitergehen könnte.

Das ist übrigens die eine große Gefahr bei solchen unverbindlichen Affären: Sie verringern Ihre Motivation, hinauszugehen und jemanden zu finden, der Ihnen mehr geben kann als Sex. Wenn Sie Ihre körperlichen Bedürfnisse zu oft mit einem willigen Zufallspartner befriedigen, betäuben Sie Ihre Sehnsucht nach echter Verbundenheit und überspielen den Drang, sich auf etwas Tieferes und Längerfristiges einzulassen. Es braucht Nerven, mit verschiedenen Menschen auszugehen und sich darzustellen, und man kommt sehr leicht aus der Übung (fragen Sie nur jemanden, der nach längerer Ehe wieder auf dem Beziehungsmarkt gelandet ist). Kurzfristig können solche Geplänkel Ihr Herz vor Kummer bewahren, aber langfristig nehmen sie Ihnen den Mut, einem anderen Ihr wahres Ich zu enthüllen, und vermindern Ihre Chance, mehr zu bekommen als einen zünftigen, vakuumverpackten Hupfer in die Federn.

## Janelle: Nur nichts Verbindliches, was auch kommen mag

Janelle ist seit vier Jahren meine Patientin, damals suchte sie Hilfe wegen ihrer Angstzustände. Sie klagte darüber, dass sie sich unablässig um Dinge sorgte, die niemanden sonst zu bekümmern schienen – sie hatte Angst zu verschlafen (daher immer zwei Wecker am Bett), Verabredungen zu vergessen (an Schranktüren, Armaturenbrett und Schminkspiegel klebten unzählige Merkzettel) und andere Menschen vor den Kopf zu stoßen (einmal gab sie 300 Dollar für ein Kleid aus, das ihr überhaupt nicht gefiel, nur weil die Verkäuferin ihr vorgeschwärmt hatte, wie toll sie darin aussehe, und Janelle ihre Gefühle nicht verletzen wollte). Ich diagnostizierte eine generalisierte Angststörung (ein Leiden, bei dem Menschen von Ängsten heimgesucht werden, von denen sie im Grunde wissen, dass diese irrational sind, und sich dennoch außerstande sehen, sie zu zerstreuen) und verschrieb ihr eine geringe Dosis eines Medikaments gegen Angststörungen. Janelle ist Ende zwanzig und bekämpft ihre Krankheit mit diesem Medikament und regelmäßigen Therapiesitzungen.

Janelle ist schlank und attraktiv, fürchtet sich jedoch in bestimmten sozialen Situationen, und um diese zu meiden, verabredet sie sich per Internet mit alleinstehenden Männern. Erscheint ihr ein Mann interessant, so trifft sie sich mit ihm auf einen Drink, und wenn sie sich zu ihm hingezogen fühlt und einigermaßen sicher sein kann, dass von ihm keine Gefahr ausgeht, schläft sie mit ihm ein-, manchmal auch zweimal, bevor der Austausch von E-Mails nachlässt und schließlich ganz verebbt. Dann setzt sie sich wieder an ihren PC und fängt von vorne an. Bisher war keiner von Janelles Eroberungen ein Herzensbrecher, obwohl zwei von ihnen ihr Interesse geweckt und ihre Phantasie nach der Begegnung noch eine Weile beschäftigt haben. Als klar wurde, dass mit einer Wiederholung nicht zu rechnen war, litt Janelle unter einem akuten Schub von Melancholie, bevor sie wieder so viel Selbstvertrauen gesammelt hatte, dass sie sich erneut ins Rennen werfen konnte, um es noch einmal zu versuchen. Nun, da die Dreißig unvermeidlich am Horizont dräut, sehnt Janelle sich zunehmend nach einer längerfristigen sexuellen Beziehung und nach Liebe und befürchtet, niemanden mehr finden zu können, mit dem sie ihr Leben teilen kann. Aber sexuelle Kurzbeziehungen sind zu ihrer wichtigsten Form von erotischem Kontakt geworden, und sie zeigt erste Anzeichen von Kampfesmüdigkeit.

Von außen betrachtet würden die meisten Menschen annehmen, Janelle führe ein wunderbares Leben. Als die älteste Tochter einer prominenten Familie wuchs sie in einem stattlichen Haus auf, schlief in einem Himmelbett und besuchte exklusive Privatschulen. Sie hat einen Mastertitel in Marketing, arbeitet für ein Damenmodengeschäft der Spitzenklasse und bewohnt eine luxuriöse Dreizimmerwohnung, die ihr von den Eltern gekauft worden ist.

Doch Janelles Leben ist nicht so rosig, wie es scheint. Ihre jüngere Schwester hat einen schweren Hirnschaden (sie leidet unter infantiler Zerebralparese) und ist auf elterliche Fürsorge angewiesen. Emily ist inzwischen 24, aber nicht in der Lage, irgendeine Arbeit auszuführen oder für sich selbst zu sorgen. Janelle stellte einmal fest, sie könne sich nicht an eine Zeit erinnern, in der Emilys Bedürfnisse nicht die jedes anderen dominiert hätten. Besonders schwer war das für Janelle im zweiten Studienjahr auf dem College, als sie von einem Jungen aus einem höheren Jahrgang, mit dem sie eine Zeit lang befreundet war, bei einer Verabredung vergewaltigt wurde. Sie sah von einer Anzeige ab, suchte psychologische Betreuung und war nach einer gewissen Zeit wieder in der Lage, mit Jungen auszugehen. Aber sie hat ihren Eltern nie von diesem Ereignis berichtet, weil sie glaubte, diese hätten ohnehin schon genug Sorgen. Nach diesem traumatischen Erlebnis fing Janelle an, Angstsymptome zu entwickeln, die sie den Eltern gegenüber wohl erwähnte, aber nicht in ihren ganzen Ausmaßen beschrieb.

Vor ein paar Monaten hatte Janelle einen mutigen Schritt getan und eine Freundin auf eine zweiwöchige Urlaubsreise nach Italien begleitet. Kurz nach ihrer Heimkehr kam sie in einem Zustand glückseliger Aufgeregtheit in meine Sprechstunde. Sie hatte in Florenz jemanden kennen gelernt, der dort ebenfalls Ferien machte, und es war einfach phantastisch gewesen. Er lebte in Belgien, wohin er mit seinem Vater aus Pakistan ausgewandert war. Arif sah gut aus, war ein paar Jahre jünger als sie und unglaublich sexy. Sie konnten kaum die Hände voneinander lassen, und Janelle schwärmte, der Sex mit ihm sei ungeheuer aufregend gewesen. Das Beste aber sei die Art und Weise, wie Arif sie sehe: Er nenne sie seine »goldhaarige Göttin«, und Janelle fühlte sich zum ersten Mal in ihrem Leben bewundert. Sie hatten vor ihrem Rückflug nur drei Tage zusammen, aber Janelle sagte, sie ständen per E-Mail in Verbindung und hätten vor, sich in wenigen Monaten in Paris zu treffen. Als ich Janelle fragte, was sie von dieser Beziehung erwarte, antwortete sie, sie wisse es eigentlich nicht, und im Augenblick sei es ihr auch egal. Der Sex sei großartig, und das sei das Einzige, an das sie denke. Sie gestand verschämt, auf Arifs Wunsch ein paar »neue Sachen« ausprobiert zu haben. Er hatte sie einmal gebeten, sich das Schamhaar abzurasieren, und sie sagte, sie würde das vor Paris vielleicht tun: Ob ich es für zu frivol hielte. Ich erwiderte, dass so etwas für mich nicht übermäßig frivol klinge, es aber ziemlich unangenehm jucken könne, wenn es nachwachse.

»Glauben Sie, dass er jemand ist, an dem Ihnen wirklich etwas liegen könnte?«, fragte ich.

»Mir liegt etwas an ihm«, sagte Janelle.

»Ja, aber ich meine im Zusammenhang mit einer festen Beziehung.«

Janelle grübelte einen Augenblick. »Wir kommen aus ganz verschiedenen Welten«, erklärte sie dann. »In seiner Familie sind alle Muslime, und ich weiß nicht mal, ob ich ihn zu Weihnachten nach Hause einladen soll oder nicht.« Sie kicherte. »Aber das muss ja nicht gleich sein. Deshalb treffen wir uns auch in Paris – auf neutralem Terrain.«

Zwei Tage bevor sie abflog, kam Janelle noch einmal zu einer Sitzung. Sie hatte ein wenig Angst, das Flugzeug zu verpassen, war aber im Übrigen bester Laune und voller Vorfreude. Als sie ging, gab ich ihr einen Termin unmittelbar nach ihrer Rückkehr.

Zehn Tage später saß auf dem Stuhl mir gegenüber eine völlig verstörte Janelle. Die Reise hatte von Anfang an unter keinem guten Stern gestanden. Janelle traf zitternd vor Erschöpfung und Erwartung im Hotel ein, nur um auf dem Bett Arifs Koffer mit einer Nachricht zu finden, die besagte, dass er die Stadt erkunden gegangen sei. Als er drei Stunden später eintrudelte, war Janelle in Tränen aufgelöst, aber er nahm sie in die Arme, und alles war vergeben und vergessen. Sie liebten sich stundenlang, erzählte Janelle, und alles schien in schönster Ordnung.

Aber die Idylle war nicht von Dauer. Kleine, ärgerliche Dinge häuften sich. Am anderen Morgen wartete Arif ungeduldig darauf, dass Janelle fertig wurde. Er zog sie damit auf, dass sie keine Fremdsprache beherrschte (er sprach Englisch, Französisch, Niederländisch und Urdu), und als sie eines Abends anbot, das Essen zu bezahlen, damit sie in ein besseres Lokal gehen konnten, machte er eine sarkastische Bemerkung über materialistische Amerikaner. Eines Morgens blätterte Arif dann in Janelles Reisepass und zeigte sich schockiert. Er habe nicht realisiert, dass sie 28 sei, sagte er. Er selbst war erst 22 und nahm an, dass Janelle ihn vorsätzlich dazu gebracht hatte, sie für jünger zu halten, als sie in Wirklichkeit war. Sie stritten. Janelle weinte, Arif entschuldigte sich, und sie fielen ins Bett. Aber der Zauber war gebrochen. Janelle sagte, dass es im Bett noch immer in Ordnung gewesen sei, die Intimität aber damit ein Ende gehabt habe. Die emotionale Verbundenheit mit Arif war zerbrochen, ihre Gefühle waren blockiert. Sie brachten den Rest der Woche irgendwie herum und trennten sich am Flughafen. Janelle hatte seit ihrer Heimkehr nichts mehr von Arif gehört.

Janelles Erfahrung sollte niemanden verwundern: Wenn Sie sieben Tage und Nächte in sexueller Hochspannung auf engstem Raum mit jemandem verbringen, den Sie nicht richtig kennen, ist es sehr wahrscheinlich, dass Sie einander auf die Nerven gehen. Auch werden Sie vermutlich enttäuscht werden, wenn Sie glauben, dass der Sex zu einer Liebesbeziehung erblüht. Und genau so erging es Janelle. Sie kehrte niedergeschlagen nach Hause zurück, war aber voller Hoffnung, dass Arif sich bald melden würde. Als zwei Tage ohne Nachricht verstrichen waren, hatte sie ihm eine E-Mail geschrieben – angeblich um sich zu erkundigen, ob er heil nach Hause gekommen war. Er hatte nicht geantwortet, und nun war sie der Verzweiflung nahe.

Janelle schwor, sie habe sich keine rosige Zukunft mit Arif ausgemalt, als sie nach Paris gefahren sei, und bis zu einem gewissen Punkt glaube ich ihr – jenem Punkt, an dem für viele Frauen die Grenze zwischen Lust und Liebe verschwimmt. Genau das ist nämlich eine der größten Gefahren für Frauen, die sich kurzfristigen sexuellen Affären verschreiben: Sie dichten einer sensationellen sexuellen Begegnung eine emotionale Grundspannung an, die nicht vorhanden ist (wenigstens nicht für den Mann).

Und warum auch nicht? Es erscheint völlig plausibel, dass ein leidenschaftlicher Liebesakt Sie dazu bringt, etwas zu empfinden, und wenn es nur das Verlangen ist, ihn noch einmal geschehen zu lassen. Für mich ist das keine Frage der feministischen Ehre, sondern ein biologisches Phänomen. Frauen nehmen zu einer sexuellen Beziehung eine völlig andere Haltung ein als Männer: Schließlich sind wir es, die schwanger werden, die Kinder austragen, sie zur Welt bringen, stillen, beschützen – von *lieben* gar nicht zu reden – und am Leben erhalten. Die ganze Menschheitsgeschichte hindurch ist das so gewesen, und daran hat sich auch nichts geändert. Genau das aber ist es, was es Frauen so schwer macht, Sex von Emotionen zu trennen: unsere angeborene emotionale Bindung an unsere Kinder – die schließlich die natürliche Folge von Sex sind und die beste Garantie, dass unsere Linie und unsere Rasse fortbestehen werden.

Biologisch gesprochen ist es demnach schwer, Gefühle und Sex zu trennen, wenn Sie eine Frau sind, und das hat schon seine Ordnung. Es ist nichts, an dem Sie zu arbeiten, das Sie zu korrigieren oder zu überwinden hätten. Ja, es ist sogar ein sehr wertvoller Zug – es sei denn, Sie wollen ständig Spontansex haben und daraus völlig ungerührt hervorgehen.

Genau das hat Janelle versucht und Schiffbruch erlitten, weil sie zutiefst ungeeignet ist, einen Keil zwischen ihre Seele und ihre Sexualität zu treiben. Es entspricht ihr einfach nicht. Sie will Sex, genießt Sex und kann sich mit einem Mann einlassen, ohne dabei aus den

Augen zu verlieren, dass er höchstwahrscheinlich nicht der Mann ihrer Träume ist.

Aber wie die meisten von uns hat sie diese Träume trotzdem noch, also entwickelt sie am Ende doch die Phantasie, dass es sich hierbei um eine Beziehung handelt und nicht um eine flüchtige Affäre. Natürlich läuft sie dabei Gefahr, dass sie fast mit Sicherheit enttäuscht werden wird. Denn wenn der Sex gut ist, wird sich in Ihnen die Vorstellung durchsetzen, dass dies allein deshalb der Fall ist, weil Sie und der Mann auf emotionaler Ebene gleich klingen und eine echte Beziehung doch im Bereich des Möglichen liegt. Und wenn es dazu nicht kommt, kasteien Sie sich selbst: Was habe ich falsch gemacht? Was Falsches gesagt? Ich weiß, dass Gefühle im Spiel waren, warum kann er dann so einfach gehen? Was stimmt an *mir* nicht?

In den meisten Fällen hat das, was nicht stimmt, nicht mit Ihrer Person zu tun, sondern mit Ihren Erwartungen. Sie befinden sich in einem Zwiespalt: Entweder erleben Sie eine heftige Affäre mit jemandem und glauben, eine Beziehung zu haben, zu der es nie kommen wird, oder Sie haben eine Beziehung zu jemandem, den Sie mögen, der Sie jedoch sexuell nicht erregt. Ihr Körper will Sex, und Ihr Geist will Liebe, somit neigen Sie dazu, beides zu vermengen, obwohl das nicht so gedacht ist.

Wenn Sie jung sind, zwischen zwanzig und dreißig, ja sogar noch in den Dreißigern, ist es schwieriger, eine gute Beziehung zu etablieren, als guten Sex zu haben. Dem zufolge stehen die Chancen deutlich schlechter, dass Ihre Beziehung sich zu mehr entwickeln wird, wenn Ihre Hauptform der menschlichen Kontaktaufnahme sexuell ist. Daraus ergibt sich im Umkehrschluss, dass Sie, wenn Sie eine emotional erfüllende Beziehung mit befriedigendem Sex wollen, Ihre Chancen darauf erhöhen, wenn Sie mit einer guten Beziehung anfangen.

Genau das habe ich Janelle gesagt. Gegenwärtig arbeitet sie daran, eine gute Beziehung zu einem Mann aufzubauen, der auf dieser Seite des Atlantiks lebt. Manchmal macht sie Witze darüber – über die latente Versuchung, sich weit weg von zu Hause auf die Schnelle auszutoben, aber bis jetzt hat sie sich hübsch an ihre Zeitzone gehalten. Sie verabredet sich noch immer per Internet mit Männern, aber sie beschränkt ihre potenziellen Kontakte auf Leute, die nicht weiter als hundert Meilen von ihr entfernt leben. Außerdem ist sie dazu übergegangen, wenigstens zweimal mit einem Mann zu telefonieren, bevor sie sich auf ein Treffen einlässt, denn sie hat herausgefunden, dass sie aus der Art und Weise, wie er sich am Telefon gibt, doch eine Menge über einen Mann erfahren kann. Sie ist wählerischer geworden in Bezug darauf, mit wem sie ins Bett geht. Wenn sie einen Mann trifft, von dem sie glaubt, dass er sie interessieren könnte, schiebt sie den Sex auf, bis sie ihn besser kennt. Sie entdeckt die Annehmlichkeiten von Freundschaft und Intimität ohne sexuelle Kontakte neu. Und wenn sie gerade keinen Liebhaber hat, lernt sie, diese Zwischenspiele als Zeitspanne zu nutzen, die sie allein verbringt, statt als Episode der Einsamkeit.

Zwar würde ich sicher nicht denen zustimmen, die der Ansicht sind, Spontansex künde vom Zerfall westlicher Zivilisation, doch ich kann mir auch nicht vorstellen, dass ich ihn meiner Tochter empfehlen würde (»Süße, wenn du heiß bist, dann schlaf doch mit dem netten Jungen, den du letzte Woche beim Picknick kennen gelernt hast. Er sah so harmlos aus!« – Nein, ich glaube nicht.) Klar, es hilft für den Augenblick, aber es kann auch nach hinten losgehen. Und mögen Sie auch für die nächste Zukunft auf diese Weise einem gebrochenen Herzen entgehen, so kann es durchaus sein, dass Sie sich weit längerfristige Herzprobleme zuziehen, weil Sie sich selbst Jahre der demoralisierenden Begegnungen auferlegen oder aber eine unheilbare (oder gar tödliche) Krankheit zuziehen. Am schlimmsten ist an alledem vielleicht, dass Sie womöglich Ihre Jugend in Affären vergeuden, nur um, wenn Sie schließlich jemanden gefunden haben, mit dem Sie Ihr Leben teilen wollen, feststellen zu müssen, dass Sie nicht mehr fruchtbar sind und das Kind nicht mehr empfangen werden, von dem Sie nie gedacht hätten, dass Sie es je haben wollten, und das Sie nun mehr als alles andere ersehnen.

Bevor Sie nun also weiterlesen, schauen Sie einen Augenblick in Ihr Inneres, und fragen Sie sich: Wer bin ich? Was ist mir im Zusammenhang mit Sex am wichtigsten? Was bin ich bereit zu riskieren, um es zu bekommen? Wessen Stimmen höre ich neben meiner eigenen in meinem Kopf, und warum lege ich Wert auf das, was sie sagen? Was kostet es, den Sex zu bekommen, den ich haben will, und bringe ich den Mut auf, es zu probieren?

## *Was sind Sie bereit für Ihre sexuelle Zufriedenheit zu riskieren?*

1. Äußern Sie Ihrem Partner gegenüber Ihre sexuellen Vorlieben und Abneigungen, beziehungsweise haben Sie es je vermocht?
   - Wenn nein: Warum nicht?
   - Wenn ja: Wie hat Ihr Partner reagiert?
     - Hat Ihre Offenheit die Beziehung verbessert oder geschädigt?
     - Sind Sie aufgrund der Reaktion Ihres Partners mehr oder weniger mitteilsam geworden?
2. Führen Sie eine feste, monogame Beziehung? Wenn ja:
   - Wie zufrieden sind Sie mit der Beziehung im Allgemeinen? Was hat sich im Laufe der Zeit geändert?
   - Wie zufrieden sind Sie mit dem sexuellen Aspekt Ihrer Beziehung? Und wieder: Wie hat sich das im Laufe der Zeit verändert?

Wenn Sie weniger zufrieden mit dem Sex sind:
   - Weiß Ihr Partner nicht, wie er Sie zufrieden stellen soll, oder bemüht er sich nicht darum?
   - Haben Sie Ihrem Partner je gesagt, dass Sie unbefriedigt sind? Wenn nicht, warum nicht?
     - Weil es Ihnen peinlich ist, mit Ihrem Partner über Sex zu reden?
     - Weil Sie fürchten, Ihr Partner könnte glauben, dass Sie zu viel Wert auf Sex legen?
     - Weil Sie Angst haben, Ihren Partner zu verärgern, anzugreifen oder zu verletzen? Was wäre das Schlimmste,

was passieren könnte, wenn Sie Ihrem Partner die Wahrheit sagten?

- Geben Sie vor, das Zusammensein mit ihm zu genießen, indem Sie entweder behaupten, Sie hätten einen Orgasmus gehabt, oder indem Sie einen Orgasmus vorspielen?
- Drehen Sie sich nach dem Verkehr von Ihrem Partner weg, damit er nicht in Ihr Gesicht sehen und die Wahrheit herauslesen kann?
- Meiden Sie Sex, damit Sie weder sich noch Ihrem Partner die Wahrheit eingestehen müssen?

3. Welche emotionalen Risiken haben Sie in einer sexuellen Beziehung auf sich genommen, als da wären:
   - Ihrem Partner von einer erotischen Phantasie zu erzählen und ihn einzuladen, sie mit Ihnen zusammen auszuleben?
   - Neue erotische Praktiken auszuprobieren?
   - Mit verschiedenen Positionen zu experimentieren?
   - Ein erregungsförderndes Instrument wie einen Vibrator oder erotische Dessous zu verwenden?

4. Falls Sie in einer vorherigen Beziehung emotionale oder physische Risiken eingegangen sind, in Ihrer gegenwärtigen aber davon absehen: Was hat Sie dazu bewogen, vorsichtiger zu werden?

5. Haben Sie es in Ihrer gegenwärtigen oder in vergangenen Beziehungen vermieden, emotionale Risiken einzugehen?
   - Sind Sie grundsätzlich risikoscheu, oder haben Sie besondere Hemmungen im Zusammenhang mit Sex?
   - Sind Sie bei manchen Partnern schüchterner als bei anderen, und wissen Sie, warum?

6. Bestehen Ihre sexuellen Kontakte in der Regel aus flüchtigen Beziehungen oder One-Night-Stands, statt sich aus einer bestehenden Beziehung zu entwickeln? Wenn ja:
   - Wie empfinden Sie die Begegnungen – einzeln und in ihrer Gesamtheit?
     - Sind sie physisch befriedigend oder enttäuschend?
     - Sind sie emotional erfüllend oder enttäuschend?

- Welche Wirkung haben diese Affären im typischen Falle auf Sie?
- Haben Sie irgendwelche Begegnungen dieser Art gehabt, die Sie für besonders denkwürdig halten – die besonders aufregend, enttäuschend oder katastrophal ausgefallen sind?
- Hatten Sie je eine Spontanaffäre, die Sie als verletzend empfunden haben? Und wenn ja, hat diese Erfahrung Sie dazu veranlasst, diese Form der Beziehung aufzugeben, oder die Art und Weise verändert, wie Sie Kontakte suchen?
- Wonach suchen Sie bei einem One-Night-Stand? Wollen Sie lediglich emotionale Freiheit, physische Entladung oder versuchen Sie, tiefer sitzende Gefühle von Einsamkeit zu verdrängen?

# VIERTES KAPITEL

# Sex jenseits irdischen Verlangens: Das Ei und das Ich

Biologische Möglichkeit und Verlangen sind nicht dasselbe wie biologische Notwendigkeit. Frauen besitzen die Ausstattung zum Kinderkriegen. Wenn sie sich dafür entscheiden, diese Ausstattung nicht in Anspruch zu nehmen, blockieren sie damit das Instinktive um keinen Deut mehr als ein Mann, der sich, egal, wie viel Muskeln er hat, dafür entscheidet, kein Gewichtheber zu werden.

BETTY ROLLIN[1]

Von wenigen Ausnahmen abgesehen, wachsen Mädchen in dem Glauben auf, dass ein Baby zu bekommen die Krone weiblicher Erfüllung bedeutet, ein hehres Ziel, das anzustreben ein Muss ist. Mutterschaft wird einem Mädchen vorgeführt als ebenso heilig wie erreichbar, eine Berufung, die alle finanziellen, soziokulturellen und gesellschaftlichen Hürden nichtig erscheinen lässt. Bis es schließlich erwachsen ist, ist einem Mädchen unauslöschlich die Überzeugung eingehämmert worden, dass, selbst wenn es ihm gelingen sollte, ein Mittel gegen Krebs oder Aids zu entdecken, seine wichtigste Aufgabe im Leben doch darin besteht, Mama zu werden. Und mag auch ihre Mutter eine erfolgreiche Raumfahrtwissenschaftlerin gewesen und ihr Vater zu Hause geblieben sein, um die Kinder großzuziehen, auf einer jungen Frau wird immer der Druck lasten, Kinder bekommen zu müssen, wenn nach und nach ihre Freunde sich zu Paaren zusammenfinden und Familien gründen, während gleichzeitig ihre Familienangehörigen taktlose Fragen stellen und die Medien sie gnadenlos mit Bildern von all dem bombardieren, was ihr entgeht.

Denken Sie nur an die Frauen aus der Werbung für Schwangerschaftstests. Vor Aufregung glühend warten sie darauf, dass der kleine Zauberstab aus Plastik verrät: schwanger oder nicht? Ihre Hautfarben changierend in allen bekannten Nuancen, die Haare aalglatt oder kraus, verkörpern sie Fleisch gewordene Vielfalt. Manchmal steht ein Mann im Hintergrund und umklammert die Hand der Protagonistin, natürlich so, dass beider Eheringe in die Kamera blinken – damit nur ja kein falscher Eindruck entsteht: Diese Leute sind verheiratet, und sie wollen dieses Kind. Und dann gibt es in der Regel noch eine andere Frau – ein athletischer Typ meist –, auf deren Zauberstab das magische Fenster leer bleibt und eindeutig kundtut, dass sie doch nicht schwanger ist. Aber für sie ist das in Ordnung, aus ihrem diskreten Lächeln wird deutlich, dass sie kein Baby will, jedenfalls nicht jetzt.

Was stimmt an diesem Bild nicht? Nun, zuerst einmal: Es fehlt der Sex. Bei diesen Leuten kann man sich nicht einmal vorstellen, dass sie sich im Bett austoben. Lassen Sie sich von der heimeligen häuslichen Kuschelumgebung nicht einlullen: In dieser Art von Werbung geht es nicht um Schwangerschaft oder darum, mit einem Mann zu leben, das Bett mit ihm zu teilen, auch nicht darum, wie es ist, wenn aus Ihnen beiden drei, vier oder mehr werden. Diese Werbung handelt von der *Idee* des Kinderkriegens, von jener Glückseligkeit, die uns, wie man uns permanent beibringen will, unausweichlich überfallen muss, wenn wir erfahren, dass wir schwanger sind, und dem unermesslichen Lohn, der uns Mütter erwartet. Den Sex klammert man bequemerweise aus dem Bild aus. Den ganzen Männerkram – seine Triebe, den Schweiß, das Drängende, Fordernde, den größeren, haarigen, schweren Körper, der… nun, lassen wir das lieber, denn es passt nicht zum Mythos Mutterschaft. Wedeln Sie einfach mit Ihrem Zauberstab – oder schauen Sie ihn an, siehe oben –, und der dunkle, schnaufend-ächzende Teil des Programms löst sich auf in heiterer mütterlicher Gemütsruhe und pastellfarbenem Interieur. Alles ist süß, sanft und weiblich. Das Sexkapitel? Vergessen Sie's – diese Frauen sind von höheren Dingen beseelt.

Wer aber sind diese Frauen? Sicher nicht die, die ich kenne und behandle. Denn zum einen ist jede von ihnen in der Werbung mit dem Ergebnis ihres Tests zufrieden – schwanger oder nicht, sie ist ein glückliches Mädel. Sie weiß, wo sie in Sachen Schwangerschaft steht, und sie bekommt, was sie will. Aber warten Sie: Wo bleibt die arbeitende Mutter, die es vor Panik schüttelt, wenn sie erfährt, dass sie ein weiteres Baby erwartet, um das sie sich nicht kümmern und das sie sich nicht leisten kann? Oder die fünfzehnjährige Schülerin, die von daheim fortläuft, weil sie Angst hat, dass ihre Eltern sie verprügeln werden, wenn sie dahinter kommen, dass sie keine Jungfrau mehr ist, und erst recht, wenn sie erfahren, dass sie schwanger ist? Oder die Ehefrau, die so verzweifelt versucht, ein Kind zu bekommen, dass es sie vor Verzweiflung schier zerreißt, wenn ihr Test wieder einmal negativ ausfällt?

Diese Frauen gibt es, sie leben mitten unter uns. Sie sind unsere Schwestern und Töchter, unsere Kolleginnen und Freundinnen. Sie sind auch meine Patientinnen, die mich um Hilfe bitten, weil ihr reproduktives Ich sich ihrer Kontrolle entzieht – die entweder ein Kind bekommen, das sie nicht wollen, oder sich nach einem Kind sehnen, das ihnen versagt bleibt, oder die sich dem Mann, mit dem sie so verzweifelt versuchen, eine Liebesbeziehung aufrechtzuerhalten, emotional hoffnungslos entfremdet haben. Sie verstehen nicht, warum sie nicht schwanger werden, obwohl sie sich so verzweifelt bemühen, alles richtig zu machen. Sie sind ratlos, wenn ihr leidenschaftlicher Wunsch nach Empfängnis das Verlangen abkühlt, das sie mit ihrem Mann zusammengebracht hat. Oder, wenn sie nicht schwanger werden, beunruhigt sie der Schatten widerstreitender Gefühle, der den babyblauen Horizont verdunkelt. Sie haben jeden Vortrag gehört, jedes Buch gelesen und jedes Produkt gekauft, das ihnen elterliche Perfektion versprach, und trotzdem funktioniert es nicht.

Es funktioniert unter anderem deshalb nicht, weil sie sich den Mutterkultmythos haben aufbinden lassen, dem zufolge jede Frau in ihrem tiefsten Innern dazu bestimmt ist, Mutter zu werden, den Wunsch hat, Mutter zu werden, und sie es auch wird; dem zufolge der Kinderwunsch eines Paares dessen Leidenschaft verstärkt und beide einander näherbringt; dem zufolge auch nicht der allerdünnste Hauch von Zweifel oder Sorge die heitere Gelassenheit einer Frau zu erschüttern vermag, von Stress, Verzweiflung oder Panik gar nicht zu reden.

Wie könnte es auch anders sein? Mutterschaft ist etwas, worüber jede Frau nachdenkt, tagträumt, von dem sie nachgerade besessen ist, und zwar ab dem Tag, an dem sie anfängt zu laufen und ihr Puppenkind mit sich herumschleppt. Wie könnte sie nicht wissen, wie sie dazu steht? Schließlich kann kein Mädchen, das in Amerika oder der übrigen westlichen Welt aufwächst, der Botschaft entrinnen, dass das Geheimnis des Lebens darin besteht, ein umwerfend hübsches Gesicht samt einem nicht minder umwerfenden Körper zu haben, auf dass frau Horden von Männern anziehen kann, aus denen sie sich den vollkommensten aussucht, um mit ihm Sex zu haben, damit sie schwanger werden und Babys bekommen kann (wobei ihr freilich der Wahnsinnskörper, an dessen Gestalt sie so hart gearbeitet hat, abhanden kommt – aber das ist eine andere Geschichte).

Tatsache ist, dass viele Frauen wirklich nicht wissen, wie sie zu der Aussicht stehen, Kinder zu haben, auch dann nicht, wenn sie ganz sicher sind, dass sie sich irgendwann dafür entscheiden werden. Weibliche Sexualität ist eine lebendige Einheit mit einem ihr eigenen Puls, und die Haltung einer Frau zu ihrer Rolle als Kindsmutter und Lebenspenderin wird ihre Sexualität ebenso grundlegend beeinflussen, wie sie umgekehrt von dieser beeinflusst wird. Sie können das eine nicht vom anderen trennen, ohne eine künstliche Spaltung zwischen Körper und Geist zu postulieren. Und auf beide wird von dem nicht auszurottenden Vorurteil der Gesellschaft eingedroschen, dass irgendetwas mit Ihnen nicht stimmen kann, wenn Sie eine Frau sind und keine Kinder haben (und etwas an Ihnen richtig verdreht sein muss, wenn Sie keine wollen).

Die Vorstellung, dass Mutterschaft der höchste Auftrag einer Frau sei, wird uns von Kind auf einprogrammiert und sitzt so fest, dass wir, wenn Oma Klara und Onkel Willi uns mahnend daran erinnern, dass wir unserer Fortpflanzungspflicht bislang nicht nachgekommen sind, uns artig verpflichtet fühlen, ihnen prompt zu erklären, dass es nicht so sei, dass wir keine Kinder wollten, sondern dass wir nur warten möchten, bis die Zeit dafür gekommen ist. Auch ich habe das getan, als der siebenundachtzigjährige Patriarch in der Familie meines Mannes Letzteren – noch dazu in meiner Gegenwart – fragte: »Wann werdet ihr beide Kinder bekommen? Du musst deine Frau ans Bett ketten!« Kein Gedanke daran, dass ich gerade bis über beide Ohren an meiner Karriere bastelte und mein Mann drei Kinder aus erster Ehe hatte, von denen eines, das älteste, soeben am Beginn der Pubertät stand und bei uns wohnte. Und auch kein Wort davon, dass dieser sonst so chevalereske Mann mich stolz in seinem Club und seiner Kirchengemeinde herumgezeigt und damit geprahlt hatte, dass ich Ärztin bei der Marine sei. Für ihn war es unvorstellbar, dass eine Frau Mutterschaft nicht zur Priorität ihres Lebens machen sollte. Wenn eine Frau kein Kind hatte, dann entweder, weil sie keines haben konnte, oder weil ihr nicht klar war, was sie verpasste. Es war undenkbar, dass sie keines haben wollte. (Fürs Protokoll: Ich wollte nicht nur eines, sondern bekam sogar zwei, einen Sohn und eine Tochter – als die Zeit dafür reif war.)

Diese Haltung scheint heutzutage seltsam vorgestrig. Wir wissen, dass wir die Wahl haben: Wir können mit Mitte zwanzig heiraten und Kinder haben oder warten, bis wir älter sind, ja, wir können auch ohne Trauschein Kinder haben. Oder wir können beschließen, überhaupt keine Kinder zu bekommen, und unser Leben ganz unserer Karriere, unserem Partner und uns selbst widmen.

Dennoch heißt freie Wahl nicht notwendigerweise Freiheit des Geistes. Tatsächlich kann das Leben im Angesicht mehrerer Möglichkeiten die eigene Existenz um einiges komplizierter machen, weil es einem mehr Optionen aufbürdet und gleichzeitig weniger Entschuldigungen zulässt, wenn man sich falsch entscheidet. So mag eine Frau durchaus wissen, dass sie Kinder haben will, steht jedoch mehr oder minder hilflos vor der Entscheidung, wann sie sie will, wie viele und mit wem. Vielleicht hat sie einen guten Ehemann, befindet sich aber in einer finanziell angespannten Situation und möchte warten, bis sie aus den Schulden heraus sind, hat dabei aber trotzdem Angst, zu lange zu zögern. Oder sie hat einen tollen Job, jede Menge Geld, aber einen Partner, der sie im Augenblick noch nicht mit einem Baby teilen will. Oder sie und ihr Mann haben bereits ein Kind, und er möchte ein zweites, während sie sich noch nicht sicher ist. Vielleicht ist sie auch vierzig, alleinstehend und weiß nicht, ob sie versuchen soll, schwanger zu werden, ein Kind zu adoptieren oder ob sie nicht doch noch ein bisschen wartet, bis sie eventuell jemanden trifft, mit dem sie ein Kind haben will.

Auf der Kehrseite von alledem haben wir die Frau, die so versessen darauf ist, eines zu bekommen, dass ihr Geschlechtsleben von reinem Zweckstreben überschattet und erschütternd erosfrei wird. Sie hat die einschlägige Literatur studiert und weiß Bescheid, ist sich genau darüber im Klaren, wann sie ihren Eisprung hat, wie lange das Ei lebensfähig ist und wann ihr auserwählter Partner den nötigen Samen beizusteuern hat, um das Wunder des Lebens zu wirken. In einem solchen Fall verkommt der Liebesakt vom Motor der Empfängnis zu einer zeitraubenden Unannehmlichkeit, wird der Mann vom Geliebten zum bloßen Samenspender. Beide sehen nicht, dass die Liebe, die sie in ihre Idee vom Kinderkriegen investieren, heftig an ihrer eigenen realen Beziehung zehrt.

Und was ist mit der Frau, die Kinder will – vielleicht bereits welche hat – und es nicht fertigbringt, die Erfüllung ihrer eigenen Bedürfnisse mit den Ansprüchen der Familie in Einklang zu bringen? Ein Kind zu bekommen verändert das eigene Leben von Grund auf und für immer, und ein gewisses Maß an Zweifel ist da normal. Dennoch fühlen sich viele Frauen schuldig, weil sie das Schwangerwerden mit gemischten Gefühlen betrachten, und gestehen diese Empfindungen weder ihrem Partner noch sich selbst ein. Sie vergraben sie vielmehr irgendwo tief in ihrem Innern, wo sie ihrer nicht ansichtig werden, und sind sich nicht darüber im Klaren, dass sie spätestens beim nächsten Beischlaf wieder an die Oberfläche kommen werden. Einer Frau ist die Verknüpfung von Sex und Kinderkriegen in jeden Knochen eingemeißelt, tief in die Seele eingebrannt und keineswegs einzig und allein eine Frage der Geburtenkontrolle. Sie ist und bleibt gegenwärtig, ob sie will oder nicht, lauert in ihrem Unterbewussten und zwischen ihren Laken und färbt ihre Sexualität – ob sie es nun weiß oder nicht.

## Samantha:
### »Ich kann dieses Kind unmöglich bekommen...«

»Nehmen Sie's mir nicht übel, aber ich glaube, Sie können mir nicht helfen«, sagte die junge Frau. Sie war 27, sah aber älter aus. Ihr einziger Schmuck waren ein dünner goldener Reif am Ringfinger ihrer linken Hand und zwei winzige Kreolen im Ohr. Sie trug kein Make-up, und ihr Haar war glatt nach hinten gekämmt zu einem Pferdeschwanz, der mit einem Gummiband zusammengehalten wurde.

»Der einzige Grund für mein Hiersein ist, dass mein Gynäkologe gesagt hat, ich solle Sie aufsuchen. Aber mit meinem Kopf ist alles in Ordnung – außer, dass ich nicht schlafen kann und Sie mir vielleicht etwas dagegen verschreiben könnten. Aber ich sollte nicht hier sitzen und Ihre Zeit verschwenden, denn ich brauche keinen Psychiater – ich brauche eine Abtreibung.«

»Das scheint Ihnen extrem wichtig zu sein«, sagte ich.

»Ja! Ich will es nicht, in Ordnung? Ich kann das nicht zu Ende bringen. Ich kann nicht.« Sie fing an zu schluchzen, und ich schob ihr ein Päckchen Taschentücher hin.

»Es tut mir Leid«, sagte sie. »Aber ich kann diese Schwangerschaft nicht zu Ende bringen. Nicht nach dem letzten Mal. Es war furchtbar. Ich schwöre Ihnen, ich habe gedacht, ich sterbe. Und ich habe jeden Eid geleistet, dass ich das nicht noch mal durchmachen werde. Also haben sie mir ein neues Diaphragma gegeben. Aber es hat nicht funktioniert.

Ich habe schon zwei Kinder. Wie soll ich das alles schaffen? Wie komme ich rechtzeitig ins Krankenhaus? Wer kümmert sich um meine Kinder? Ich kann dieses Baby nicht bekommen. Ich schaffe es nicht. Sie müssen mir helfen, da rauszukommen.«

Samanthas Gynäkologe hatte sie zu mir geschickt, weil er um ihre psychische Stabilität besorgt war. Sie hatte ihn in der Woche zuvor aufgesucht, ihn um eine Abtreibung gebeten und völlig verstört reagiert, als er ihr Ansinnen ablehnte. Samantha war bereits in der Mitte des sechsten Monats, und kein Arzt würde einen Schwangerschaftsabbruch in einem derart fortgeschrittenen Stadium durchführen, wenn Mutter und Fetus gesund sind. Um Samanthas Gemütszustand stand es nicht berauschend, aber die Furcht vor der Geburt eines Kindes ist kein hinreichender Grund, eine Schwangerschaft zu beenden, die die Halbzeit lange überschritten hat. Es gibt schließlich Möglichkeiten, die Schmerzen von Wehen und Geburt zu dämpfen, und viele Mütter, die sich davor fürchten, sind überglücklich, wenn sie schließlich ihr Baby im Arm halten. Samantha war aufgewühlt, aber alles andere als psychotisch. Sie war bei vollem Verstand, konnte sich zusammenhängend ausdrücken und hatte ein ziemlich genaues, wenngleich ziemlich pessimistisches Bild von der Realität.

»Samantha, ich glaube, ich kann Ihnen helfen«, sagte ich. »Aber ich muss mehr wissen. Erzählen Sie mir, warum Sie nicht schlafen können.«

»Wenn die Kinder im Bett sind und ich die Küche nach dem Abendessen aufgeräumt habe, bin ich völlig fertig. Aber wenn ich mich dann ins Bett lege, fange ich an, an das letzte Mal zu denken, und prompt gerate ich in Panik, weil ich immer denke, was dieses Mal wohl passieren wird, mein Herz fängt an zu rasen, und an Schlaf ist dann nicht mehr zu denken – die Sonne geht auf, und ich liege immer noch wach.«

»Was ist beim letzten Mal passiert?«

»Es war … es ist schwer zu beschreiben. Ich meine, ich habe Brittany wirklich lieb, ich hätte nie daran gedacht, sie nicht haben zu wollen, aber es war die schlimmste Erfahrung meines Lebens. Und das Verrückte ist: Das erste Mal war es so viel einfacher. Bei Maddy hatte ich jede Menge Zeit, ich bekam eine Epiduralanästhesie, meine Mutter, meine Schwester und Greg waren da, alles war in Ordnung. Aber letztes Mal haben sie mir nichts gegeben, und es war schrecklich, einfach schrecklich.«

Das war das erste Mal, dass Samantha Greg erwähnt hatte, der, wie ich mir zusammenreimte, wohl ihr Ehemann sein musste. Er hatte in ihrem Wortschatz bislang verdächtig lange gefehlt.

»Greg ist Ihr Mann?«

»Ja.«

»Wie steht er zu der Schwangerschaft?«

»Ich weiß nicht genau, wie er dazu steht. Er ist nicht oft zu Hause.«

»Wo ist er?«

»Er ist Lastwagenfahrer und viel unterwegs. Ich … wir stehen uns in letzter Zeit nicht besonders nahe.«

»Wie war es nach dem ersten Baby? Waren Sie einander da nahe?«

»Ich glaube, ja. Er war damals öfter zu Hause.«

»Und jetzt?«

»Jetzt? Er geht fort. Er kommt heim, und dann geht er wieder fort.«

»Wie steht es mit Ihrer sexuellen Beziehung?«

»Sie war einmal toll, aber jetzt ist sie so gut wie nicht vorhanden.«

»Und wie war es nach dem ersten Baby? Haben Sie danach miteinander geschlafen?«

»Nach einer Weile, klar. Aber dieses Mal nicht. Ich bin zu müde. Ich bin nicht in Stimmung. Ich will einfach nicht mehr.«

Samantha und ihr Mann waren noch keine dreißig und hatten sich früher mehrmals in der Woche geliebt, berichtete sie, auch noch nachdem Maddy auf der Welt war. Aber nach dem zweiten Baby hatte ihr Verlangen drastisch nachgelassen. Sie begann, sich ihrem Mann zu entziehen, indem sie entweder früh schlafen ging und vorgab, bereits zu schlafen, wenn er ins Schlafzimmer kam, oder sich im Badezimmer zu schaffen machte, bis Greg eingeschlummert war. Monate vergingen, und Greg begann lange Touren anzunehmen, die ihn manchmal für Wochen von daheim fernhielten. Samantha fiel auf, dass er bei seiner Rückkehr nicht darauf aus war, mit ihr zu schlafen, und argwöhnte bereits eine Affäre hinter seinem Verhalten. Dann kam Greg an seinem Geburtstag nach Hause und brachte Geschenke für die Kinder und einen Blumenstrauß für Samantha. Von zärtlichen Gefühlen für ihn übermannt, schlief sie mit ihm. Das war vor fünf Monaten.

»Ich stellte fest, dass ich schwanger war, und ab dann war es eine einzige Katastrophe«, berichtete sie. »Ich weiß nicht, was er macht, wenn er unterwegs ist, und ich bin so weit, dass es mir eigentlich auch egal ist. Alles, was ich weiß, ist, dass ich das nicht noch einmal durchmachen kann. Beim letzten Mal haben wir wenigstens in der Stadt gewohnt. Jetzt wohnen wir weit draußen auf dem Land, eine halbe Stunde vom Krankenhaus entfernt, und ich weiß nicht, ob ich dieses Mal rechtzeitig dort sein werde. Ich habe Angst, dass ich das Baby im Auto oder daheim bekomme oder dass irgendetwas Schlimmes geschieht. Ich habe all diese furchtbaren Gedanken, ständig… es macht mich wahnsinnig.«

Samanthas psychischer Zustand war genauso am Boden wie ihre Ehe. Sie war nicht nur körperlich erschöpft, sondern auch emotional ausgelaugt, weil sie sich von ihrem Ehemann isoliert hatte. Sie hatte gerade indirekt zu verstehen gegeben, es sei ihr egal, wenn er fremdgehe – kein gutes Zeichen –, und man konnte sich sogar vorstellen, dass sie ihn so weit gebracht hatte. Sie hatte sich eingeredet, dass eine geographische Misslichkeit ein unüberwindliches Hindernis darstellte, das aus der Welt zu schaffen sie sich nicht in der Lage sah. Ihre Angst hatte begonnen, ihr Leben zu regieren, ihre Fähigkeiten, sich den vielen Verantwortlichkeiten zu stellen, die auf ihr lasteten, zu untergraben, und ihre Gesundheit (ebenso wie die ihres ungeborenen Kindes) anzugreifen.

Meine vordringlichste Aufgabe bestand nun darin, Samanthas Sorgen und Ängste ein wenig zu dämpfen, daher schlug ich vor, ihr ein Mittel gegen Angststörungen zu verschreiben. Zufällig hatte sie während der letzten Schwangerschaft bereits eines genommen und gut vertragen, also schrieb ich eine geringe Dosis davon auf. Sie war enttäuscht, dass eine Abtreibung keine Option für mich darstellte, aber ich versprach ihr, dass ich ihr, sollte sie einwilligen, mit mir zu arbeiten, helfen würde, einen Plan aufzustellen, der sie durch den Rest der Schwangerschaft, die Entbindung und die Zeit danach bringen würde. Sie erklärte sich bereit, einmal in der Woche zu kommen.

Seither arbeiten Samantha und ich daran, ihre Angst zu bekämpfen. Wir haben versucht, ihr bis zu ihrem Ursprung nachzuspüren, und es scheint, als habe dieser unter anderem mit ihrer vermeintlichen Isolation zu tun. Offenbar hat sie das Gefühl, von der Zivilisation im

Allgemeinen und ihrer Familie im Besonderen abgeschnitten zu sein, weil sie auf dem Land lebt. Obwohl ihre Mutter und ihre Schwester nur gut fünfzehn Kilometer von ihr weg wohnen, scheint Samantha die Entfernung riesig, wenn sie sich vorstellt, dass sie plötzlich Wehen bekommen und sie sofort brauchen könnte, damit sie sie ins Krankenhaus bringen und die Kinder versorgen. Also sprachen wir ab, dass Mutter und Schwester abwechselnd bei Samantha übernachten sollten, wenn der Termin näherrückt.

Ihre größte Sorge aber scheint ihrer Entfremdung von ihrem Ehemann zu entspringen, die wiederum in ihrer Angst vor der Entbindung wurzelt und der daraus resultierenden Abneigung dagegen, mit ihm zu schlafen. Alles, was Samantha mir über Brittanys Geburt erzählt hatte, war, dass sie zwar nicht lange gedauert hatte (sechs Stunden), jedoch unerträglich schmerzhaft (es blieb keine Zeit für eine Epiduralanästhesie) und die schlimmste Erfahrung ihres Lebens war (sie wollte so etwas nie wieder durchmachen). Nun mag eine schwierige Sechs-Stunden-Entbindung vielleicht nicht so unerträglich sein wie eine schwierige 24-Stunden-Entbindung – und eine Menge Frauen können ein Lied davon singen –, doch es würde sicher wenig helfen, Samantha das zu erklären. Für sie war die Entbindung ein Trauma. Basta.

Viele Frauen erleben nach der Geburt ihrer Kinder eine Verringerung ihres Verlangens, aber bei Samantha war die Libido nicht das eigentliche Problem. Sie ging dem Beischlaf aus dem Weg, weil sie von einer panischen Angst vor weiteren traumatischen Wehen beseelt war. Ihr Geschlechtsleben hatte sich nach dem ersten Kind wieder normalisiert, nach dem zweiten nicht. Das schien mir wichtig. Auch hatte sie nichts davon erwähnt, dass sie ihre Familie auf zwei Kinder beschränken wolle oder mit den bereits vorhandenen Kindern unglücklich sei. Sie war eine Vollzeitmutter, die ihre Kinder liebte und gern für sie sorgte, jedoch keinesfalls darauf aus, noch eines zu bekommen. Ihren Ehemann erwähnte sie nur selten, für mich Ausdruck ihres Gefühls des Alleingelassenseins, eines Zustands, dem sie Vorschub leistete, indem sie ihn von sich fernhielt. Ohne Sex als »Beziehungskitt« aber rotierten Samantha und Greg jeder für sich in seinem eigenen Orbit, und ihre Bahnen kreuzten sich nur selten. Samanthas Furcht vor der bevorstehenden Entbindung wurde durch ihre Entfremdung von Greg nur noch größer. Jede Ermutigung und jeder Trost, die er hätte bieten können, gingen in der Kluft zwischen ihnen beiden unter.

Wir lernen aus Samanthas Fall sehr anschaulich, dass die Haltung einer Frau zum Muttersein unter Umständen nicht nur auf ihren Wunsch nach Sex eine machtvolle Wirkung haben kann, sondern auch auf ihre Ehe, und dass diese Einstellung davon abhängt, wer sie ist und wo sie in ihrem Leben gerade steht. Samantha wollte Kinder, hatte Kinder und war gern Mutter. Ihre zweite Geburt aber hatte, was ihre eigene Person als Mutter und Ehefrau betraf, ihren Blickwinkel gründlich verändert. Samantha hatte nicht vorsätzlich damit begonnen, ihre Ehe zu zerrütten, als Brittany auf der Welt war, doch genau das war der Fall, als sie sich dem Zusammensein mit ihrem Ehemann verweigerte. Das Tragische daran ist, dass die meisten Menschen Kinder als Bereicherung und Stärkung ihrer Ehe empfinden und sich deshalb dafür entscheiden. Allzu häufig aber müssen sie erfahren, dass Elternschaft die Persönlichkeitsunterschiede zwischen beiden Partnern extrem betonen und ihre Bindung aneinander – vor allem auf sexuellem Gebiet – schwächen kann. Bleibt dann der Sex ganz aus, verschleißt die Verbindung, und die Ehe beginnt zu bröckeln. Und wenn auch sicher manche Menschen geschieden besser dran sind als verheiratet, so wirkt es sich doch für Kinder in der Regel günstiger aus, wenn die Eltern ihre Probleme lösen und die Familie zusammenhalten können.

Im Mittelpunkt meiner Arbeit mit Samantha steht nun die erneute Stärkung ihres Vertrauens in die eigene Fähigkeit, gleichermaßen eine aktive Ehepartnerin wie die Mutter zu sein, die sie sein wollte und immer gewesen war. Sie lernt, ihre unbegründeten Ängste zu beherrschen, indem sie sie Stück für Stück mit konkreten Lösungen versieht. Sie hat eine Liste von Freunden und Familienmitgliedern, die versprochen haben, ihr Handy bei sich zu tragen und sofort zur Stelle zu sein, wenn die Wehen beginnen. Gregs Arbeitgeber hat eingewilligt, ihn um den Geburtstermin herum nicht auf lange Strecken zu schicken. Und zusammen mit Samanthas Frauenarzt haben die beiden einen Entbindungsplan aufgestellt, der eine Epiduralanästhesie vorsieht, sowie gleich nach der Geburt eine Tubenligatur, um zu gewährleisten, dass sie nicht abermals schwanger wird. Dieser kleine chirurgische Eingriff, bei dem die Eierstöcke abgebunden werden, so dass kein Ei mehr hindurchwandern und befruchtet werden kann, ist ausgesprochen harmlos und verhindert zu 99 Prozent eine erneute Schwangerschaft. Ich hoffe, dass sich Samanthas Geschlechtsleben erholt, wenn der Eingriff hinter ihr liegt, und sie sich nicht länger vor einer weiteren Schwangerschaft fürchtet.

Warum Samantha für eine solche Feld-, Wald- und Wiesenlösung eine Psychiaterin brauchte? Weil sie zu verängstigt und verstört war, um die Ursache für ihre Sorgen und Ängste zu lokalisieren, und deshalb nichts dagegen unternehmen konnte. Sie hatte geglaubt, ihr sei das sexuelle Verlangen abhanden gekommen, dabei wollte sie nur keine weitere Schwangerschaft. Sie hatte geglaubt, sie wolle eine Abtreibung, dabei wollte sie nur keine weitere schmerzhafte Entbindung.

### Kendra: Ein zweites Kind oder nicht?

Kendra mochte eine Psychiaterin nötig haben, aber sie war sich nicht sicher, dass sie eine wollte.

»Ich weiß, dass Ihre Gynäkologin Sie hergeschickt hat und dass es um Ihre Fruchtbarkeit geht«, sagte ich, »aber sonst habe ich nicht allzu viele Informationen über Ihre Situation. Können Sie mir ein bisschen davon erzählen, was Sie als Problem sehen und wie ich Ihnen helfen könnte?«

»Das Problem ist, dass ich vor zweieinhalb Jahren ein Baby bekommen habe und nun offenbar nicht mehr schwanger werden kann. Und – entschuldigen Sie bitte – ich sehe nicht ganz, wie Sie mir helfen können.« Wenigstens war sie ehrlich.

»Wissen Sie, warum Ihre Ärztin Sie zu mir geschickt hat?«, fragte ich.

»Sie denkt, ich litte unter Ängsten, und das könnte meine Fruchtbarkeit beeinträchtigen. Aber ich war schon immer so, und ganz sicher war ich so, als ich mit Ruby schwanger wurde. Ich glaube also nicht, dass das etwas miteinander zu tun hat.«

Ganz Unrecht hatte sie nicht. Die Forschung belegt, dass Frauen mit Fruchtbarkeitsstörungen Depressionen und Angstzustände entwickeln können, Depressionen und Ängste andererseits aber auch zu Unfruchtbarkeit führen können. Aber nur weil die Empfängnis nicht auf der Stelle klappt, heißt das nicht, dass Sie unfruchtbar sind.

»Laut Ihrer Akte haben Sie und Ihr Mann beide Ihre Fruchtbarkeit testen lassen …«

»Und sie haben nichts gefunden, was bei einem von uns nicht stimmen könnte. Das ist es, was ich meine: Sie müssen etwas übersehen. Mit Ruby war ich sofort schwanger. Und ich bin erst 29. An meinem Alter kann es also nicht liegen.«

»Wie lange versuchen Sie schon, schwanger zu werden?«

»Achteinhalb Monate.«

Das war merkwürdig. Normalerweise unterzieht sich ein Paar einer Fruchtbarkeitsuntersuchung frühestens, wenn es mindestens ein Jahr lang vergeblich versucht hat, ein Kind zu zeugen. Diese Frau war noch keine dreißig, verhielt sich aber, als seien ihre fruchtbaren Jahre so gut wie vorbei. Das Ausmaß von Kendras Verdruss stand in keinem Verhältnis zur Härte ihrer Situation.

»Wie es den Anschein hat«, sagte ich, »wird eine Schwangerschaft bei Ihnen nicht durch gesundheitliche Probleme verhindert. Möglicherweise passiert irgendetwas anderes, und vielleicht hat es mit Ihrer Angst zu tun. Wenn es das ist, können wir etwas dagegen unternehmen.«

»Sie meinen, mit Medikamenten?«

»Medikamente wären eine Möglichkeit.«

Kendra schüttelte den Kopf. »Kommt nicht in Frage. Ich will nichts nehmen, denn wenn ich doch noch schwanger werde, schadet es womöglich dem Kind, und ich will kein Risiko eingehen.«

Ich kenne eine Reihe von Präparaten gegen Angststörungen, die auch während der Schwangerschaft sicher sind, beschloss aber, nicht auf dem Thema herumzureiten.

»Was können Sie mir noch über sich erzählen?«

Kendra schaute auf ihr Mobiltelefon. »Da gibt es nicht viel zu erzählen. Ich bin mit Ruby zu Hause. Früher habe ich als Umweltingenieurin gearbeitet, aber nach Rubys Geburt war das zu viel. Wir mussten mehr für die Kinderbetreuung ausgeben, als ich verdient habe, und außerdem wollten wir ohnehin nicht, dass unsere Tochter von Fremden großgezogen wird. Also habe ich gekündigt. Jetzt lassen sie mich einen Tag in der Woche übers Internet mitarbeiten, ich schreibe Anträge auf Fördermittel. Viel ist es nicht, aber besser als nichts.«

»Macht Ihnen die Arbeit Spaß?«

»Eigentlich nicht, nein, richtigen Spaß macht sie nicht. Sie ist todlangweilig. Doch ich bin ganz geschickt darin, und ich kann sie von daheim aus erledigen; also mache ich sie. Aber nein, Spaß macht sie nicht. Genau genommen finde ich sie scheußlich.« Kendras Augen glänzten, und ihre Stimme klang erstickt.

»Was würden Sie lieber machen?«

»Ich würde lieber das machen, was ich immer gemacht habe. Würde lieber mit Erwachsenen arbeiten, mit Erwachsenen reden und über etwas anderes nachdenken als über das, worüber eine Zweijährige nachdenkt. Früher bin ich zu Tagungen gereist und habe Vorträge gehalten, habe gutes Geld verdient. Ich habe wichtige Arbeit geleistet. Jetzt ist es mein Highlight des Tages, wenn Ruby es rechtzeitig aufs Töpfchen schafft.

Ich fühle mich so machtlos, habe das Gefühl, dass ich nichts mehr im Griff habe. Früher war ich so organisiert, hatte jede Menge Verantwortung. Jetzt ist alles ein großes Durcheinander. Sobald ich anfange, irgendetwas zu machen, muss ich damit aufhören und Ruby bei etwas helfen oder aufpassen, dass sie nichts Gefährliches anstellt. Dann kommt Forrest nach Hause und fragt, was ich heute gemacht habe, und ich kann überhaupt nichts erzählen.«

Kendra blickte erneut auf ihr Handy.

»Erwarten Sie einen Anruf?«, fragte ich.

»Im Grunde nicht. Ein Babysitter passt auf Ruby auf, und ich bin es nicht gewöhnt, sie aus den Händen zu geben. Normalerweise schaut meine Mutter nach ihr, aber heute hatte sie keine Zeit. Also ist diese Frau bei ihr. Aber Ruby macht vor nichts Halt, und man muss wirklich gut auf sie aufpassen. Man hört solche verrückten Sachen.« Inzwischen hielt sie das Telefon in der Hand.

»Wollen Sie daheim anrufen und sich erkundigen?«

Kendra schüttelte den Kopf. »Nein, das sollte ich wohl besser lassen. Um diese Zeit macht Ruby ihren Mittagsschlaf. Wenn ich jetzt anrufe, wecke ich sie womöglich auf. Und Forrest hat versprochen anzurufen, also muss ich es vermutlich nicht.«

»Wie ist Ihre Beziehung zu Forrest?«

»Forrest ist total dafür. Er will dieses Baby und tut alles, was er soll.« Interessant: Ich hatte Kendra nach ihrer Ehe gefragt, und ihre Antwort drehte sich nur um das Kind, das sie bekommen wollte.

Kendra berichtete über ihren sexuellen Alltag. Sie führte über ihren Menstruationszyklus genau Buch und maß jeden Morgen vor dem Aufstehen ihre Temperatur. Sobald sich der Eisprung ankündigte, maß sie mehrmals am Tag, damit sie genau wusste, wann sie anstieg, das heißt, wann damit zu rechnen war, dass eine Eizelle aus den Eierstöcken freigesetzt und auf Wanderschaft gehen würde. Dann zitierte sie Forrest ins Schlafzimmer – oder sie rief ihn im Büro an, worauf er sofort nach Hause eilte, um seiner Pflicht Genüge zu tun.

»Was ist mit den anderen Malen, wenn Sie Ihre Temperatur nicht messen?«, wollte ich wissen.

»Wir haben einen mehr oder minder festen Rhythmus. Ich weiß ziemlich genau, wann mein Eisprung stattfindet, und will nicht, dass irgendetwas dazwischenkommt.«

»Nicht einmal Sex?«

»Nein, nicht einmal Sex, glaube ich. Im Augenblick konzentriere ich mich darauf, schwanger zu werden. Wenn es der falsche Zeitpunkt dafür ist, hat es wenig Sinn.«

Ich hatte das Gefühl, als habe Kendra mir soeben den Schlüssel zu ihrer sexuellen Seele ausgehändigt. Diese junge Frau setzte alles daran, ein Kind zu empfangen – alles, das heißt mit Ausnahme eines genuinen Liebesakts mit ihrem Mann. Die beiden hatten vielleicht Sex, aber sie liebten sich nicht. Der Geschlechtsverkehr hatte aufgehört, ein intimer Akt der Nähe und Vereinigung zu sein, und war zu einem Reproduktionsverfahren geworden.

Das geschieht häufig, wenn Paare verzweifelt versuchen, ein Kind zu bekommen: Ihr Augenmerk verlagert sich weg von der konkreten Wirklichkeit des Miteinanders und hin zum Phantasiebild von einem Kind, das sie zu zeugen hoffen. In der Regel ist es die Frau, die diese Verlagerung unwissentlich einläutet, denn sie ist es, die Buch darüber führt, wann sie ihre fruchtbaren Tage hat und empfangen kann. Unter Umständen legt sie dabei eine nachgerade beängstigende Effizienz an den Tag, verfasst detaillierte Protokolle über die Bereitschaft ihres Körpers, zu empfangen und aus dem Sperma ihres Mannes das Beste herauszuholen, und lehnt womöglich auch jeden Sex außerhalb des Eisprungs ab. Der Mann fügt sich in der Regel dem vorgesehenen Programm, beugt sich der überlegenen weiblichen Körperkenntnis und in vielen Fällen auch dem stärkeren Kinderwunsch seiner Partnerin.

Aber wenn sie sich auf das Produkt konzentriert, statt auf den Sex selbst, entzieht sich die Frau dem Partner, und das wirft sie auf sich selbst zurück – sie wird zum Gefäß für das heiß ersehnte Kind. Die Vorstellung, ein Kind zu haben, ersetzt die Paarbindung als realen Kern einer Partnerschaft, und der Körper der Frau nimmt eine Aura von Heiligkeit und höherem Ziel an, während der Mann wenig mehr ist als ein Samenspender. Sex wird zum medizinischen Verfahren, etwa wie Blutabnahmen oder Untersuchungen von Urinproben; er wird zu etwas, das tapfer durchzustehen ist, statt es als reinen Selbstzweck zu genießen. Seiner Intimität, Leidenschaft und Spontaneität beraubt, wird Sex statt zu reiner Hingabe zu einer Frage der Körperverwaltung.

So etwas kann das Intimleben eines Paares und die übrige Beziehung ernsthaft verändern. Wird die Frau in den ersten paar Monaten nicht schwanger, so verliert sie womöglich den Mut. Solche Mutlosigkeit wächst sich unter Umständen zur Depression aus, und an diesem Punkt zieht sie sich in sich selbst zurück, wendet sich von ihrem Mann ab und sich selbst zu, verliert ihr Interesse am Beischlaf. Der Mann hingegen leidet nicht unter Depressionen. Er will noch immer Sex und Intimität, wird jedoch zurückgewiesen. Er will auf die Bedürfnisse seiner Frau sensibel reagieren und ihren Wünschen gerecht werden, weiß aber oft nicht recht, wie er das anstellen soll. Darf er sein Verlangen zeigen, wenn sie gerade nicht empfängnisbereit ist? Ist sein Bedürfnis nach Sex und Intimität genauso wichtig wie beider Kinderwunsch? Wie passt Sexualität in ihr Leben, wenn die Sehnsucht nach einem Kind sich schließlich erfüllt hat?

Hinzu kommt, dass es ganz danach aussieht, als könnte ein Paar, das auf seinen Kinderwunsch extrem fixiert ist, seine Empfängnisbereitschaft tatsächlich verringern. Man hört es nicht selten: Ein Paar versucht lange Zeit hindurch – möglicherweise über mehr als zehn Jahre – vergeblich, ein Kind zu bekommen. Letzten Endes arrangiert es sich mit der Situation, beschließt eine Adoption und stellt, wenige Monate nachdem das Adoptivkind im Haus ist, fest, dass es ein eigenes Kind erwartet. Wir haben keine genauen Kenntnisse darüber, warum das geschieht, aber wir wissen, dass Stress und Ängste den Hormonspiegel beeinflussen können, und dieser wiederum wirkt sich auf die Fruchtbarkeit aus. Wenn ein Paar aufhört, verzweifelt die Empfängnis anzustreben, sinkt das Stressniveau, und in manchen Fällen verbessert sich damit die Fruchtbarkeit.

Es fängt alles im Gehirn an, in Hypothalamus und Hypophyse, von wo Botschaften ausgesandt werden, die die Produktion follikelstimulierender Hormone voranbringen. Letztere sorgen dafür, dass aus einem der Eierstöcke ein Ei freigesetzt wird und Östrogen- und Progesteronspiegel ansteigen. Wenn eine Frau ungewöhnlich ängstlich ist, kann es geschehen, dass all das nicht passiert und sich ihre Periode verzögert . Man bezeichnet das als funktionelle Amenorrhö: Eisprung und Menstruation bleiben aus, und die Frau ist für diesen Zyklus unfruchtbar. Das Ganze kann aber auch anders herum laufen: Vielleicht will eine Frau nicht schwanger werden und ist so ängstlich besorgt darum, dass ihre Hormonspiegel durcheinander geraten und sie keine Periode bekommt, worauf ihre Angst nur noch mehr steigt, weil sie nun glaubt, schwanger zu sein. Wie herum auch immer: Das seelische Befinden einer Frau kann sich gravierend auf ihre Fruchtbarkeit auswirken.

Mir kommt dabei ein Fall aus Japan in den Sinn. Eine frisch verheiratete fünfundvierzigjährige Frau wollte keine Zeit verlieren und unverzüglich ein Kind bekommen. Also entschieden sie und ihr Mann sich für eine In-vitro-Fertilisation (IVF), eine physisch wie psychisch (und außerdem finanziell) äußerst belastende Methode. Im Laufe der nächsten dreieinhalb Jahre wurden der Frau zweimal mehrere befruchtete Embryonen in den Uterus eingepflanzt. Unglücklicherweise war keine der Implantationen erfolgreich, und das Ehepaar, seelisch und finanziell ausgeblutet, verzichtete auf weitere Versuche zur Befruchtung in vitro. Achtzehn Monate später erschien die Frau erneut in der Klinik – fünfzig Jahre alt und schwanger.

Warum passiert so etwas? Die Ärzte der Frau sind der Ansicht, es habe viel mit der psychologischen Situation der Frau zu tun. Angst, Depressionen und Müdigkeit während des langwierigen IVF-Verfahrens und das gleichzeitige Wechselbad aus der Hoffnung, dass sich ein Kind entwickeln möge, sowie Trauer und Enttäuschung, wenn dieses ausblieb, hatten die Frau fast vier Jahre hindurch emotional völlig überbeansprucht. Nachdem sie die IVF-Versuche aufgegeben hatte, legte sich der Gefühlsaufruhr und mit ihm seine negativen Folgen für die Lebenskraft der Frau und ihr Wohlergehen. Und als sie und ihr Ehemann schließlich aufgehört hatten, sämtliche körperliche und seelische Energie in die Empfängnis zu stecken, stellte sich erneut ein gewisses Maß an Harmonie zwischen Körper, Seele und Geist ein, das sie ohne das Zutun irgendwelcher Technologien schwanger werden ließ – und das mit über fünfzig.[2]

Einige Elemente aus der Lebenssituation der japanischen Frau fand ich in meiner Patientin wieder, auch wenn diese sich noch zu keiner In-vitro-Befruchtung entschlossen hatte. Kendras Gefühlsausbruch, als ich sie nach ihrer Arbeit gefragt hatte, war höchst aufschlussreich. Viele Frauen nehmen sich zusammen, wenn es darum geht, ihrem Ärger Ausdruck zu verleihen, weil man ihnen beigebracht hat, so etwas sei wenig damenhaft – also unterdrücken sie ihn, manchmal über Jahre hinweg. Die Anspannung, die es mit sich bringt, wenn man versucht, seine Verbitterung über einen langen Zeitraum zu überspielen, nährt häufig eine Art Grundsorge, dass diese sich doch irgendwann Luft machen könnte, und lässt die Betreffende in einem Dauerzustand der unbegründeten Angst schweben. Sie beginnt sich den Kopf über völlig unbedeutende oder unwahrscheinliche Kleinigkeiten zu zerbrechen, beispielsweise darüber, dass sie den Mittagsschlaf ihres Kindes durch einen Telefonanruf stören könnte, oder es möglicherweise gefährdet, indem sie es mit einer Babysitterin allein lässt. Alles und jedes wird zu einer Stress- und Sorgenquelle, unabhängig davon, wie wahrscheinlich das Eintreten eines unglücklichen Ereignisses überhaupt ist.

Wenn eine Patientin von unablässigen, irrationalen Sorgen geradezu besessen ist, leidet sie wie Kendra in der Regel unter einer generalisierten Angststörung. Oberste Priorität ist es dann, ihre Symptome zu lindern. Da Medikamente nicht in Frage kamen und sie eine Psychotherapie strikt ablehnte (und auch nicht daran glaubte, dass diese ihr helfen könnte), schlug ich eine Lichttherapie vor – ein zugegebenermaßen etwas unorthodoxer Ansatz. Meist wird er Menschen empfohlen, die unter Saisonabhängiger Depression (SAD) oder Winterdepression leiden (einer Gemütskrankheit, bei der die verringerte Sonneneinstrahlung während der Herbst- und Wintermonate depressive Verstimmungen hervorruft). Der Patient wird von einer speziellen Lampe bestrahlt, deren Licht in Spektrum und Intensität dem Sonnenlicht gleicht. Zwar wird die Lichttherapie traditionell eher zur Behandlung von Depressionen eingesetzt, doch neuere Studien zeigen, dass sie manchmal auch dazu beitragen kann, Angstsymptome zu lindern, und so hoffte ich, Kendra damit helfen zu können.

Drei Wochen später saß sie wieder in meiner Praxis. Die Lichttherapie hatte nichts gebracht, also einigten wir uns auf wöchentliche Therapiesitzungen. Im weiteren Verlauf unserer Arbeit zeigte sich, dass Kendra sich in einem heftigen Konflikt befand zwischen dem, wie ihr Leben ihrer Ansicht nach auszusehen hätte, und der Realität ihres Alltags. Sie hatte alles genau geplant: Karriere, Ehe, Kinder, finanzielle Sicherheit, persönliche Erfüllung, das ganze Drum und Dran. Sie sah sich als Karrierefrau, die eine Zeit lang eine Familienpause einlegen (als hörte man irgendwann auf, Familie zu haben, wenn man davon genug hat) und dann ins Berufsleben zurückkehren würde. Kendra hatte getan, was viele von uns tun. Auch sie war der Illusion aufgesessen, dass wir alles haben und alles tun können.

Nun, Sie können nicht alles haben, und Sie können nicht alles tun. Es ist schlicht nicht menschenmöglich, eine Ehe oder Lebensgemeinschaft am Leben zu erhalten, Karriere zu machen, Kinder aufzuziehen, einen Haushalt zu führen, die eigene körperliche Gesundheit ebenso zu bewahren wie die seelische Ausgeglichenheit und nebenbei auch sonst alles so laufen zu haben, wie Sie es gern hätten. Sie können nicht gleichzeitig hochkarätige Karrierefrau und trotzdem dauernd oder wenigstens die meiste Zeit bei Ihren Kindern sein. Sie können auch keine Vollzeitmutter sein und trotzdem die Segnungen einer steilen Karriere erfahren und dafür gut bezahlt werden. Sie können nicht damit rechnen, dass Sie eine Familie managen, außer Haus arbeiten, drinnen trotzdem Ordnung halten und immer noch genügend Energie aufbringen können, um Ihrem Mann bei Nacht eine leidenschaftliche Geliebte zu sein.

Wahr ist natürlich, dass Sie all das auch gar nicht haben müssen, um ein befriedigendes und erfülltes Leben zu leben. Sie müssen nicht reich, schön und berühmt sein und mit einem tollen Hecht ins Bett steigen, um glücklich zu werden. Wäre dem so, blieben Filmstars ein Leben lang mit demselben Menschen verheiratet und landeten nie im Sanatorium. Sie müssen nicht in allem glänzen, um nett zu wohnen, sich der Liebe von Freunden und Familie zu erfreuen und teuflisch guten Sex zu haben. Die Dinge müssen nicht genau wie geplant laufen, um prima, richtig und gut zu sein. Es gibt Grenzen für das, was wir planen und ausführen können; und egal, wie kompetent, effizient, intelligent und wohl organisiert Sie sind, es gibt immer Dinge, die sich Ihrer Kontrolle entziehen. Und sollten Sie dennoch versuchen, sie in den Griff zu bekommen, wie Kendra es getan hat, harrt Ihrer ein rüder Dämpfer, von einer gehörigen Portion psychischem Stress ganz zu schweigen.

Kendra kam drei Monate lang jede Woche zu mir. Sie willigte sogar ein, ein Präparat gegen Angststörungen zu nehmen, und spürte eine gewisse Linderung, was ihre Sorgen anging. Sie und Forrest versuchten mehrmals ein Kind zu bekommen und wurden jedes Mal enttäuscht. Kendra hielt verbissen an ihrer eingespielten Routine fest: Sie schliefen miteinander, wenn sie ihren Eisprung hatte, in der übrigen Zeit war Abstinenz angesagt. Eines Tages wurde Kendra von Forrest zur Sitzung begleitet. Er vermisse Kendra, erklärte er. Es gebe Zeiten, in denen er verzweifelt Intimität suche und sie lieben wolle, aber sie weise ihn zurück, angeblich, um die Potenz seines Spermas für den Eisprung zu schonen. Außer Kendras fruchtbaren Tagen im Monat war eine sexuelle Beziehung zwischen beiden faktisch nicht vorhanden.

Menschen in Angst leiden unter einem akuten Schmerz und wollen, dass der Arzt dem ein Ende bereitet. Häufig reagieren sie überdies empfindlicher auf Medikamente, zeigen schwere Nebenwirkungen, wo andere nur leichte Beeinträchtigungen aufweisen. Grundsätzlich ist es so, dass sie Schmerzen verspüren, und wollen, dass diese aufhören, dass sie nicht noch mehr Leid erfahren müssen, als sie bereits erdulden. Und so war es keine allzu große Überraschung, dass Kendra anfing, ihre Termine nicht mehr einzuhalten. Es begann zunächst mit Terminverschiebungen, nach einer Weile nahm sie auch die neu vereinbarten Zeiten nicht mehr wahr, und schließlich kam sie gar nicht mehr. Meine Assistentinnen hinterließen Nachrichten auf ihrem Anrufbeantworter, aber sie rief nie zurück.

Das letzte Mal, dass ich Kendra zu Gesicht bekam, war sechs Jahre nach unserer letzten Sitzung. Sie tauchte verweint und aufgewühlt bei uns in der Anmeldung auf und verlangte Kopien von ihrer Akte. Als die Angestellte ihr sagte, es würde ein paar Tage dauern, bis sie die Fotokopien der Aufzeichnungen haben könnte, ging ihr Stress mit ihr durch. Sie verließ die Praxis erst, als die Angestellte ihr hoch und heilig versprochen hatte, die Kopien bis zum folgenden Nachmittag fertig zu haben. Ich habe Kendra nie wieder gesehen. Ich weiß nicht, wozu sie die Kopien so dringend brauchte, aber die Erinnerung an ihre Verstörtheit verfolgt mich noch immer, und ich rätsele, ob sie sie womöglich zur Klärung des Sorgerechts nach einer Scheidung benötigt hat. Ich hoffe bis zum heutigen Tag, dass ich mich irre.

Kendras Fall ist ein klassisches Beispiel dafür, wie der Kinderwunsch einer Frau und die damit verbundenen Zweifel dazu führen können, dass die Beziehung zu ihrem Ehemann in die Brüche geht. Kendra war eine psychiatrische Behandlung empfohlen worden, weil sie nicht schwanger wurde, dabei war das nicht ihr eigentliches Problem. Das Problem bestand darin, dass die Versuche, schwanger zu werden, in Kombination mit ihrer zwiespältigen Haltung zu einem zweiten Kind ihrer sexuellen Beziehung Romantik und Vergnügen genommen hatten und sie sich dadurch ihrem Ehemann genauso entfremdet hatte wie er sich ihr. Dadurch, dass sie sich auf das Produkt ihres sexuellen Miteinanders konzentriert hatten statt auf den Sex selbst, hatten sie das erotische Band zerschnitten, das seiner Bestimmung nach nicht nur Quelle neuen Lebens, sondern auch unerlässliche Grundlage für das gemeinsame Leben eines Paares ist.

Wenn es darum geht, ein Kind zu bekommen, verlieren die Leute häufig das Maß der Dinge. Sie können sich unter Umständen so auf den Wunsch nach dem heiß ersehnten Kind versteifen, dass alles andere aus dem Blickfeld gerät: Freunde, Familie, Partner, ja sogar sie selbst. Es ist, als spielte nichts anderes mehr eine Rolle, als gäbe es nur noch ihr Streben nach Elternschaft. Die Gefahr ist, dass man dann, wenn wirklich etwas schiefgeht, auch nicht den kleinsten Strohhalm mehr findet, an dem man sich halten kann.

Maritzas Geschichte ist ein klassisches Beispiel dafür. Sie kam zu mir, weil sie massive Probleme hatte, ihre Wut im Zaum zu halten, und auch das hatte mit einem starken Kinderwunsch zu tun. Maritza war Anfang dreißig, arbeitete als Bankangestellte und hatte das Gefühl, man enthalte ihr die Mutterschaft vor, weil ihre Versicherungsgesellschaft die Kosten für In-vitro-Fertilisationen nicht übernahm.

Bei der In-vitro-Fertilisation, der »Befruchtung im Reagenzglas«, werden dem Körper einer Frau Eizellen entnommen, im Labor mit einer Samenspende befruchtet (im Idealfall stammt diese vom eigenen Ehemann) und wieder in den Uterus eingepflanzt, wo sie sich, wie man hofft, erfolgreich einnisten und zu Feten entwickeln. Wie bereits erwähnt, ist das vor allem für die Frau ein anstrengendes Verfahren. Sie muss sich Hormonspritzen geben lassen, damit ihre Eierstöcke mehrere Follikel gleichzeitig bilden, und die Injektionen können ihre Gemütslage in ein wildes Durcheinander versetzen. Im Anschluss daran werden alle zwei Tage Ultraschalluntersuchungen durchgeführt, mit deren Hilfe die Zahl der Eizellen bestimmt wird, und wenn es genügend sind, werden sie unter Verabreichung einer leichten Narkose geerntet. Zur gleichen Zeit produziert der Ehemann in einem Nebenzimmer eine Samenprobe, die dann – meist in einer Petrischale – mit den Eizellen zusammengebracht wird. Dann geht das Paar nach Hause und wartet ein paar Tage, bis klar ist, wie viele Eizellen schließlich befruchtet wurden. Sind mehrere darunter, kehrt die Frau in die Klinik zurück, erhält eine weitere Teilnarkose, und die Embryonen werden ihr in den Uterus transplantiert. Schließlich wartet man wieder ab, bis man sieht, ob einer der Embryonen gedeiht, sich zum Fetus entwickelt und es zu einer Schwangerschaft kommt. Maritza hatte für sich beschlossen, dass die In-vitro-Befruchtung für sie der goldene Weg zur Mutterschaft sei.

»Es ist ungerecht«, sagte sie oft. »Ich möchte ein Kind, und es gibt eine Möglichkeit, wie ich eines bekommen könnte, aber sie lassen mich nicht. Das ist nicht fair.« Oder: »Wenn die Leute jemandem zu einem Baby verhelfen können, sollten sie das auch tun. Man sollte nicht reich sein müssen.« Ich erklärte ihr, dass In-vitro-Befruchtungen generell nur selten in den Versicherungsleistungen mit eingeschlossen seien, weil das Verfahren ab 10 000 Dollar aufwärts koste und es sich daher um eine Wahlleistung handle. Trotzdem fühlte Maritza sich benachteiligt. Ihrer Ansicht nach hatte sie das Recht auf ein Kind. Wenn eine entsprechende Technologie existiere, gebe es keinen Grund, sie ihr vorzuenthalten.

Eines Tages kam sie im Zustand höchster Aufregung in meine Praxis: Ihre Kirchengemeinde hatte das nötige Geld für sie aufgebracht, damit sie sich künstlich befruchten lassen konnte, und sie hatte mit der Behandlung sofort begonnen. Zwei Monate später war sie mit Zwillingen schwanger: »Ich habe es Ihnen gesagt«, triumphierte sie. »Jetzt bekomme ich endlich meine Familie.« Mir fiel auf, dass Maritza grundsätzlich nur »ich« sagte, nie aber »wir«. Ich wusste, dass sie verheiratet war, dennoch erwähnte sie ihren Ehemann nur selten. Als ich sie nach ihrem Intimleben fragte, erklärte Maritza, sie werde bestimmt keinen Verkehr haben, bis die Babys auf der Welt seien, denn sie habe Sorge, dass ihnen dabei etwas passieren könnte. Sie hatte ihren Mann auch gebeten, auf dem Sofa zu nächtigen, weil ihr mit zunehmendem Taillenumfang das Bett zu eng wurde. Es wirkte so, als hätte ihr fanatischer Kinderwunsch ihr Blickfeld dermaßen eingeschränkt, dass für ihren Ehemann buchstäblich und im übertragenen Sinne kein Raum blieb.

Ein paar Monate später erhielt ich eines Nachts einen dringenden Anruf: Maritza war in die Klinik eingewiesen worden. Sie hatte eine Fehlgeburt gehabt, war verstört, hysterisch und aufgewühlt. Es war der Beginn des fünften Monats gewesen, und sie deutete den Verlust als Strafe für irgendein Verbrechen, das sie offenbar begangen haben musste. Sie sagte, sie wolle nicht mehr leben, und wurde in eine psychiatrische Anstalt eingewiesen, wo sie mehrere Wochen bleiben musste, bevor man sie nach Hause entließ.

Sich mit einer Fehlgeburt abzufinden ist in jedem Fall schwer, besonders herzzerreißend ist es, wenn diese sich in der zweiten Hälfte einer so heiß ersehnten, obendrein künstlich herbeigeführten Schwangerschaft ereignet. Zu diesem Zeitpunkt haben Hormone die emotionalen Schaltkreise einer Frau komplett umformatiert und auf die Mutterrolle vorbereitet. Sie ist physisch und psychisch ein anderer Mensch geworden. Maritza traf der Schlag deshalb mit voller Wucht, weil sie sich mit einer solchen Beharrlichkeit auf eine Schwangerschaft versteift hatte und darüber die Distanz zwischen sich und ihrem Ehemann so groß hatte werden lassen. Er war völlig ratlos, was er Hilfreiches hätte tun können, wusste nicht einmal, wie er sich ihr gegenüber verhalten sollte. Er war enttäuscht, sie verzweifelt. Er wollte ihr nahe sein, aber sie scheute vor seiner Berührung zurück. Als es ihr wieder so gut ging, dass sie sich hätten lieben können, blieben sie dennoch abstinent: er, weil er ihr nicht zu nahe treten wollte, sie, weil sie unfähig war, Intimität zuzulassen. Ja, es dauerte mehr als ein halbes Jahr, bis sie wieder im selben Bett schliefen. Jetzt, sieben Monate nach der Fehlgeburt, knüpfen Maritza und ihr Mann allmählich wieder die ersten sexuellen Bande. Sie nimmt ein Antidepressivum, das sie hofft bald absetzen zu können. Dann, sagt sie, werden sie es vielleicht noch einmal versuchen.

Maritzas Fall mag nicht eben typisch sein, aber wir können eine

Menge daraus lernen – vor allem eines: Wenn in einer sexuellen Beziehung die Zeugung zum Hauptaspekt der geschlechtlichen Vereinigung geworden ist, treibt dieser Umstand zwischen Sie und Ihren Partner einen Keil, der die Integrität Ihrer Beziehung massiv unterhöhlt. Dauert diese Phase zu lange, so geht unter Umständen die Ehe in die Brüche, und damit erledigt sich auch die Familie. Sich von einer Fehlgeburt zu erholen ist in jedem Falle schwierig, aber dadurch, dass sie die Kinder zu ihrem einzigen Lebensinhalt gemacht hatte, hatte Maritza alles verloren, als sie die Fehlgeburt erlitt (wenigstens glaubte sie das). Da die geschlechtliche Beziehung zu ihrem Mann aufgrund der In-vitro-Fertilisation ohnehin Nebensache geworden war, hatte Maritza ihren Mann aus ihrem Bett verbannt und damit die Bindung aufgeweicht, die beide zueinander gehabt hatten und die ihr einen sicheren Hafen zu ihrer Gesundung geboten hätte.

## Wenn eine Schwangerschaft nicht in Frage kommt

Doch auch wenn eine Frau weiß, dass sie – aus medizinischen Gründen oder aus freiem Willen – keine Kinder haben wird, bleibt ihre Haltung zur Frage »Kinder oder keine Kinder« nicht ohne Einfluss auf ihre Sexualität.

Es gibt viele Arten von angeborenen Krankheiten und Chromosomenanomalien, die es einer Frau unmöglich machen, Kinder zu bekommen, die aber keineswegs ihre Fähigkeit beeinträchtigen, eine genussvolle sexuelle Beziehung zu haben. Solche Fälle sind nicht selten – Sie wären erschrocken zu hören, wie viele Frauen die eine oder andere Form von Anomalie haben. Eine Frau, die ohne Gebärmutter zur Welt kommt, wird bereits in der Pubertät erfahren, dass sie nie wird schwanger werden können, und muss sich trotzdem eine eigene Haltung zu Sexualität und Mutterschaft erarbeiten. Wie wirkt sich das auf ihr Intimleben aus, wenn sie einen Mann liebt? Wann (wenn überhaupt) wird sie ihm mitteilen, dass sie keine Kinder bekommen kann? Wenn sie sehr religiös ist und glaubt, dass Sex in erster Linie der Zeugung von Leben zu dienen hat: Welche Rolle wird er dann noch in ihrem Leben spielen? Wenn sie Kinder möchte: Soll sie welche adoptieren, eine Leihmutter engagieren, die ein Kind für sie austrägt, oder kinderlos bleiben und sich an ihren Nichten und Neffen freuen?

Ein besonders bedauerliches Beispiel in diesem Zusammenhang sind Frauen, deren Mütter während der Schwangerschaft Diethylstilböstrol zur Verhütung von Schwangerschaftskomplikationen eingenommen haben. Vor allem in den Vereinigten Staaten, aber auch in einigen europäischen Ländern, darunter Frankreich und Großbritannien wurde dieses synthetische, dem Östrogen ähnliche Hormon in den Fünfziger- und Sechzigerjahren weithin verordnet, um Fehlgeburten zu verhindern. Mitte der Sechzigerjahre stellte sich allmählich heraus, dass das Medikament unwirksam war, und es kam aus der Mode. Jahre später aber, als die Töchter dieser Frauen erwachsen waren, erkannte man, dass ein ungewöhnlich hoher Prozentsatz von ihnen ernsthafte Gesundheitsprobleme hatte, dass sie unter anderem an Gebärmutterhalskrebs und bösartigen Vaginaltumoren erkrankten sowie unter Gebärmuttermissbildungen, Unfruchtbarkeit, vorzeitigen Wehen und anderen Schwangerschaftskomplikationen litten.[3] (Jungen, deren Mütter das Medikament eingenommen hatten, scheinen von dem Präparat nicht beeinträchtigt.) Das psychische Leid der »DES-Töchter« (wie das amerikanische Gesundheitsministerium diese jungen Frauen nannte) gewinnt eine verheerend tragische Dimension, wenn man sich klarmacht, dass diese Frauen durch ein Medikament, das ihre eigenen Lebensbedingungen angeblich hätte verbessern sollen, unfähig gemacht wurden, selbst Kinder zu bekommen. (Die persönlichen Erfahrungen einer DES-Tochter sind im achten Kapitel geschildert.)

Manchmal wird die Haltung einer Frau in Bezug auf eine Schwangerschaft auch nur durch die Ansichten anderer problematisiert. Eine Frau in der Blüte ihrer fruchtbaren Jahre mag sich absolut sicher sein, dass sie keine Kinder will, doch auch sie ist gezwungen, sich eine Meinung zum Thema Mutterschaft zu bilden und in der Lage zu sein, dieser – vor allem auf Familienfesten – Ausdruck zu verleihen. Ich kenne eine erfolgreiche Karrierefrau, deren glückliche Ehe auf der

Entscheidung basiert, keine Kinder haben zu wollen. Sie und ihr Ehemann sind seit siebzehn Jahren verheiratet und genießen ein Niveau an Intimität und Verbundenheit, um das die meisten Paare sie beneiden würden. Trotzdem muss sie sich immer wieder mit der unvermeidlichen taktlosen Verwandten oder Bekannten abfinden, die sie auf der Damentoilette beiseite nimmt und sagt: »Ihr seid doch so glücklich zusammen – ihr solltet Kinder haben!« Worauf die Frau erklärt, dass der Grund dafür, dass sie und ihr Mann so glücklich seien, eben gerade auf dem Umstand beruht, dass ihre Ehe kinderlos geblieben ist

Kinder zu haben und großzuziehen ist eine unaussprechlich eindrucksvolle und schöne Erfahrung – das heißt, wenn Sie es überleben. Es eignet sich nicht für jeden, und es gibt keinen Grund für die Annahme, dass das anders sein sollte. Nicht jede Frau möchte Kinder, und nicht jede Frau sollte welche bekommen. Nur Sie selbst können entscheiden, ob der Wunsch nach Kindern für Sie das Richtige ist. Es gibt viele Möglichkeiten, das Wahre und Schöne, Liebe und Erfüllung im Leben zu finden, ohne Kinder haben zu müssen. Und wie wir im fünften Kapitel sehen werden, ist es auch sehr viel schwieriger, eine erfüllte sexuelle Beziehung aufrechtzuerhalten, wenn man Kinder hat.

FRAGEBOGEN

## Wie stehen Sie zu eigenen Kindern?

1. Stellen Sie sich vor, dass niemand wissen kann, wie Sie diese Frage beantworten. Und jetzt nennen Sie mindestens drei Gefühle, die Sie beim Gedanken an eigene Kinder befallen.
2. Falls Sie schon einmal schwanger waren: Erinnern Sie sich an Augenblicke des Zweifels, der Angst oder auch des dringenden Wunsches, doch kein Kind zu bekommen? (Falls Ihre Antwort Nein lautet, sollten Sie vielleicht noch einmal nachdenken, denn jede Frau hat sie.)

3. Wie ist in Ihrer Beziehung die Entscheidung für oder gegen Kinder getroffen worden?

4. Wie passt Ihr Partner in die Sicht, die Sie von sich selbst als Mutter oder künftige Mutter haben?

5. Gesetzt den Fall, Sie wollen Kinder: Wie entscheiden Sie, wann der richtige Zeitpunkt gekommen ist? Hat das zu tun mit

   - der Beziehung?
   - Ihrem Alter?
   - Ihrer Karriere?
   - Ihrer sozialen Lage?
   - der Tatsache, dass Ihre Freunde Kinder haben?
   - mit dem, was Ihre Familie oder Ihr kulturelles Umfeld von Ihnen erwartet?

6. Wie wichtig ist es für Sie, Kinder zu haben?

   - Warum, glauben Sie, ist das so?
   - Wurde in Ihrer Familie Wert auf Kinder gelegt?
   - Sehen Sie Kinder als Rechtfertigung für Ihre Existenz? Oder als Last?
   - Was wären Sie willens zu tun, zu lassen oder zu verlieren, um Kinder zu bekommen?

# FÜNFTES KAPITEL

# Vom Body zum Teddy:
## Sex während der Schwangerschaft und danach

Haben Sie sich je gefragt, warum jemand, dem es normalerweise nicht im Traum einfiele, einer attraktiven Frau auf dem Bauch herumzutatschen, nicht die geringsten Hemmungen hat, selbigem eine deftige Streicheleinheit zu verpassen, wenn er sich unter einer Umstandsbluse wölbt?

»Ooh, wie wunderbar!«, sagt sie dann (denn meistens handelt es sich um eine sie) und fährt mit der Hand über den unerhört festen, vorstehenden Kugelbauch, dessen Besitzerin geduldig abwartet, bis der Augenblick vorüber ist.

Warum das so ist? Weil der Bauch einer schlanken Nichtschwangeren als erogene Zone gilt, der einer Schwangeren hingegen – wie übrigens jeder andere Körperteil von ihr – das genaue Gegenteil davon ist. Sie hat aufgehört, ein sexuelles Wesen zu sein, dessen Fleisch und Blut, Knochen und Odem sich zu einem Akt der körperlichen Freuden verschwören können, dessen Haut vor Wonne prickelt, das seine Brüste an den Brustkasten des Geliebten schmiegt…

Halt! Aber sofort! Genug! Verbanne das Bild aus deiner schmutzigen Phantasie! Wir reden von einer Schwangeren. Einer Göttin, einem erhöhten Wesen. Der Verkörperung von Selbstlosigkeit, Güte und Aufopferung. Sex? Mit ihr? Gottbewahre!

Aber warum? Was lässt Schwangerschaft so inkompatibel mit Sex erscheinen, wo dieser es doch ist, durch den Sie überhaupt erst schwanger werden? Warum scheint es so ungehörig – ja fast blasphemisch –, sich eine Schwangere in den Stricken der Leidenschaft vorzustellen? Denken Sie einmal nach: Können Sie sich an auch nur eine Sexszene in einem Film erinnern, in der die Frau deutlich sichtbar schwanger ist – oder gar den Riesenbauch des letzten Schwangerschaftsdrittels vor sich herschiebt? Ich nicht. Ja, der einzige Ort, an dem Sie Darstellungen von Schwangeren bei erotischen Verrenkungen sehen dürften, ist eine Pornoseite im Internet.

Der eklatante Mangel an schwangeren Sexsymbolen wurzelt in unserem kulturbedingten Tabu, das einer Frau verbietet, gleichzeitig Mutter und sexuelles Wesen zu sein. Als im Jahr 1991 eine Fotografie von der nackten, im siebten Monat schwangeren Demi Moore – damals 29 Jahre alt – auf der Titelseite der Zeitschrift *Vanity Fair* prangte, konnten die Leute sich schier nicht beruhigen. Nach heutigen Maßstäben war das Bild relativ diskret, es zeigte die Schauspielerin im Profil, in die Ferne blickend, mit dem linken Arm umfasste sie ihren Bauch und bedeckte ihren Busen. Trotzdem umwehte das Ganze der scharfe Ruch des Skandals, und das trat in den Kantinen des Landes jede Menge echauffierten Tratsch los.

Warum hat die Gegenüberstellung von Schwangerschaft und einer sexy Erscheinung etwas so ungemein Provokantes? Weil die unausgesprochene Überzeugung vorherrscht, dass sich die Sexualität einer Frau, die Schwangerschaft und Entbindung durchgemacht hat, unwiderruflich verändert hat, sprich: zum Schweigen gebracht und für immer gezügelt worden ist. Ihr ist es nicht länger gestattet, fleischlicher Lust zu huldigen, denn wer soll auf das Baby Acht geben, wenn es sie überkommt? Der Mythos will es, dass frau geheimnisvoll ist, wankelmütig, zutiefst unergründlich. Wenn sie sich der Leidenschaft überlassen würde, die in ihr tobt, würde sie womöglich auf ewig in lustvollem Schwebezustand vor sich hin schmachten, sich erfolgreich Arm und Einfluss ihres Mannes entziehen. Wie will er dann wissen, ob sie ihm treu und – entscheidender noch – ob das Kind, das sie austrägt, von ihm ist? Es ist der klassische argwöhnische Blick auf die weibliche Sexualität: dunkel und geheimnisvoll, schwarze Katze auf dunkler Straße, alchimistisches Gebräu aus Anziehungskraft und Misstrauen, Verehrung und Furcht zu gleichen Teilen.

Es fällt nicht schwer zu erkennen, wie es zu dieser Sichtweise kommt: Die Sexualität einer Frau ist verborgener und weniger offensichtlich als die eines Mannes, und Frauen verändern sich durch Schwangerschaft und Geburt. Die Frau, die bestreitet, dass ihr Leben sich mit dem Tag, an dem sie ihr erstes Kind bekam, grundlegend verändert habe, ist mir noch nicht untergekommen. Mutterschaft trifft eine Frau wie ein Hurrikan, wirbelt ihr Dasein für eine kurze Phase der Glückseligkeit in ungeahnte Höhen, bevor sie es ihr in Scherben vor die Füße wirft, aus denen sie den vorherigen Zustand möglicherweise nicht wiedererkennt. Die Teile sind alle da – mehr oder weniger. Nur sieht, wenn man sie wieder zusammensetzt, alles ganz anders aus als vorher.

Es beginnt mit dem Moment, in dem Sie erfahren, dass Sie schwanger sind. Ihr Östrogen- und Progesteronspiegel steigt auf das mehr als Hundertfache. Ihr Körper speichert mehr Flüssigkeit, Leber und Nieren fangen an, Toxine rascher auszuscheiden. Was Sie am Anfang zunehmen, besteht zumeist aus Flüssigkeiten, die in den Blutstrom abgegeben werden. Schließlich treten diese aus in die Gewebe, deshalb schwellen Ihnen Hände und Füße gelegentlich an. Alles an Ihnen wächst und verändert sich: Ihre Brüste, Ihr Haar, Ihre Taille, Ihr Appetit – alles nimmt neue Dimensionen und Bedeutungen an, während Sie die Herrschaft über Ihren Körper aufgeben und ihm dabei zusehen, wie er tut, was er zu tun hat.

Ihr Organismus gehört nicht mehr Ihnen allein, und alles, was Sie tun, erfordert sorgsames Abwägen: ein Tässchen Espresso, ein Schluck Wein, eine Tablette gegen Ihren Heuschnupfen, ein heißes Bad – was heißt das für das Baby? Was für Risiken gibt es? Darf ich Sport treiben? Und wie steht es mit Sex? Was, wenn es turbulent zugeht: Kann mein Mann dem Kind dabei schaden? Es gar verdrängen? Womöglich eine Fehlgeburt auslösen? Und was, wenn ich einen Orgasmus habe? Lösen die Kontraktionen womöglich Wehen aus? Ist es sicher? Angebracht? Ist es das alles wert?

Und so beginnt das unweigerliche Abdriften weg vom eigenen sexuellen Wesen. Ihr Bild von Ihrem ureigenen Ich entrückt in weite Ferne, während Sie sich zu einer erhöhten, verehrten, bewunderten und unberührbaren Wesenheit entwickeln – einer Mama. Statt sich selbst als Frau zu betrachten, als sinnlich, hedonistisch oder temperamentvoll, sehen Sie sich fast ausschließlich als Mutter, als ein selbstloses Geschöpf von untadeligem Instinkt, das sein ungeborenes Kind nährt und behütet und mit schöner Zuverlässigkeit dessen Bedürfnisse (zusammen mit denen jedes anderen) vor seine eigenen stellt.

Zum Teil kommt all das, weil Sie wissen, dass in Ihnen neues Leben heranwächst, und Ihren Blick nach innen kehren, um es besser verstehen und nähren zu können. Hatte Ihr Augenmerk zuvor Ihnen und Ihrem Ehemann, Ihrem Geliebten oder Partner gegolten, so wenden Sie ihn nunmehr nach innen auf die unvergleichliche, einzigartige und unbegreifliche Einheit, die Sie und Ihr Kind darstellen. Und während Sie sich mit dieser Einheit befassen, definieren Sie sich selbst neu, wobei diese Definition ab sofort beide einschließt: Sie und das ungeborene Leben in Ihrem Innern. Wenn dann das Kind auf der Welt ist und Sie nicht mehr nach innen schauen, sondern Ihren liebenden und vor Müdigkeit verschwommenen Blick auf das Bündel vor sich richten, empfinden Sie es nicht mehr so sehr als *Erweiterung* Ihrer selbst denn vielmehr als Fleisch und Blut gewordene *Absonderung* Ihrer selbst. Damit wendet sich Ihr Blick von Ihrer Person weg und auf das Kind hin, und das hilft Ihnen, sich als Mutter neu zu definieren.

Übrigens sind auch Frauen, die ein Kind adoptieren, dagegen nicht immun. Es ist nicht die Schwangerschaft an sich als vielmehr das Wissen um die anstehende Mutterschaft, die den Blick vom eigenen Selbst auf das Kind lenkt, und Frauen, die adoptieren, sind für dieses Phänomen nicht minder anfällig als ihre schwangeren Schwestern. Eine Frau, die ein Kind adoptiert, wird mit an Sicherheit grenzender Wahrscheinlichkeit weniger müde sein, wenn sie das Kleine erstmals im Arm hält, auch bleibt ihr die Bürde der unerhörten Massen- und Gewichtszunahme erspart, ebenso das Martyrium, hoffnungslos überteuerte Umstandskleider erstehen zu müssen. Doch keine Schwangerschaft durchlebt zu haben gereicht der Adoptivmutter auch in mancher Hinsicht zum Nachteil: So sind ihr neun Monate der körperlichen Veränderungen entgangen, die sie auf das vorbereitet haben, was jetzt kommt. Sie (und ihr Partner) mögen Monate oder gar Jahre der Gespräche und des Papierkriegs hinter sich und sich in Phantasien und Träumereien darüber ergangen haben, wie ihr Kind sein und wann es zu ihnen kommen wird. Aber wenn es einmal da ist, verändert sich die physische Realität mit einem Schlag. Soeben noch waren die Arme der Frau leer, nun halten sie ihren Sohn oder ihre Tochter. In psychologischer Hinsicht hat das etwas von einem Schock – einem aufregenden, ekstatischen, lebensbejahenden vielleicht, aber trotzdem einem Schock –, und ihre Fixierung auf das adoptierte Kind ist unter Umständen noch starrer als die einer Frau, die ihr Kind selbst geboren hat.

Der Punkt ist, dass es keine Rolle spielt, wie eine Frau Mutter wird, sondern dass das Mutterwerden an sich sie dazu bringt, sich neu zu definieren. Und wenn wir anfangen, uns selbst vorrangig als Mütter und dann erst als Frauen zu sehen, weisen wir unseren sexuellen Bedürfnissen gern ein Plätzchen weiter hinten auf unserer länger gewordenen Prioritätenliste zu.

Genauso war es bei Ingrid, einer 29 Jahre alten hochintelligenten jungen Frau, die ich seit ein paar Jahren behandle. Sie suchte mich zum ersten Mal in ihrem letzten Collegejahr wegen einer leichten chronischen Angststörung in meiner Praxis auf. Ich verschrieb ihr ein Medikament, das sie noch immer nimmt, um ihre Symptome unter Kontrolle zu halten.

Früher schien Ingrid vor nichts Angst zu haben, sie wirkte furchtlos und unerschrocken. Sie hatte ihre Karriere als Biochemikerin fest im Blick, sich für ein hochkarätiges Promotionsprogramm eingeschrieben, ihren langjährigen Verlobten geheiratet, wurde schwanger, nahm zwei Wochen nach der Geburt wieder ihre Studien auf, führte sie zu Ende und fing an, ihre Dissertation zu schreiben. Als ihre Tochter zehn Monate alt war, stellte sie fest, dass sie erneut schwanger war.

Mittlerweile liegt die Geburt von Ingrids zweitem Kind anderthalb Jahre zurück. Sie hat ihre Dissertation nicht beendet und erwähnt sie mit keinem Wort. Sie redet fast ausschließlich über ihre Kinder, und wenn ich sie nach ihrem Ehemann frage, sagt sie, er sei nicht viel zu Hause, weil er bis spätabends arbeite. Sie kommt inzwischen einmal im Monat zu mir, und manchmal begleitet Jeff sie. Er macht sich Sorgen wegen seines Einkommens, fürchtet, dass sein Gehalt als Buchhändler nicht ausreicht, eine Familie zu ernähren. Ingrid solle ihre Arbeit fertigschreiben und ihren Doktor machen, aber sie schaltet auf stur und erklärt, sie werde die Kinder auf keinen Fall zu einer Tagesmutter geben; außerdem habe sie nicht vor, sich den Stress einer Dissertation zuzumuten und sich damit einem Fakultätsausschuss zu stellen. Jeff hält dagegen, dass sowohl seine als auch Ingrids Eltern angeboten hätten, bei der Betreuung der Kinder einzuspringen, aber Ingrid findet, das sei unerheblich. Sie sei die Mutter und damit diejenige, die bei ihnen sein sollte. Was Jeffs und Ingrids Geschlechtsleben betrifft, so hat es sich ins Nichts verflüchtigt. Jeff behauptet, Ingrid verwöhne die Kinder, schenke ihnen endlose Aufmerksamkeit und lasse sie so lange aufbleiben, dass sie, wenn sie endlich selbst zu Bett gehe, zu müde sei, um sich auszuziehen. Ingrid glaubt, Jeff sei eifersüchtig auf die Kinder, er sollte eigentlich verstehen, dass diese absoluten Vorrang hätten, und keine sexuellen Ansprüche an sie stellen, wo sie doch ohnehin schon so beansprucht sei. Jeff hingegen fühlt sich von Ingrid vernachlässigt und durch ihre Weigerung, ihre begonnene Laufbahn fortzuführen, in gewisser Weise auch betrogen. Er erklärt, sie müssten unbedingt in eine größere Wohnung ziehen, könnten aber mit seinem Einkommen allein keinen ausreichend hohen Kredit bekommen.

Was mit dieser Ehe geschieht, das machen viele Paare durch, sobald sie Kinder haben: Die Frau entfernt sich von ihrem eigentlichen Ich und wird zu jener fixen Gattungsgröße Mutter. Es ist kein Zufall, dass das Ich, von dem sie sich fortentwickelt, ausgerechnet die Person ist, in die ihr Partner sich seinerzeit verliebt hatte, und wahrscheinlich vermisst er diese Person mehr als sie. Lassen Sie mich eines klarstellen: Dies soll keine Kritik an Ingrid sein, weil sie sich ihren Kindern widmet. Es ist natürlich, dass eine Frau sich um das Wohlergehen ihrer Kinder sorgt. Wenn sie aber ihre Aufmerksamkeit über Gebühr auf die Kinder verlagert, tut ihr eine solche Flucht vor sich selbst unter Umständen nichts Gutes. Bei Ingrid war das eindeutig so. Je länger sie die Fortsetzung ihrer Dissertation vor sich herschob, desto unüberwindlicher schien sie, und desto mehr Selbstzweifel empfand sie im Zusammenhang mit ihrer Rückkehr zu den Härten des akademischen Lebens. Je mehr sie sich von ihrem Ehemann entfernte, desto verbitterter reagierte er, und desto mehr zog er sich seinerseits zurück.

Es ist keine Absicht: Mir ist noch nie eine Frau – Patientin oder Freundin – begegnet, die ihre sexuelle Beziehung vorsätzlich hat zur Bedeutungslosigkeit verkommen lassen, aber es gibt mehr Frauen, als Sie denken, die sich ihrem sexuellen Ich entfremdet fühlen, sobald sie schwanger werden und Kinder haben. Und auch wenn manche Frauen im Verlauf ihrer Schwangerschaft ein größeres Bedürfnis nach sexuellen Kontakten entwickeln, so nimmt doch bei den meisten das Verlangen mit zunehmendem Taillenumfang ab – und das womöglich aus keinem anderen Grund als dem, dass ihr dicker Bauch sich mit der Missionarsstellung nicht verträgt, aber auch aus vielen anderen. Es gibt Studien, die belegen, dass während der Schwangerschaft, und hier insbesondere im letzten Drittel, der Geschlechtstrieb einer Frau, ihr Lustempfinden und ihre Fähigkeit, einen Orgasmus zu haben, deutlich nachlassen.[1] Das Einzige, was sich erhöht, ist die Produktion von Vaginalsekret, und das hat vermutlich mit den gestiegenen Hormonkonzentrationen oder einer gesteigerten Blutzufuhr oder beidem zu tun.[2]

Ausnahmen gibt es immer, aber es ist sicher keine Übertreibung, zu sagen, dass die meisten Frauen im letzten Schwangerschaftsdrittel nicht mehr so besonders wild auf Sex sind, was ihre Partner häufig frustriert, weil ihnen die körperliche Intimität abgeht und sie außerdem fürchten, dass das für immer so bleiben wird. Während etliche Paare dann sexuell inaktiv werden, entwickeln andere ungeahnte Kreativität. Ich kenne einige Frauen, die nach der Geburt des Kindes die neu erworbene Fähigkeit der Milchproduktion genießen und ihre Männer daran teilhaben lassen. Und mag das auch nicht nach jedermanns Geschmack sein, so sehe ich doch nichts Falsches daran, solange es beiden Partnern etwas bringt. Es gibt Frauen, die ihre Milch quer durchs Zimmer spritzen können, wenn sie ihre Brust fest zusammendrücken, und es gibt Paare, die dieses neu entdeckte Talent in ihre Sexspiele einbauen. Noch einmal – vielleicht ist so was nicht gerade nach Ihrem Gusto, aber einige Leute bevorzugen halt unkonventionelle Methoden, um sich zu lieben, und solange beide es genießen, ist daran nichts auszusetzen.

Eine weitere Sache ist die, dass Ihr Körper anfängt, Pfunde anzusetzen. Manche davon sind natürlich notwendig und gesund für das Baby, aber zu viel zusätzliches Gewicht bleibt gern, wo es ist, auch nachdem das Baby den Verbund verlassen hat – manchmal noch, wenn sein nächster Schritt das College ist. (Einige Frauen bringen es ihr ganzes Dasein lang nicht fertig, die Pfunde wieder loszuwerden, die sie in der Schwangerschaft zugelegt haben; sie bleiben ihnen genau wie das Kind: lebenslänglich.) Nicht alle Frauen meutern gegen ihre neu erworbene Fülle. Manche, deren mädchenhafte Brüste einst die Größe von Aprikosen aufwiesen, freuen sich an den brotfruchtartigen Dimensionen, die diese während der Schwangerschaft annehmen (wenn sie stillen, auch noch ein bisschen länger). Das heißt aber auch, dass bei einer Frau, die während der Schwangerschaft heftig zunimmt – und viele, viele tun das –, die Selbstsicht als begehrenswertes Objekt männlichen Verlangens schwer angeschlagen sein kann, was sich unter Umständen massiv auf ihre Selbstachtung auswirkt.

Addieren Sie nun das Gefühl, nie ausgeschlafen, völlig überfordert und mit Verantwortung überhäuft zu sein, hinzu, und schon scheint eine größere Turnerei im Schlafzimmer in etwa so nahe liegend wie Tangounterricht – es würde bestimmt Spaß machen, aber wer hat schon die Zeit und die Energie dazu? Wenn Sie schwanger sind, fällt alles, was möglich sein könnte, dem zum Opfer, was sein muss – arbeiten gehen, Rechnungen bezahlen, sich um die Familie kümmern. Sie müssen das Auto voll tanken, Sie müssen Essen einkaufen, Sie müssen die Stromrechnung bezahlen – aber Sex müssen Sie nicht haben, also muss er warten.

Inzwischen sind Sie übermüdet, weil Sie nicht alles auf einmal tun können. In unseren Köpfen spukt diese verrückte Vorstellung herum, dass wir dazu in der Lage sein müssten, und wir bestrafen uns selbst, weil wir es nicht fertigbringen, sosehr wir es auch versuchen. Nun, ich kann Ihnen hier versichern, dass all den ganzen Supermüttern da draußen zum Trotz, die uns etwas anderes weismachen wollen, niemand alles schafft – *niemand*. Da ist zum Beispiel Alpha Mom TV, ein neuer 24-Stunden-Sender des Kabelfernsehens, gegründet von einer ehemaligen hochkarätigen Wall-Street-Managerin, die ein Baby bekam und ab sofort zu einer noch höherkarätigen Turbomagnatin des Muttergeschäfts mutierte. Das Zielpublikum des Senders, behauptet sie, sei »die neue Sorte von ›zupackenden‹ Müttern, die ständig versuchen, ihrem Soll voraus zu sein, stets ›auf der Höhe‹ der aktuellsten Innovationen, der schicksten Trends und aufregendsten Durchbrüche der Wissenschaft«.[3] Ich weiß nicht, wie es Ihnen geht oder ging, aber schick und »meinem Soll voraus zu sein« stand, als ich frisch gebackene Mutter war, auf meiner Hitliste nicht übermäßig weit oben – es irgendwie hinzubekommen, vor dem Abendessen geduscht zu sein hingegen schon. Und obwohl ich durchaus der Ansicht bin, dass es gut ist, Frauen mit Informationen zu versorgen, so halte ich es doch für absolut kontraproduktiv, unter ihnen einen Wettbewerb zu entfachen, indem ich ihnen einrede, Kinder großzuziehen sei eine Art olympische Disziplin, die man gewinnen kann, wenn man die schlaueste, schnellste, schickste, unternehmungslustigste – und erst recht wohlhabendste – Mama in der Spielgruppe ist. Eine Sache, die eine junge beziehungsweise künftige Mutter wirklich nicht braucht, ist der Druck, mehr zu tun, als sie tut, und das obendrein auch noch besser. Sie leistet bereits eine Menge, allein indem sie morgens aufsteht und sich in die monströsen Gewänder hüllt, die Frauen in anderen Umständen zu tragen haben. Und seien wir ehrlich: Es ist nicht leicht, sich sexy zu fühlen, wenn Sie mit Ihren Unterhosen eine Fregatte unter Segel setzen könnten und Sie sich das möglicherweise jeden Morgen griesgrämig selbst sagen, wenn Sie Ihren weit ausladenden Achtersteven damit auftakeln.

Da stehen Sie nun also: dicker denn je zuvor in Ihrem Leben, körperlich und emotional erschöpft, weil es jeden Tag mehr zu tun gibt, als Sie zu leisten imstande sind. Vieles davon hat chemische Ursachen: Dadurch dass sich unsere Hormone ändern (und diese machen während der Schwangerschaft ein wildes Auf und Ab durch), schwanken auch unsere Stimmungen – zum Guten und zum Schlechten. Es gibt das Ammenmärchen, dass Frauen in der Schwangerschaft grundsätzlich gut drauf, völlig euphorisch seien, aber das stimmt nicht. Klar, es gibt enthusiastische Zwischenspiele, während denen wir glückselig über das Wunder neuen Lebens in uns nachsinnen, aber genauso sind wir ängstlichen Grübeleien unterworfen. Wenn eine Frau schwanger ist, spuken in ihren Gehirnwindungen die abstrusesten Gedanken – und es ist nicht sehr wahrscheinlich, dass sie bei ihrem Abschiedsfest am Arbeitsplatz lamentiert: *Mein Gott, was habe ich bloß getan? Was, wenn ich dem Baby Schaden zufüge? Ich will das Kind nicht. Ich habe Angst vor dem, was ihm zustoßen könnte. Was, wenn es im Badewasser ertrinkt? Ich wünschte, mich gäbe es nicht, ich wünschte, mir wäre das nie passiert…* Und das ließe sich endlos so fortführen. Eine Collegeprofessorin erzählte mir von einem Traum, den sie während ihrer Schwangerschaft immer wieder hatte: Sie geht aus zum Essen, und plötzlich fällt ihr ein, dass sie das Baby in einer Schachtel im Kleiderschrank vergessen hat. Sie beschließt, es dort zu lassen, statt auf der Stelle nach Hause zu eilen und den Abend zu beenden. Ich kenne eine andere Frau, der, während sie ihr Kind in der Küche stillte, all die tödlichen Waffen seltsam klar ins Bewusstsein rückten, die sich in ihrer Umgebung befanden – Messer, Schere, Kartoffelschäler, Korkenzieher –, worauf sie sich fragte, was wohl passiere, wenn sie eines Tages beim Zwiebelschneiden durchdrehen und ihr Kind verletzen würde. Keine dieser Frauen würde je etwas tun, was ihren Kindern schaden könnte, und diese Phantasien sind nicht realer als die, in denen Sie womöglich mit Bruce Springsteen durchbrennen. Sie bahnen sich ihren Weg an die Oberfläche Ihres Bewusstseins und lungern dort herum – so absurd sie auch sein mögen. Mögen sie auch noch so gespenstisch anmuten, solche Gedanken sind extrem häufig und etwas ganz Normales – also kein Grund zur Sorge, auch wenn sie Sie ein bisschen frösteln lassen. Frauen reden nicht oft darüber, weil sie oftmals fürchten, die Einzigen zu sein, die solche garstigen, abartigen Vorstellungen haben, aber in Wirklichkeit sind diese nichts weiter als Manifestationen von Ängsten, und sie würden uns weniger ängstigen, wenn wir mehr darüber reden würden.

Wie könnte, während Sie so in diesem Treibhaus der pränatalen Mischung aus Ekstase und Sorge physisch und emotional ausgelaugt vor sich hin wuchern, Ihre Sexualität nicht beeinträchtigt sein? Ihr Partner findet Sie womöglich so attraktiv wie immer – in Anbetracht ihrer fülligen Proportionen vielleicht sogar noch ein bisschen mehr –, und doch glauben Sie ihm das nicht. Wie kann er Sie lieben, wenn Sie doch ganz anders geworden sind als früher? Will er wegen oder trotz Ihrer neuen Formen mit Ihnen schlafen? Wahr ist, dass es schwer fällt, seiner Hinwendung zu Ihnen zu trauen, weil Sie sich selbst nicht attraktiv finden.

Hinzu kommt, dass Sie vielleicht befürchten, dem Baby zu schaden, wenn Sie sich lieben. Viele Paare haben diese Sorge, und wenn die Betreffenden Fruchtbarkeitsprobleme gehabt und sich lange gemüht haben, schwanger zu werden, ist sie oftmals besonders groß. Tatsache ist, dass es keinerlei Daten gibt, aus denen hervorginge, dass ein Liebesakt, und sei er auch noch so turbulent, bei einer im Übrigen problemlosen Schwangerschaft für eine Fehlgeburt verantwortlich sein könnte. (Natürlich kann es vorkommen, dass es nach einer sexuellen Begegnung – stürmisch oder nicht – zu einer Fehlgeburt kommt, aber es gibt allen Grund zu der Annahme, dass sich diese Fehlgeburt anderweitig auch ereignet hätte.)

Solche Ängste gibt es in Fülle: Viele Frauen sorgen sich, dass die Kontraktionen bei einem Orgasmus vorzeitige Wehen auslösen (tun sie nicht) oder eine Frühgeburt verursachen könnten (tun sie ebenfalls nicht). Manche haben Angst, ihre sexuelle Routine zu verändern, vor allem, wenn ihre Männer die Missionarsstellung bevorzugen. Es gibt eine ganze Menge Frauen, bei denen der zunehmende Bauchumfang diese Position höchst ungemütlich, wenn nicht gar unmöglich macht und deren Ehemänner sich bei der Vorstellung, sich in anderer Stellung zu lieben, nicht minder unbehaglich fühlen. Diese Frauen entscheiden sich nicht selten dafür, auf Sex mit ihrem Mann ganz zu verzichten, statt dem Unbehagen entgegenzuwirken, das auf beiden lastet – sie gehen vor ihren Männern ins Bett, stellen sich schlafend, wenn diese das Schlafzimmer betreten, oder bleiben auf bis tief in die Nacht und gehen erst ins Bett, wenn ihre Männer eingeschlafen sind. Oder sie kehren den erotischen Annäherungsversuchen ihres Mannes so oft den Rücken, dass dieser, der Zurückweisung überdrüssig, irgendwann damit aufhört. In manchen, eher wenigen Fällen sind die Männer mit ihren Ansprüchen unvernünftig und lassen ihren Frauen kaum eine andere Wahl, als sie zurückzuweisen; in anderen aber stehen die Frauen einer Änderung ihrer Routine und neuen Liebespositionen genauso zögerlich gegenüber und entscheiden sich für die Abstinenz, statt das Thema anzupacken. Letzten Endes entfremdet diese Vermeidungshaltung Frau und Mann physisch und emotional voneinander, und das zu einem Zeitpunkt, wenn sie ihn am meisten braucht, was die sexuelle Beziehung noch lange nach der Geburt des Kindes stark belasten kann.

Schließlich, und dies ist beileibe nicht zu unterschätzen, haben Sie begonnen, nicht nur Mutter zu werden, sondern auch zum Mutterarchetyp – zur Großen Mutter oder Urmutter – zu mutieren, und mit unseren Müttern dürfen wir schließlich keinen Sex haben. Was, wenn Ihr Partner anfängt, Sie so zu sehen? Was, wenn Sie in ihm die Erinnerung an ein Urgefühl wecken, die ihn wie unbewusst auch immer anfangen lässt zu denken, *oh, ich weiß nicht …* Angesichts von alledem kann ein Mann nicht anders, als seine Frau mit fortschreitender Schwangerschaft mit anderen Augen wahrzunehmen, und vielleicht erscheint sie ihm dann als unattraktiv. Wenn sie sechzig Pfund zunimmt, sieht er sie unter Umständen als Matrone. Vielleicht hat er sorgfältig darauf geachtet, jemanden zu heiraten, der anders ist als seine Mutter, und plötzlich fängt seine Frau an, mehr und mehr wie … Finger weg! Es kann einen Mann zu Tode erschrecken, wenn seine Frau oder Geliebte in ihm das Bild seiner Mutter wachruft, denn das wäre Inzest, und der ist tief in uns als Tabu verwurzelt. Und eine Frau muss ihrer Schwiegermutter nicht einmal in Erscheinung oder Verhalten ähneln, um dem Mann die Mutter ins Bewusstsein zu rufen; die Tatsache, dass sie schwanger ist, kann bereits ausreichen, um die Saat der Inzestangst in seinem Kopf und beider Schlafzimmer auszubringen.

Als weiterer Hort diffuser Urängste erweist sich für viele Männer die Unsicherheit, wer der leibliche Vater des Kindes ist, das ihre Frau da austrägt. Diese uralte Quelle männlichen Misstrauens ist meiner Ansicht nach der Grund dafür, dass Männer in der Vergangenheit immer wieder versucht haben, die Kontrolle über Rechte und Fruchtbarkeit von Frauen zu erlangen. Wenn Sie nun glauben, jene Zeiten wären vorbei, dann werden Sie bei Folgendem vielleicht ins Grübeln kommen: Vor kurzem trat die Beauftragte für Frauengesundheit der United States Food and Drug Administration [FDA, der amerikanischen Lebens- und Arzneimittelzulassungsbehörde] aus Protest darüber zurück, dass die Behörde es abgelehnt hatte, die »Pille danach« als Notfalllösung gegen unerwünschte Schwangerschaften zuzulassen, obwohl die wissenschaftlichen Berater der FDA diese mit großer Mehrheit als sicher und effizient eingestuft und zum freien Verkauf an alle Altersgruppen geraten hatten.[4] Sie können Gesetze machen, so viele Sie wollen, am Ende ist die Frau die Einzige, die weiß, wer der Erzeuger ihres Kindes ist – und das bereitet etlichen Männern Unbehagen.

Und weit mehr Männer, als Sie denken, haben echten Anlass zur Sorge: Bei einer Quizsendung im Radio wurden die Ratenden unlängst gefragt, wie viel Prozent aller Männer Anlass haben, an der Vaterschaft ihrer Babys zu zweifeln. Die Antwort lautete: Sechs Prozent, was heißt, dass einer von siebzehn Männern mit einer Frau verbandelt ist, deren Treue er mit Fug und Recht misstrauen muss. Rechnen Sie dazu diejenigen, die sich Gedanken machen, obwohl sie keinen Grund dazu hätten, und schon haben Sie bei mehr als vier Millionen Babys, die jährlich in den Vereinigten Staaten das Licht der Welt erblicken, über eine Viertelmillion Männer, deren sexuelle Befindlichkeit unter gewissen Turbulenzen zu leiden haben wird – nicht nur die ihrer Partnerin –, während beide gemeinsam der Geburt ihres Kindes entgegenfiebern.

Die Entbindung kann die Landschaft der intimen Beziehung eines Paares von Grund auf ummodeln. Gefühlsstürme und Wellen des Unbehagens, elektrisierende Schmerzen voller Verheißung, die krampfende, blutige Urkörperlichkeit, so ungezähmt, so brutal, so zutiefst weiblich und so ganz anders als alles, was Sie je erlebt haben. Sie kann die Art und Weise, wie ein Mann Sex und seine Partnerin erlebt und empfindet, auf immer und ewig verändern; vielleicht kommt er nie darüber hinweg. Und auch für die Frau ist es kein Spaziergang.

Es ist kein Scherz: Manche Männer verlassen den Kreißsaal heftiger traumatisiert als ihre Frauen. Und während Frauen in aller Öffentlichkeit mit der Inbrunst eines Soldaten, der eine dramatische Schlacht überstanden hat, über die Mühsal der Geburtswehen berichten, tendieren Männer dazu, ihre Narben zu verbergen. Vor kurzem schrieb ein Psychiater in der *New York Times* über mehrere seiner Patienten, die erklärt hatten, sie wünschten, sie wären am Kopfende des Bettes geblieben, als ihre Frauen in den Wehen lagen, so verstört waren sie von dem, was sie zu sehen bekommen hatten. Manche Männer berichteten über Symptome, die große Ähnlichkeit hatten mit denen einer posttraumatischen Belastungsstörung, wie sie Menschen erleiden, die Zeuge eines zutiefst erschütternden Ereignisses gewesen waren. Ja, einige Männer sagten, sie hätten nie wieder zu der erotischen Unbefangenheit zurückgefunden, die sie für ihre Frauen empfanden, bevor sie ihnen bei der Geburt ihres Kindes zugesehen hatten. Ein seit zwölf Jahren verheirateter Mann drückte es so aus: »Ich glaube, einer der Hauptgründe dafür, dass ich mich nicht mehr zu meiner Frau hingezogen fühle, ist die Tatsache, dass ich sie dreimal habe gebären sehen. Es ist, als wüsste ich zu viel über diesen Teil von ihr.«[5]

Diese Männer sind keine Feiglinge, sie sind auch keine schlecht angepassten, heimlichen Frauenhasser. Es sind Männer, die ihre Frauen lieben und von den stürmischen Emotionen überwältigt wurden, die jeder empfindet, wenn er mit ansehen muss, wie jemand, dem er innigst zugetan ist, eine Tortur durchmachen muss – eine Tortur noch dazu, an deren Bestehen er beteiligt ist und deren Qualen er hilflos gegenübersteht. Erst in den letzten dreißig, vierzig Jahren hat man Männern gestattet, ja, sie gar ermutigt, anwesend zu sein und daran teilzuhaben, wenn Frauen ihre Kinder zur Welt bringen. Davor hielt man die Herren der Schöpfung in sicherer Entfernung vom Ort der Entbindung in einem Warteraum, in dem sie nervös auf und ab schreiten und der erlösenden Nachricht harren konnten. Inzwischen wirkt das absolut altmodisch, und ich befürworte sicher keine Rückkehr zu den angeblich so guten alten Zeiten, als die Geburt eine Privatangelegenheit zwischen einer Frau und ihrem (meist männlichen) Arzt war. Aber jede Diskussion über Sexualität nach der Entbindung wäre blauäugig, naiv und unvollständig, würde ich nicht die Gefahren beim Namen nennen, die ein Mann auf sich nimmt, welcher der Frau, die er liebt, bei der Entbindung zusieht. So manche zutiefst bewegende Erfahrung kann auch massiv belasten, und Gebären gehört ganz sicher dazu.

So intensiv und nachhaltig beeindruckend Wehen und Geburt für einen Mann unter Umständen sein können – für eine Frau sind sie es garantiert. Ob die Wehen nun vier oder vierzig Stunden dauern – Sie können sicher sein, dass sie der Frau, die sie durchgemacht hat, in Erinnerung bleiben werden. Mitunter dauern die Wehen Tage, steigern sich ohne Komplikationen ganz allmählich und münden in eine Bilderbuchgeburt; andere dauern von Anfang bis Ende drei Stunden und verlaufen beängstigend stürmisch. Jede Geburt ist anders, weil jede Frau anders ist. Manche können dem Ganzen die Stirn bieten und stehen Wehen und Geburt durch, ohne auch nur ein Aspirin zu nehmen, andere verlangen eine Epiduralanästhesie (oder Periduralanästhesie), wenn der Muttermund erst drei Zentimeter geöffnet ist, wieder andere bestehen auf einem Kaiserschnitt, weil sie sich vor den Wehen fürchten. Welche Art von Entbindung eine Frau auch wählt, ob sie ihr Kind auf natürlichem Wege oder per Kaiserschnitt zur Welt bringt – sie kann sicher sein, dass dieses Ereignis für viele Aspekte ihres Lebens (und auch für ihre Sexualität) weit reichende und in einigen Fällen auch bleibende Konsequenzen haben wird.

Das ist insbesondere dann der Fall, wenn die Wehen sich hinziehen. Manche Babys wollen einfach nicht herauskommen, und die Frau plagt sich unter Umständen mit stundenlangem Pressen, ohne den Kopf des Kindes so weit nach vorne bugsieren zu können, dass Arzt oder Hebamme ihn zu fassen und dem Baby auf die Welt zu helfen vermögen. Wenn das der Fall ist (und es Mutter und Kind im Übrigen gut geht), stehen Geburtshelfer und Mutter verschiedene Möglichkeiten zur Wahl: die Zange (so etwas wie die vergrößerte Ausgabe einer Salatzange), mit der man den Kopf des Kindes greifen kann, die jedoch heutzutage weniger häufig verwendet wird als früher, eine Vakuumsaugglocke (die genauso funktioniert, wie man es sich ihrem Namen nach vorstellt: ein glockenartiges Gerät, mit dem man den Kopf des Kindes aus der Vagina »heraussaugt«) und die Alternative, ein Kaiserschnitt. In aller Regel zögert ein Gynäkologe allerdings, eine Operation vorzunehmen, wenn es weniger invasive Möglichkeiten gibt (Hebammen ist ein solcher Eingriff grundsätzlich nicht gestattet). Die meisten Ärzte werden also nach Möglichkeit versuchen, dem Kopf des Kindes den Weg ins Freie zu bahnen, ohne die Mutter einer größeren Operation auszusetzen. In den allermeisten Fällen funktioniert das, und das Baby tut wohlbehalten seinen ersten Schrei. Die Mutter hat unter Umständen weniger Glück.

## Carole: »Was haben wir getan?«

Carole, eine 33 Jahre alte Professorin für Biologie, kam etwa einen Monat nach der Geburt ihres ersten Kindes zu mir. Sie und ihr Mann hatten sich gerade dazu entschlossen, etwas gegen ihre Unfruchtbarkeit zu unternehmen, als sie feststellten, dass sie schwanger war, und beide hatten der Ankunft ihres Kindes mit großer Freude entgegengesehen. Die Schwangerschaft war durch Übelkeit und Migräne überschattet gewesen, die es Carole bei ihren laufenden Lehrverpflichtungen unmöglich gemacht hatten, etwas anderes zu tun, als ihre Kurse abzuhalten und notdürftig ihre Forschungen fortzuführen. Ihren Worten zufolge kam sie heim, ließ sich aufs Sofa fallen, beschäftigte sich mit den Vorlesungen für den nächsten Tag, während ihr Ehemann Gene das Abendessen zubereitete, und fiel unmittelbar danach ins Bett. Carole erzählte, dass sie während der Schwangerschaft wenig bis gar kein Verlangen empfunden habe und ihr außerdem die Energie abging, Gene dabei zu helfen, das seine zu befriedigen. Außerdem nahm sie im Verlauf der Schwangerschaft vierzehn Kilo zu, und das machte ihr zu schaffen – ihre Ärztin fand das allerdings nicht beunruhigend.

Als der Termin nahte, begann Carole sich vor der Entbindung zu fürchten. Sie hatte Angst, dass ihr die Wehen rasch zu viel werden würden und sie ein Schmerzmittel bräuchte, wusste aber auch, dass viele Frauen am Ende einen Kaiserschnitt hatten machen lassen müssen, weil sie ihre Epiduralanästhesie zu früh verlangt hatten, und wollte nicht, dass es ihr ebenso ging. (Wird zu viel Betäubungsmittel verabreicht, so kann das zur Folge haben, dass die Frau die Kontraktionen nicht mehr spürt. Dadurch wird ihre Fähigkeit unterbunden, zum richtigen Zeitpunkt zu pressen, und das wiederum führt zum Nachlassen der Wehen.) Am Ende einigte man sich darauf, dass Carole ihre Wehen so lange aushalten sollte, wie es ging, und sich dann eine Epiduralanästhesie geben lassen würde, die dann hoffentlich keinen Kaiserschnitt zur Folge haben würde – vorausgesetzt freilich, Mutter und Kind ginge es gut. Ihre Ärztin stimmte zu, und es konnte losgehen.

Eine Woche nach dem errechneten Termin begannen die Wehen. Alles verlief nach Plan, bis der Muttermund einen Durchmesser von acht Zentimetern hatte. An diesem Punkt überzeugte sie die Heftigkeit der Wehen, dass der Wert einer natürlichen Geburt gemeinhin überschätzt wird, und sie verlangte nach einer Narkose. Nach zwanzig Stunden Wehen und vier Stunden Pressen war Carole erschöpft, und ihr Unterleib ähnelte einer Boxerfaust nach hartem Kampf. Ihr Arzt griff zur Saugglocke, nahm einen Dammschnitt vor, um die Vaginalöffnung zu weiten, brachte den Kopf des Kindes zum Vorschein und nach einigem Herummanövrieren auch die Schultern und den Rest. Die gute Nachricht war, dass es dem Baby gut ging. Die weniger gute, dass Kopf und Schultern des Kindes Caroles Dammschnitt viel zu weit gedehnt und einen Dammriss dritten Grades bis zum Schließmuskel verursacht hatten.

Nun, einen Dammriss dritten Grades möchte ich niemandem schönreden. Er muss genäht werden, braucht mehrere Wochen, um abzuheilen, behindert eine stark beanspruchte Körperregion, bringt psychischen Stress mit sich, befrachtet jeden Stuhlgang mit Angst und tut schlicht und einfach weh. Unter Umständen legt er während des Heilungsprozesses auch die Kontrolle über den Schließmuskel teilweise lahm, so dass es ein paar Wochen hinterher noch zu unabsichtlichem Stuhlverlust kommt. Große Risse sind schmerzhaft und befremdlich, hässlich und unangenehm. Wobei allerdings auch gesagt werden muss, dass im Hinblick darauf, was bei Schwangerschaft und Entbindung alles schiefgehen kann, ein großer Riss keine echte Tragödie ist. Er heilt, und man erholt sich rascher davon als von einem Kaiserschnitt.

Für Carole war das ein schwacher Trost, als sie mir deprimiert und verdrossen gegenübersaß. Die Geburt lag fast einen Monat zurück, und sie war noch nicht wieder die alte (niemand ist vier Wochen nach dem ersten Kind wieder dieselbe wie zuvor, aber das wollte sie nicht hören). Sie blutete noch immer ein bisschen nach, der Dammriss war noch nicht ganz verheilt, und sie verlor auch noch geringe Mengen an Stuhl. Gene machte sich Sorgen um sie. Sie war auf sein Drängen in meine Praxis gekommen. Nach Caroles Bericht hatten ihn einige ihrer Äußerungen alarmiert. Es folgt nun – mehr oder weniger wörtlich –, was sie zu mir sagte:

»Nicht, dass wir kein Kind gewollt hätten. Wir wollten eines. Und nun, da wir eines haben, kommt es mir vor wie der größte Fehler meines Lebens. Wir sind es nicht übereilt angegangen. Wir haben mehr als ein Jahr herumprobiert, hatten also jede Menge Zeit, darüber nachzudenken. Wir hatten uns bereits um eine Fruchtbarkeitstherapie bemüht. An einem Donnerstag sollte es losgehen, und am Dienstag davor stellte ich fest, dass ich schwanger war. Es war wie ein Wunder, obwohl keiner von uns beiden an so etwas glaubt.

Die ersten vier Monate waren schlimm, obwohl, verglichen mit jetzt, so schlimm dann auch wieder nicht. Mir war oft übel. Ich musste mich übergeben, und meine Migräne wurde schlimmer. Gene war toll, er hat einen Großteil des Haushalts übernommen und ein paarmal meinen Kurs gehalten, wenn es mir zu schlecht ging. Er war wirklich verständnisvoll, als, wissen Sie, als sich die Dinge zu ändern begannen. Er hat mich nie bedrängt, nie darüber gemeckert, dass unser Sexleben sich mehr oder minder... in Luft aufgelöst hat. Wir wussten, dass es vorübergehen würde, eben eine gewisse Zeit dauern. Es war nicht so, als hätten wir nicht gewusst, dass unser Leben sich ändern würde.

Aber auf das hier war ich nicht vorbereitet. Ich wusste, es würde weh tun, es würde dauern, bis alles abgeheilt ist. Aber das hier ist furchtbar, ein Albtraum. Es ist einen Monat her, und ich blute noch immer. Und ich leide noch immer unter – wie heißt es so schön – ›gelegentlicher Inkontinenz‹. Mit anderen Worten: Ich kann meinen Stuhl nicht bei mir behalten. Dafür hätte ich keine Ärztin gebraucht. Es ist wunderbar, sage ich Ihnen. ›Oh, sieht alles prima aus‹, sagt sie. Das soll prima sein? Prima für sie vielleicht: Sie läuft ja auch nicht herum und stinkt wie eine Kloake. Ich traue mich nirgends hin, aus lauter Angst, dass jemand plötzlich aufsieht und fragt: ›Wo kommt denn dieser Geruch her?‹ Es ist das Ekelhafteste, Erniedrigendste von der Welt.

Was mich am meisten ärgert, ist, dass es nicht so sein müsste. Warum hat sie keinen Kaiserschnitt gemacht? Warum hat sie es so lange laufen lassen? ›Sie wollten eine natürliche Geburt‹, erwidert sie. ›Sie wollten keine Operation, das Baby war nicht in Gefahr, und wir waren uns einig, dass wir uns an die Abmachung halten wollten.‹ Wir? Wer ist ›wir‹? Denkt sie wirklich, ich will so herumlaufen? Ich bin Biologin, keine Gynäkologin – es ist nicht mein Job zu wissen, was zu tun ist. Das war ihr Job, und sie hat's vergeigt.

Wie soll ich wieder arbeiten gehen? Ich kann nicht vernünftig denken. Wie soll ich lehren? Ich könnte nächstes Jahr eine feste Stelle bekommen, aber ich kriege meine Forschungsarbeit nicht gemacht.

Was haben wir getan? Ich habe das schreckliche Gefühl, dass wir einen furchtbaren Fehler begangen haben, dass wir dieses Kind nie hätten bekommen dürfen. Er schreit andauernd, und ich weiß nicht, was ich tun soll. Ich hätte nie Mutter werden dürfen. Ich bin lausig darin. Jeder sagt: ›Wenn es so weit ist, wirst du wissen, was zu tun ist.‹ Aber du weißt es nicht – wenigstens ich nicht. Ich schwöre jeden Eid, dass Gene es besser kann als ich.

Er denkt, ich bin am Durchdrehen, wissen Sie. Unlängst sagte er, er vermisse mich, vermisse, wie es zwischen uns war. Und ich antwortete: Vielleicht haben wir einen Fehler gemacht, und vielleicht – ich habe nicht gesagt, wir sollten, auch nicht, dass ich das wollte –, aber vielleicht wäre es besser, das Kind zur Adoption freizugeben. Es sah mich an, als hätte ich den Verstand verloren. Und wissen Sie was? Wenn ich mich so reden höre, glaube ich, er hat Recht.«

Es kommt oft vor, dass Frauen nach der Geburt eines Kindes zwiespältige Gefühle hegen. Die überwiegende Mehrheit aller Frauen, siebzig bis achtzig Prozent, wird ein paar Tage nach der Geburt von so genannten »Heultagen«, dem postpartalen Stimmungstief oder »Baby-Blues«, befallen – Gefühlen wie Schwermut, Angst, Verbitterung und Schuld –, und es ist leicht einzusehen, warum. Sie leiden unter extremem Schlafmangel, Ihre Hormone proben den Aufstand, ein winziges Wesen, das noch vor ein paar Tagen still und friedlich in Ihrem Innern vor sich hin dümpelte, fordert nun lauthals und ununterbrochen Ihre ungeteilte Aufmerksamkeit (so scheint es zumindest); Sie können nicht zur Toilette gehen, ohne dass jemand jammert oder irgendetwas von Ihnen braucht, und nichts – *gar nichts* – in Ihrem Leben ist, wie es war. Vielleicht machen Sie die unliebsame Erfahrung, wie es ist, mit dem Baby im Einkaufswagen durch den Supermarkt zu hasten, oder Sie brechen bei einer Besprechung an Ihrer Arbeitsstelle plötzlich in Tränen aus. Es zieht Ihnen den Boden unter den Füßen weg, verwirrt Sie zutiefst, aber wenn Sie einmal darüber nachdenken, so ist es durchaus verständlich, dass es eine gewisse Zeit dauert, bis Sie sich an die veränderten Umstände gewöhnt haben.

Bei zehn bis fünfzehn Prozent aller frisch gebackenen Mütter verdunkelt sich der Baby-Blues zu einer veritablen Wochenbettdepression, einer weit ernsteren Störung, die in den seltensten Fällen ohne Behandlung vorübergeht. Bei vier Millionen Babys, die jährlich in Amerika geboren werden, ist hier also die Rede von 400 000 bis 600 000 Frauen, die diese Last zu tragen haben, und Carole war eine davon.

Eine Wochenbett- oder postpartale Depression ist kein harmloses Tief, aus dem Sie sich an den eigenen Haaren oder an ein paar herzerwärmenden Worten von Freunden heraushangeln können. Sie ist eine echte und schwer wiegende psychische Erkrankung, die jede Frau bekommen kann und die auf der Stelle behandelt werden muss. Eine Wochenbettdepression vermag die Persönlichkeit einer Frau dramatisch zu verändern, ihre Rolle als Partnerin ebenso wie ihre Fähigkeit, für das Baby und etwa vorhandene andere Kinder in ihrer Familie zu sorgen. Es war eine ausgewachsene Wochenbettdepression, die Carole die quälenden Gedanken an das Aufgeben ihres Kindes eingab, wo sie doch im Grunde nichts anderes wollte, als die Kontrolle über ihr Leben

– ihre Ehe, ihre Karriere, ihren Körper, ihren Verstand – zurückzuerlangen, eine Kontrolle, die ihr entglitten war (so empfand sie es zumindest), seit ihr Sohn auf der Welt war. Ein wichtiger Teil dessen, was ihr fehlte, war die sexuelle Beziehung zu ihrem Ehemann, die irgendwann dadurch abhanden gekommen war, dass sie ihre gesamte Energie auf das Kind konzentriert hatte. Es ist dieses Abdriften, von dem ich im Vorhergehenden bereits berichtet habe, jener unwiderstehliche emotionale Zug, der Sie von Ihrem Partner entfernt und zu Ihrem Kind hinzieht. Es ist ein Teufelskreis: Je mehr Sie sich aus der sexuellen Beziehung zu Ihrem Ehemann zurückziehen, desto weniger fehlt Ihnen jene intime Vertrautheit und desto leichter wird es, loszulassen. Je mehr Sie loslassen, desto weiter driften Sie natürlich auseinander.

Caroles Geschichte gibt allen Anlass zur Hoffnung. Binnen zwei Wochen nach Beginn der Therapie nahm sie ein Antidepressivum, das ihr gut bekam, und fühlte sich sehr viel besser. Gegen Ende des Sommers war der Riss abgeheilt, und Carole und Gene hatten wieder einmal pro Woche bis alle zehn Tage Sex miteinander, was für ein Paar mit Baby nicht schlecht ist. In der Kinderkrippe auf dem Campus wurde ein Platz frei, und Carole konnte zum Herbst ihre Lehrtätigkeit fortsetzen. Am Anfang war sie ein bisschen erschöpft, aber sie teilte sich Kinderbetreuung und Haushalt mit Gene und leistete sich eine Haushaltshilfe, die alle vierzehn Tage kam und den Rest erledigte. Sie war insgesamt acht Monate bei mir in Behandlung, was für die Behebung einer Depression kein langer Zeitraum ist. Ich glaube, ein Grund dafür, dass sie sich so rasch erholte, ist die Tatsache, dass sie nur wenige Wochen nach dem Auftreten der ersten Symptome Rat suchte. Bei Depressionen gilt grundsätzlich: Je eher Sie Hilfe bekommen, desto besser werden Sie auf die Behandlung ansprechen.

### Maureen: »Ich bin einfach keine besonders gute Mutter«

»Nach Mollys Geburt hatte ich eine wirklich üble Depression. Ich habe einfach nicht mehr funktioniert und fand mich im Krankenhaus wieder. Das alles möchte ich nicht noch einmal durchmachen. Also dachte ich, ich sollte Sie aufsuchen, denn ich bin wieder schwanger und habe aufgehört, für diese Zeit die Medikamente zu nehmen. Ich will nicht noch eine Wochenbettdepression.«

Ich könnte mir keine umsichtigere, kooperativere Patientin als Maureen wünschen, fand ich. Sie war dreißig und sich hinreichend ihrer selbst bewusst, um zu wissen, dass eine weitere postpartale Depression nicht nur möglich, sondern sogar wahrscheinlich war. Maureen hatte eine Vorgeschichte, sie litt unter einer unspektakulären Dysthymie, einer anhaltenden leichten Schwermut, die einen Menschen nicht übermäßig beeinträchtigt, sondern lediglich seine generelle Sicht der Dinge durch einen schwachen Schatten verschleiert. Es ist, als wären Sie von einem chronischen Baby-Blues befallen, und Maureen hatte zum ersten Mal mit Anfang zwanzig damit zu tun gehabt. Sie war sporadisch mit Antidepressiva behandelt worden, aber während der ersten Schwangerschaft hatte sie die Mittel abgesetzt und sich prompt ein paar Wochen nach der Geburt eine tiefe Depression eingehandelt. Sie fand schließlich Hilfe und nahm wieder Medikamente, die, so sagte sie, zwar ihrer Stimmung gut taten, ihr sexuelles Verlangen aber abwürgten. Ihre Tochter war inzwischen zweieinhalb Jahre alt und ging in dieselbe Vorschule, in der auch Maureen in Teilzeit unterrichtete. Maureen sagte, ihr gehe es gut, aber sie sei sehr müde. Molly halte sie sieben Tage die Wochen rund um die Uhr auf Trab.

»Es ist ein Witz, oder?«, fragte Maureen. »Ich habe Kinder gern. Ich arbeite mit Kindern. Aber bei meinem eigenen ist es anders. Ich kann zu Molly einfach nicht genauso Nein sagen wie zu meinen Kindern in Saint Agnes. Auch nicht, wenn ich weiß, dass ich es tun sollte. Ich habe einfach nicht das Herz.

Zum Teil liegt es daran, dass ich zu erschöpft bin. Ich bin in der Mitte des ersten Drittels und nur noch müde. Molly schläft nicht besonders viel. Sie wacht mehrmals die Nacht auf, marschiert umher und kommt zu uns ins Schlafzimmer. Bevor ich schwanger war, habe ich sie dann zurück in ihr Bett getragen, aber jetzt lasse ich sie einfach zu uns kriechen, denn so schlafe ich am ehesten wieder ein. Aber es ist nicht genügend Platz für uns alle, und Ted schläft wie ein Stein, also liege ich einen Großteil der Zeit die halbe Nacht wach. Am nächsten Tag bin ich dann völlig kaputt, und an den Tagen, an denen ich Dienst habe… ach, vergessen Sie's. Allein Molly anzuziehen und rechtzeitig aus dem Haus zu kommen ist ein mittlerer Zwergenaufstand. Wenn wir einmal dort sind, ist sie brav, aber sie aus dem Bett und in Gang zu kriegen ist ein echtes Problem, denn wir sind beide müde und knatschig, und es ist einfach echt schwer.« Maureen wandte die Augen ab und zwinkerte rasch. Ich gab der Kleenex-Schachtel einen Stoß in ihre Richtung.

»Ich möchte eine gute Mutter sein«, fuhr sie fort und tupfte sich die Augen trocken. »Ich möchte immer lächeln, fröhlich, zufrieden und normal sein. Aber so bin ich nicht. Mich packt der Frust. Ich werde sauer. Ich habe nicht die Geduld, die eine Mutter mit ihrem Kind haben sollte. Ich bin einfach keine besonders gute Mutter. Die Medikamente helfen, wenn ich sie nehme. Sie helfen mir, geduldiger zu sein, machen mich weniger launisch, ausgeglichener. Ted sagt, ich sei ganz anders damit, und er hat Recht. Ich kann mich selbst viel besser leiden, wenn ich sie nehme.

Aber sie haben auch eine Kehrseite. Mein sexuelles Verlangen ist, als sei es nicht vorhanden. Ich schlucke diese Pillen, mir geht es besser, mein Mann fängt an, mich wieder zu mögen, und er will Sex. Aber die meiste Zeit über habe ich überhaupt kein Interesse. Ich bin abends so müde, dass ich kaum mehr kriechen kann. Ich liege einfach da und lasse ihn gewähren. Es ist ein Wunder, dass ich wieder schwanger bin. Und mein Gewicht macht die Dinge nicht besser. Ich bin nie die Pfunde aus der Schwangerschaft mit Molly losgeworden, und jetzt nehme ich Tag für Tag mehr zu. Wenn ich ein Mann wäre, ich würde nicht mit mir schlafen wollen.

Also, deshalb bin ich hier. Ich möchte, dass diese Schwangerschaft anders verläuft. Ich möchte eine bessere Mutter sein. Ich will nicht, dass diesem Baby das fehlt, was Molly fehlt.«

»Was fehlt Molly denn?«, fragte ich.

»Eine natürliche Geburt zum Beispiel und alles, was damit zusammenhängt. Es war meine Entscheidung. Ich habe einem Kaiserschnitt zugestimmt. Niemand hat mich gezwungen. Damals schienen mir dreißig Stunden genug, und als der Arzt fand, wir sollten es so machen, habe ich mich darauf eingelassen. Es war nicht das, was ich wollte, aber es war das, was sie für das Beste hielten, und so haben wir es gemacht.

Aber dieses Mal will ich es auf natürlichem Wege, egal, was passiert. Ich will diese Erfahrung wirklich, und ich will sie auch für das Baby. Ich weiß, man sagt, es sei schwierig, nach einem Kaiserschnitt eine natürliche Geburt zu haben, aber ich will sie trotzdem. Und diesmal will ich stillen. Ich habe es immer bereut, dass ich Molly nicht gestillt habe. Ich habe es versucht, aber sie hat es nicht richtig kapiert, und es hat wahnsinnig weh getan. Es war einfach zu schlimm, also habe ich aufgegeben. Im Rückblick hätte ich den Kaiserschnitt nicht machen lassen sollen. Ich hätte mich mehr anstrengen müssen. Ich hätte mich bei allem mehr anstrengen müssen. Ihretwegen.«

Wenn ich eines in meinem Leben gelernt habe, dann das: Wenn sich das Wörtchen »hätte« häuft, ist ein Schuldgefühl nicht fern, und bei Maureen war es nicht zu überhören. Es stellte sich heraus, dass eine ihrer besten Freundinnen eine vehemente Verfechterin der medikamentenfreien natürlichen Geburt war und Maureen gedrängt hatte, sich ohne Wenn und Aber dem natürlichen Weg zu verschreiben. Maureen war hin- und hergerissen zwischen dem, was sie glaubte tun zu müssen (die Wehen ohne jedwede Betäubung durchzustehen), und dem, was sie gern getan hätte (sie so rasch und erträglich wie möglich hinter sich zu bringen). Das kommt nicht selten vor. Die Wehen- und Entbindungsdogmatik unserer Tage übt einen beträchtlichen Druck auf gebärende Frauen aus, jedes Schmerzmittel zugunsten einer mutmaßlich authentischeren – garantiert aber schmerzhafteren – Erfahrung abzulehnen. Meine Meinung als Ärztin und jemand, der zwei Geburten hinter sich hat, ist die: Sobald es sicher ist, eine Epiduralanästhesie zu setzen, nehmen Sie sie. Ich sehe nicht ein, was Leiden bringen soll, vor allem nicht, wenn Sie eine sehr lange Geburt überstehen müssen. Es ist völlig in Ordnung, ohne Schmerzmittel zu entbinden, wenn Sie eine rasche Geburt haben und Ihr Kind binnen weniger Stunden auf der Welt ist, und bei manchen Frauen trifft das auch zu. Aber niemand darf einer Frau Schuldgefühle einreden, weil sie sich während einer langen Geburt ein Schmerzmittel verabreichen lässt.

Oder weil sie nicht stillt. Es steht völlig außer Frage, dass Stillen die beste Art ist, ein Neugeborenes zu ernähren, und der Mutter tut es auch gut. Ich rate jungen Müttern, mindestens drei Monate, wenn möglich auch ein Jahr, zu stillen. Aber manche Frauen haben Probleme damit, vor allem, wenn sie unter Depressionen leiden. Unter meinen Patientinnen mit Wochenbettdepression gab es nur sehr wenige, die in der Lage waren, ihr Kind zu stillen. Die Mütter probieren es immer wieder, aber die Babys saugen nicht richtig und werden nicht satt, die Mütter fühlen sich deshalb als Versagerinnen, weil sie aus dem Fläschchen zufüttern müssen. Depressionen scheinen ein ganzes Netz aus primären und sekundären Bindungsproblemen zu bedingen. Wir wissen nicht genau, warum das so ist – man könnte meinen, diese Gefühlslage ließe die Muttermilch sauer schmecken, so dass das Baby aufhört zu trinken. Bei Frauen mit einer echten Wochenbettdepression ist das ein ernstes Thema und dazu angetan, ihre Ängste und Sorgen während künftiger Schwangerschaften massiv zu vermehren.

Oberste Priorität war es, Maureen zu mehr Schlaf zu verhelfen. Ich verschrieb ihr ein gering dosiertes Schlafmittel, das auch Schwangeren nicht schaden kann, und schlug ihr außerdem vor, neben ihr Bett einen Schlafsack samt Kissen zu legen und Molly dazu anzuhalten, auf ihren nächtlichen Streifzügen leise dort hineinzuschlüpfen, ohne ihre Mutter zu wecken. Ich kenne mehrere Eltern, die das gemacht haben und bei denen es funktioniert hat. Die Kinder kommen noch eine Weile, aber der Schlafsack ist auf Dauer nicht allzu bequem, und so beschließen sie bald, im eigenen Bett zu bleiben.

Ich ließ Maureen jede Woche kommen. Wir arbeiteten an ihren Schuldgefühlen und ihrer Meinung über ihre mütterlichen Fähigkeiten. Maureen war nämlich eine sehr gute Mutter. Sie liebte ihre Tochter und versorgte sie nach allen Regeln der Kunst. Wenn sie überhaupt einen Fehler machte, dann den, zu nachgiebig zu sein und zuzulassen, dass Molly sie zu sehr beanspruchte. Also versuchten wir, dahin zu kommen, dass Maureen Grenzen setzen lernte und auch einmal Nein zu ihrem Kind sagte. Da ein zweites unterwegs war, konnte sie alle Übung brauchen.

Außerdem musste Maureen lernen, ihren Ehemann besser einzubeziehen. Vor lauter Schuldgefühlen wegen des Kaiserschnitts und der missglückten Stillzeit hatte sie angefangen, Molly als ein zu kurz gekommenes Kind zu betrachten, das ihre uneingeschränkte Aufmerksamkeit verdiente. Dadurch, dass Maureen nahezu alle Energie in ihr Kind steckte, blieb kaum noch etwas für ihren Ehemann übrig. Sie hatte das Gefühl, Molly zu Recht an die erste Stelle zu setzen, und übersah dabei, dass sie dadurch, dass sie ihrem Ehemann Rang zwei einräumte, auch ihre Ehe dorthin verwies und mit ihr das eigene Wohlbefinden. War das zweite Kind erst einmal da, so würde es nur eine Frage der Zeit sein, bis Ted auf Platz drei landete und ihr gemeinsames Intimleben samt Maureen selbst auf Platz vier.

Ende November sollte Maureen entbinden. Kurz vor Thanksgiving kam sie noch einmal zu einer Sitzung, und als sie ging, gab ich ihr ein Rezept für ein Antidepressivum. »Maureen«, sagte ich, »das lösen Sie auf dem Heimweg ein, packen die Tabletten in Ihre Krankenhaustasche, und sobald das Baby draußen ist, nehmen Sie die erste Dosis.« Sie steckte das Rezept ein und versprach, sich wieder zu melden.

Aber ich hörte nichts mehr von ihr. Ein paar Monate gingen ins Land und noch ein paar mehr. Nach einem Jahr schloss ich ihre Akte.

Eines Tages bekam ich aus heiterem Himmel die Nachricht, dass Maureen angerufen habe und so bald wie möglich einen Termin wolle. Also schob ich sie am folgenden Nachmittag dazwischen. Ich hätte sie beinahe nicht wiedererkannt. Sie sah müder aus denn je, und ihre Augen waren blutunterlaufen. Ich fragte sie, wie es dem Baby gehe, und sie erwiderte, ihm gehe es gut. Casey war inzwischen fünfzehn Monate alt und gesund, obwohl sie einen zweiten Kaiserschnitt hatte vornehmen lassen müssen und auch dieses Mal nicht zu stillen imstande gewesen war. Molly war inzwischen vier und schlief noch immer manche Nacht nicht durch.

Dann brach sie in Tränen aus. Ihre Welt war im Begriff, aus den Fugen zu geraten. Sie war entsetzlich deprimiert und fürchtete, in eine

Nervenheilanstalt abgeschoben zu werden. Sie war von Angst beseelt und fühlte sich heillos überfordert. Jede Nacht stand sie ein-, manchmal zweimal auf, um das Baby zu füttern. Bei Tag sorgte sie sich pausenlos um die Kinder und fühlte den Zwang, alle fünf Minuten nach ihnen zu sehen, sogar wenn die beiden ihr Schläfchen hielten. Sie sah sich zunehmend außerstande, Entscheidungen zu treffen, und stellte fest, dass sie begonnen hatte, zwanghaft zu handeln – beispielsweise die Babyfläschchen in einer bestimmten Reihenfolge abzuwaschen und den Teppichboden so zu saugen, dass der Flor nur in eine Richtung stand. Ihre Müdigkeit war so überwältigend, dass sie inzwischen Angst hatte, Auto zu fahren, und sich bereits mit zwei Kleinkindern ans Haus gefesselt sah. Sie und Ted bildeten allenfalls eine Wohngemeinschaft, miteinander geschlafen hatten sie seit einem halben Jahr nicht.

Am schlimmsten von alledem aber war, dass Maureen sich, bereits seit der Kleine vier Monate alt war, deprimiert und zunehmend verzweifelter durchs Leben schleppte und das Rezept für das Antidepressivum nie eingelöst hatte. Das hieß, dass sie seit *mehr als einem Jahr* unter schweren Depressionen litt, die nicht medikamentös behandelt wurden. Mir blieb die Sprache weg. Maureen war eine intelligente Frau, die wusste, dass sie einen Hang zur Wochenbettdepression hatte. Sie war sogar vorbeugend zur Behandlung bei mir erschienen, weil die erste Depression so schlimm gewesen war. Warum hatte sie das Rezept nicht eingelöst, das ich ihr gegeben hatte? Warum hatte sie so lange gewartet, bis sie Hilfe suchte?

Zuerst sagte sie nur, sie wollte das alles ohne Medikamente durchstehen, aber das war nicht alles. Die Freundin, die sich einst so vehement gegen Schmerzmittel unter der Geburt ausgesprochen hatte, stand Antidepressiva nicht minder feindselig gegenüber. Sie hatte Maureen weisgemacht, dass diese in die Muttermilch übergingen und dem Baby schaden könnten, und sie dazu gebracht, stattdessen Vitamine zu nehmen. Nun, ich habe wirklich nichts gegen Vitamine, ja, ich halte sie sogar für eine gute Sache. Aber Vitamine können nun mal keine Depression heilen. Und mag es auch stimmen, dass die meisten Psychopharmaka sich in der Muttermilch wiederfinden, so gibt es doch keinerlei Hinweise darauf, dass sie dem Kind, das sie aufnimmt, schaden. Und um bei diesem Fall zu bleiben: Maureen hatte überhaupt nicht gestillt, so dass der Einwand nicht nur unsachlich, sondern auch komplett belanglos war. Aber der Druck aus den Reihen der Altersgenossinnen kann noch lange nach der Pubertät Himmel und Hölle bewirken. Maureen war eingeredet worden, dass gute Mütter keine Medikamente nehmen, und sie wollte partout eine gute Mutter sein. Da spielte es auch keine Rolle, dass sie eine wirklich gute Mutter war. Das Einzige, was zählte, war ihre Wahrnehmung von sich selbst, und im Fach »Elternschaft« gab sie sich selbst die Note mangelhaft. Also lavierte sie sich durch, bis sie nicht mehr tiefer sinken konnte, und rief dann in meiner Praxis an.

Maureen und ich arbeiteten die nächsten neun Monate zusammen. Ich verordnete ihr zwei Dinge: ein Antidepressivum und ein weniger konventionelles Mittel. Ich verlangte, sie müsse aufhören, den Kleinen mitten in der Nacht zu füttern. Ich schrieb ihr tatsächlich auf ein Rezept, dass sie das Baby zu schreien lassen habe, bis es von selbst wieder einschlafe. Wenn sie das fertigbrächte, so garantierte ich ihr, werde ihr Sohn binnen zwei Nächten durchschlafen. Das Ringen mit einem Baby, das keine Ruhe gibt, ist ein weit verbreitetes Problem, besonders aber bei Frauen mit einer Wochenbettdepression. Es ist schwer genug, ein Baby eine Stunde lang schreien zu hören, wenn Sie nicht unter Depressionen leiden, aber wehe, sie leiden darunter, dann kann es Sie zum Wahnsinn treiben – oder wenigstens in die Küche, um ein Fläschchen zu richten. Wenn Sie das tun, können Sie weiterschlafen, aber das Baby ist nicht dumm – es hat gelernt, dass Gebrüll sich auszahlt. Also schreit es weiter mitten in der Nacht, jede Nacht, so lange, bis es nicht mehr bekommt, was es will. Es ist schwer, das eigene Kind jammern zu hören und nicht an sein Bett zu eilen, und es hilft kolossal, wenn der Vater sich beteiligt und der Mutter hilft, nicht ständig loszurennen (oder umgekehrt, falls der Vater der Weichere ist), und genau deshalb habe ich es auf ein Rezept geschrieben. Ich wollte Maureen eindringlich klar machen, wie wichtig es ist, dass sie das Kind zum Durchschlafen bringt, damit auch sie Ruhe bekommt.

Was das Antidepressivum angeht, so hob es zwar Maureens Stimmung, dämpfte aber ihr sexuelles Interesse. Wie wir die Dosierung auch einstellten, sie beklagte sich weiter über mangelndes Verlangen und sprach davon, mit der Einnahme aufhören zu wollen. Ich erinnerte sie daran, dass sie anfällig sei für Depressionen und das Präparat brauche. Worauf sie mich darauf hinwies, dass sie es die ganze Schwangerschaft hindurch und noch ein gutes Stück weiter ohne geschafft habe.

Maureen fing an, Termine nicht einzuhalten, und kurz darauf kam sie überhaupt nicht mehr. Ich hinterließ mehrere Nachrichten auf ihrem Anrufbeantworter, aber sie rief nie zurück. Vielleicht wird sie sich einmal mehr nach langem Schweigen zurückmelden, wie beim letzten Mal auch. Vielleicht werde ich nie erfahren, warum sie unsere Arbeit abgebrochen hat, aber ich glaube, der Grund ist, dass sie sich nicht eingestehen wollte, chronisch krank zu sein, einer Behandlung zu bedürfen, und dass eine positive Geisteshaltung nicht genügt, ihrem Leiden wirksam zu begegnen. Viele Menschen können nur schwer akzeptieren, dass sie unter einer Gemütsstörung leiden, insbesondere dann, wenn Freunde oder Familie ihnen einreden, dass sie kein Medikament brauchen und guten Mutes sein sollen. Maureen wollte glücklich und normal sein – was immer das heißen mag –, und jede Woche zu einer Psychiaterin zu pilgern passte nicht zu ihrer Vorstellung von dem, was glückliche und normale Menschen tun.

Nun ist natürlich niemand andauernd froh und glücklich, und was das Normalsein betrifft, so gibt es diesbezüglich ein breites Spektrum, und die meisten Menschen bewegen sich innerhalb seiner Grenzen. Eine Patientin von mir haderte mit der Tatsache, dass die Geburt ihres Kindes bereits vier Monate zurücklag und sie sich noch immer nicht dazu aufraffen konnte, mit ihrem Mann zu schlafen. Ich erklärte ihr, dass die Forschung zwar darauf hinweise, dass etwa neunzig Prozent aller Frauen vier Monate nach der Geburt eines Kindes wieder Geschlechtsverkehr hätten, es aber immer noch zehn Prozent gebe, die es vorzögen, länger zu warten, und sie eben zu diesen gehöre.[6] Kann man sie als Durchschnitt bezeichnen? Vielleicht nicht. Als normal? Unbedingt. Außerdem muss die Verzögerung nicht grundsätzlich auf das verminderte Verlangen seitens der Frau zurückzuführen sein.

Vielleicht denkt auch der Mann: *Sie ist die Mutter meiner Kinder – wir dürfen das nicht.* Oder er hat Angst, ihr weh zu tun. Oder vielleicht hatte sie einen Kaiserschnitt oder einen schlimmen Dammriss, und sie (oder er oder beide) zögert noch, diesen Teil ihres Körpers zu starker Beanspruchung auszusetzen.

Und lassen Sie uns nicht den psychologischen Schock unterschätzen, den Ihr neuer Körper Ihnen versetzt. Wenn Sie schwanger sind, wissen Sie, dass Ihr Bauch nicht, sobald das Baby draußen ist, sofort zu den gleichen Proportionen schrumpfen wird, die er vor der Schwangerschaft gehabt hat. Vielmehr werden Sie dort, wo einstmals Ihre Taille war, die ganze ausgeleierte Haut wie einen schlaffen Fallschirm an sich herunterhängen haben. Neben all der Freude, die Sie empfinden werden, wenn Ihr Kind geboren ist, werden Sie womöglich feststellen, dass sich auch ein gerüttelt Maß an Trauer über den Verlust Ihres mädchenhaften Körpers hinzugesellen wird, denn die Schwangerschaft hat Ihre Hüften für immer verbreitert, Ihren Brustkorb gedehnt und Ihre Bauchdecke in Plisseefalten gelegt. Einige dieser Veränderungen werden Ihnen erhalten bleiben – in eines meiner Lieblingskleider, das meine Mutter schon vor ihrer Hochzeit mit meinem Vater getragen hatte, passe ich beim besten Willen nicht mehr hinein, und zwar nicht, weil ich dicker geworden bin, sondern weil meine Rippen während der Schwangerschaft auseinander gerückt sind. Unmittelbar nach der Schwangerschaft sind die körperlichen Veränderungen naturgemäß besonders dramatisch, und zum Teil geben sie sich mit der Zeit. Wenn Sie vor der Schwangerschaft BH-Größe 70 B getragen haben, im zweiten Drittel 80 D hatten und während der Stillphase 85 G, dann kann es gut sein, dass Sie eines Tages wieder beim B-Körbchen anlangen, im Umfang aber trotzdem bei 80 bleiben werden. Auch Ihr Bauch wird sich wieder festigen und straffen, wenn Sie ein bisschen Sport treiben und aufpassen, was Sie essen, obwohl Sie vielleicht nicht wieder die stramme, konkave Silhouette erreichen werden, die Sie als Kind gehabt haben.

Die Frage ist: Wohnt Ihre Sexualität in Ihrem Bauch? Ihren Gesäßmuskeln? Ihren stolzen Brüsten? (Wenn wir schon dabei sind, ich hätte schon gern mal erfahren, was an Brüsten so ungemein stolz sein könnte.) Die Medien bombardieren uns mit Botschaften, die die Sexualität einer Frau mit unnatürlichen, oftmals grotesken Bildnissen angeblicher körperlicher Vollkommenheit gleichsetzen, und wir fallen – auf eigene Gefahr – darauf herein. Ich kann die Frauen nicht zählen, die nach der Geburt ihrer Kinder weinend bei mir im Sprechzimmer gesessen haben, weil sie der festen Überzeugung waren, dass ihre Männer sie nicht mehr begehrten. Sie hätten keinen Sex mehr, weil ihr Körper so fett und hässlich geworden sei, wer sollte sie schon wollen? Dann bitte ich sie, ihre Männer mitzubringen, und die sitzen mir dann gegenüber und erklären: »Nein, ich liebe meine Frau, ich finde sie anziehend, ich will mit ihr schlafen – aber sie lässt mich nicht an sich heran. Sie denkt an nichts anderes als an ihr Gewicht, doch was soll das? Wenn ich ihr sage, sie sei schön und sexy, glaubt sie mir nicht.« Und die Frauen sitzen ungläubig daneben, denn für sie macht sich ihre Sexualität an dem fest, wie sie ihrer Ansicht nach aussehen, statt an dem unerschütterlichen Wissen darum, wer sie sind.

Ich habe nur relativ wenige Männer getroffen, die sich beim Thema Sex nach der Geburt als Lumpen entpuppt haben. Die überwiegende Mehrheit meiner Patienten liebt die Frau in ihrem Leben und findet üppige Rundungen weit weniger abstoßend als die Frauen selbst. Um echte Intimität entstehen zu lassen, müssen wir uns selbst nicht nur akzeptieren, sondern auch mögen, damit wir uns unseren Partnern öffnen können. Und wenn es darum geht, uns selbst zu akzeptieren, sind wir Frauen oftmals unsere ärgsten Feinde.

## Die erotische Beziehung neu beleben

Jedes Paar muss seinen eigenen Weg zurück zur intimen Normalität finden, nachdem sein Baby auf der Welt ist, und es gibt keine Richtlinien dafür, wie und wann das zu geschehen hat. Ich weiß aus eigener Erfahrung, dass Ehe und intime Beziehung einer besonderen Sorgfalt und Pflege bedürfen, sobald Kinder da sind. Ich kenne kaum jemanden, der ein Kind hat und danach behauptet: »Oh, unser Sexleben ist so gut wie noch nie!« (Und wenn ich das höre, kann ich nicht umhin, mir vorzustellen, dass er oder sie eine mütterliche Kinderfrau hat, die bei der Familie wohnt, und sein eigenes Schlafzimmer am entgegengesetzten Ende des Hauses liegt wie das der Kinder). Als Eltern muss man hart daran arbeiten, um jene intimen Augenblicke entstehen zu lassen, die einen früher aus heiterem Himmel überfallen haben. Schließlich können Sie sich, wenn ein Kleinkind in Ihrem Haus umherstiefelt, nicht mehr jederzeit in leidenschaftlicher Umarmung auf den Küchenboden sinken lassen. Was nicht heißen soll, dass es keine Gelegenheit zu spontanem Sex mehr gibt – man muss ihn nur planen.

Wie aber plant man Spontaneität?

Zuerst einmal sollten Sie ein Schloss an Ihrer Schlafzimmertür anbringen lassen, so diese nicht längst eines hat. Sie würden sich wundern, wenn Sie wüssten, wie viele Eltern Probleme im Bett haben, weil sie die Angst beseelt, dass ihre Kinder hereinplatzen könnten, wenn sie sich gerade lieben. Kinder haben eine frappierende Spürnase dafür, wann die Eltern zur Sache kommen, und vermögen punktgenau aus seligstem Schlummer zu erwachen, um Ihr Schäferstündchen abrupt abzuwürgen, bevor es überhaupt richtig angefangen hat. Sie und Ihr Mann verspüren womöglich zum ersten Mal seit Wochen oder gar Monaten wirklich Lust aufeinander, wälzen sich gerade ausgelassen mitten zwischen der unzusammengelegten Wäsche auf dem Bett, da taucht im Türrahmen ihr kleiner Liebling auf, jammert, dass er schlecht geträumt hat, und katapultiert Sie beide in eine Schreckensstarre, die fatal an ein Pärchen unter Elektroschocktherapie erinnert. Hören Sie auf meinen Rat, und suchen Sie eine Eisenwarenhandlung auf – ein Schloss anzubringen wirkt sehr viel rascher und ist außerdem billiger als eine Sexualtherapie.

Rechnen Sie mit dem Unerwarteten, wenn Sie Kinder haben. Arrangieren Sie die Dinge sorgfältig und so, dass Sie, sollte ein romantischer Funke überspringen, die Freiheit haben, ihn zum Feuer anzufachen. Sie müssen bewusst Zeit für Sex und Romantik reservieren, Sie können nicht einfach abwarten, dass zufällig etwas passiert (wenn Sie Kinder haben, passiert Sex nur selten einfach so). Manche Paare leisten sich, komme was da wolle, für einen Abend in der Woche einen

Babysitter, damit sie irgendwohin essen gehen können, wo sie Ruhe haben, einander ansehen können, ohne dauernd unterbrochen zu werden, und miteinander reden. Wenn Sie keinen Hunger haben, gehen Sie bummeln, oder Sie unternehmen einen langen Spaziergang – alles, was Ihnen die Chance gibt, zusammenzusein und einen zusammenhängenden Gedankenaustausch unter Erwachsenen zu pflegen. Und wenn Sie so etwas tun, dann versuchen Sie, lange genug fortzubleiben, um sicher zu sein, dass die Kinder schlafen, bevor Sie nach Hause kommen, denn sonst stehen sie bei Ihrer Rückkehr garantiert erwartungsvoll an der Tür, und jeder scheue Anflug von erotischem Interesse, der sich möglicherweise zwischen Ihnen und Ihrem Partner ergeben hat, verflüchtigt sich, noch bevor Sie die Mäntel ausgezogen haben.

Manche Paare verabreden mit anderen Eltern hin und wieder einen Kindertausch – sie nehmen die Kinder des anderen Paares für ein Wochenende zu sich und umgekehrt –, was besonders gut funktioniert, wenn Ihre Kinder mit Altersgenossen befreundet sind, deren Verhalten Sie zumindest annehmbar, vielleicht sogar erfreulich finden. Schließlich heißt das, dass Sie ab und zu doppelt so viele Kinder zu bändigen haben wie sonst, und deshalb sollten Sie darauf achten, dass Sie die Kinder mögen, die Sie zu hüten anbieten (gute Tischmanieren und Respekt vor Erwachsenen sind Voraussetzung). Dafür haben Sie zu anderer Zeit aber eben auch niemanden um sich und ein leeres Haus für sich allein.

Andere Paare fahren ohne ihre Sprösslinge in Urlaub, finden es leichter, zu entspannen und der Romantik wieder Einlass in ihr Leben zu verschaffen, wenn sie nicht zu Hause sind. Das klappt am besten, wenn Sie Familie oder gute Freunde haben, denen Sie Ihre Kinder guten Gewissens mehrere Tage anvertrauen können, denn Sie werden sich auf Ihrer Ferienreise nicht die ganze Zeit über Sorgen um das Wohlergehen Ihrer Nachkommenschaft machen wollen (oder darüber, was der Babysitter wohl kosten wird). Urlaub mit der ganzen Familie kann Spaß machen, aber es spricht eine Menge dafür, ein paar Tage allein mit dem Partner auf Reisen zu gehen und Kinder, Alltag und Haushalt hinter sich zu lassen.

Außerdem müssen Sie lernen, mit dem Faktor Müdigkeit zurechtzukommen. Wenn Sie sich, bevor die Familienplanung einsetzte, meist zur Nachtzeit geliebt haben – und bei vielen, vielleicht sogar den meisten Paaren ist das so –, werden Sie vermutlich feststellen, dass Sie nunmehr viel zu müde sind, um etwas anderes tun zu können, als ins Koma zu fallen, sobald Sie die Horizontale eingenommen haben. Untersuchungen zufolge erledigen Frauen, auch wenn sie außer Haus beschäftigt sind, noch immer weit mehr Hausarbeit und Kinderbetreuung als Männer. Wenn es Abend wird, sind Frauen daher in der Regel sehr viel müder als ihre Partner, und die Chancen, dass ihnen nach Sex zumute ist, stehen da nicht übermäßig gut. In dieser – im Übrigen extrem häufig anzutreffenden Situation – kann ein Mann zu einer langen Reihe von Zurückweisungen verdammt sein, wenn es der Frau nicht gelingt, ihre Wünsche klar zum Ausdruck zu bringen, oder er nicht imstande ist, ihre Signale zu deuten.

In diesem Zusammenhang können wir ein oder zwei Dinge von den Primaten lernen. Wenn ein Weibchen brünstig ist (das heißt an dem Punkt im Zyklus, an dem es empfängnisbereit ist), wendet es dem Männchen sein Hinterteil zu. Er sitzt zunächst nur da, ist noch nicht überzeugt. Sie flaniert vor ihm auf und ab, präsentiert ihr Gesäß wieder und wieder, bis er endlich findet: In Ordnung, sie meint es offenbar ernst; und erst dann geht er auf sie zu und hat Sex mit ihr. Er springt sie nicht beim ersten Mal an, wenn sie vorbeikommt, und drängt sie auch nicht. Er wartet, bis sie ihre Absicht klar und deutlich zu erkennen gegeben hat, denn wenn er ihr Verhalten falsch deutet, gehen die anderen Weibchen auf ihn los, kreischen und machen ihn fertig: He, du Depp! Davon hat sie überhaupt nichts gesagt! Sie will nicht mit dir schlafen, sie hat bloß ihre Dehnübungen gemacht. Hau ab!

Ich hänge der Theorie an, dass wir uns von unseren Hominidenverwandten nicht allzu sehr unterscheiden. Denken Sie an eine Frau, die in der Küche am Waschbecken steht und das Geschirr vom Abendessen säubert. Ihr Rücken und ihr Hinterteil sind der Küche zugewandt und befinden sich in aufreizend heftiger Bewegung, während sie versucht, die eingebrannten Lasagnereste aus der Kasserolle zu schrubben. Ihr Mann schaut durch die Tür, ihm gefällt, was er sieht, und er bekommt Gefühle. Er geht zu ihr hinüber, nimmt sie in den Arm, streicht ihr über das Gesäß, die Hüften oder den Busen und denkt: Komm, Schatz, lass uns rübergehen. Und sie spürt seine Hände und denkt: Verdammt noch mal! – Ich bin mitten im Abwasch! Was ist los mit dir? Ausgerechnet jetzt kommst du daher! Hätte dieser arme Kerl wie ein Menschenaffe gedacht, so hätte er geduldig abgewartet, ob die Rückseite seiner Frau tatsächlich als Einladung gedacht war, bevor er voreilig und ungebeten die Antwort darauf gibt. Ich habe schon oft zu meinen Patienten, Paaren, Ehemännern, Partnern und Kollegen auf Tagungen gesagt: Wenn Sie wirklich was im Hirn haben, machen Sie Folgendes: Sie gehen zu ihr und sagen, ohne an einem sexuell sensiblen Körperteil von ihr herumzutätscheln: »Liebling, lass mich das Geschirr machen, ich bin in ein paar Minuten oben bei dir.« Dann streifen Sie ihr die glamourösen Latexhandschuhe von den Händen, greifen elegant zum Topfkratzer und legen los. Glauben Sie mir, wenn Männer das täten, hätten sie sehr viel öfter nach dem Abendessen noch Sex.

## »Sleep Sharing« – Familienbetten

Manche Familien pflegen eine sehr umfassende Form der Intimität und schlafen mit ihren Kindern zusammen im Familienbett. Diese Praxis – auch als »Sleep Sharing« bekannt – basiert auf der Ansicht, dass es für ein Baby sowohl natürlich als auch tröstlich ist, nahe bei den Eltern zu schlafen. Zum einen kann die Mutter es mit minimaler Störung ihres eigenen Schlafes stillen. Zweitens behaupten die Befürworter dieser Praxis, dass Babys von Natur aus nicht von den Eltern getrennt schlafen sollten, weil sie dies der unmittelbaren elterlichen Reaktion beraube, auf die sie von Natur aus angewiesen sind. Vom evolutionsbiologischen Standpunkt aus betrachtet, haben sie sicher Recht. Ein Neugeborenes ist daran gewöhnt, den Herzschlag seiner Mutter zu hören, es scheint logisch, dass es sich nach der Geburt in körperlicher Nähe geborgen fühlen muss. Was die Einzelheiten des

Familienbettes angeht, so gibt es einige Varianten. Manche meinen, dass eine Wiege gleich neben dem Bett der Eltern ausreicht, während andere den Standpunkt vertreten, ein echtes Familienbett bedeute, dass alle auf derselben Schlaffläche ruhen, bis die Kinder aus dem Grundschulalter heraus sind, wenn nicht noch länger.

Einige finden die Vorstellung von einem Familienbett nicht übermäßig anziehend, andere halten es für das einzig Wahre. Doch selbst Leute, die gern im Familienbett schlafen, räumen ein, dass es das Bett die meiste Zeit über zur besetzten Zone macht und sie sich für ihre Zweisamkeit somit Alternativen überlegen müssen. Je nachdem, wie viel Wohnraum und kreatives Potenzial einem Paar zur Verfügung steht, kann das ein Problem sein oder nicht. Wenn eine Patientin mich nach meiner Meinung zum Familienbett fragt, gebe ich ihr also zur Antwort, dass es zwar für manche Familien wunderbar sein mag, sie sich aber zusammen mit ihrem Partner Möglichkeiten überlegen sollte, zu verhindern, dass ihr Geschlechtsleben darunter leidet.

FRAGEBOGEN

## Wie haben Schwangerschaft und Muttersein Ihre Sexualität verändert?

1. Zur Schwangerschaft:
   - Haben Ihnen die körperlichen Veränderungen während der Schwangerschaft Ihrem Gefühl – nicht Ihrem Aussehen – nach das Gefühl gegeben (oder geben sie es Ihnen gerade), mehr oder weniger sexy zu sein als vorher?
   - Wenn Sie an Ihre Erscheinung im letzten Schwangerschaftsdrittel denken – hatten Sie eher Heidi Klum vor Augen oder eher Ottfried Fischer?
   - Wie hat die besitzergreifende Gegenwart des Babys in Ihrem Körper vor der Entbindung ihr Gefühl zu letzterem verändert? Und wie danach?
   - Inwieweit haben die Veränderungen in Ihrem Körper Ihre

Reaktionen auf die sexuellen Avancen Ihres Partners verändert? Haben Ihre physischen Veränderungen Ihre Gefühle für Ihren Partner in anderer Hinsicht verändert? Haben Sie angefangen, ihn in einem anderen Licht zu sehen?

- Hatten oder haben Sie Ängste, Ressentiments und unwillkommene Gedanken über die Schwangerschaft? Wenn ja, sind Sie in der Lage, sie einzugestehen?

2. ...und zur Elternschaft:

- Inwieweit hat das Mutterwerden Ihr sexuelles Verlangen beeinflusst? Ihr sexuelles Selbstbild? Glauben Sie, dass andere Sie anders sehen, nun, da Sie Mutter sind?

- Wie teilen Sie Ihre physischen und emotionalen Ressourcen zwischen Ihrem Partner und Ihren Kindern auf? Wo stehen Sie auf der Liste? Gibt es überhaupt eine?

3. Wie beurteilen Sie Ihr Geschlechtsleben jetzt? Falls Sie unzufrieden sind: Hat diese Unzufriedenheit damit zu tun, dass Sie sich nicht wie ein sexuelles Wesen fühlen? Oder mit Depressionen? Mit Veränderungen Ihrer intimen Beziehung auf emotionaler Ebene? Mit Übergriffen auf Ihre Privatsphäre und Ihre Zeit? Mit Müdigkeit? Oder etwas anderem?

4. Planen Sie bewusst Zeit für Sex ein, oder kommt der Gedanke daran immer zuletzt und steht permanent hinter anderen Wünschen und Forderungen zurück? Wenn ja: Können Sie sich Möglichkeiten vorstellen, wie die Situation zu ändern wäre, bevor sie zu einem Problem wird?

# SECHSTES KAPITEL

# Nach der Pubertät: Nicht mit meiner Tochter!

Es geht nichts über ein bisschen Promiskuität in jungen Jahren, um die geheimnisvoll-rosigen Erwartungen an das Leben zu zerstreuen.

IRIS MURDOCH

Ich saß mit einem Kollegen beim Mittagessen. Plötzlich legte er Messer und Gabel beiseite und fing an, von seiner Tochter zu reden. Sie war gerade dreizehn geworden und verbrachte an den Wochenenden so manchen Nachmittag mit ihren Freunden im Kino. Jemand von den Eltern fuhr die Mädchen hin, kaufte die Eintrittskarten und holte sie wieder ab, wenn der Film zu Ende war.

Aber er begann sich Sorgen zu machen. Er hatte Geschichten über etwas gehört, das angeblich in den Reihen amerikanischer Teenager derzeit schwer Furore macht. Gruppen von Mädchen gehen zusammen ins Kino und treffen sich drinnen mit Jungencliquen. Jung sind sie, meist zwölf oder dreizehn Jahre alt. Sie suchen sich eine Reihe weit vorne, wo sonst niemand sitzt, und setzen sich – abwechselnd Junge, Mädchen, Junge, Mädchen und so weiter – in die Reihe. Sobald das Licht aus ist, malen die Mädchen sich den Mund mit buntem Lippenstift an, jedes mit einer anderen Farbe, und wenn der Film anfängt, lassen sie sich zu Boden gleiten und praktizieren an dem Jungen, der neben ihnen sitzt, Oralsex. Die Mädchen arbeiten sich einen nach dem anderen die Reihe durch, bis alle Jungen von jedem der »Rainbow-Girls« – so genannt, weil sie, bis die Lichter wieder angehen, den Penis jedes Jungen mit Lippenstiftringen in allen Farben des Regenbogens geziert haben – bedient worden sind.

Wenn Sie von dieser Vorstellung schockiert sind, befinden Sie sich in guter Gesellschaft: Während ich das schreibe, verstaubt ein neuer Roman mit dem Titel *Rainbow Party*, der von einer solchen Teenager-Veranstaltung handelt, in der Versandauslieferung, weil die Buchhändler es ablehnen, ihn zu ordern. (Die Tatsache, dass die Party darin am Ende gar nicht stattfindet, scheint dabei keine Rolle zu spielen. Allein das Thema lässt den Markt erschauern.) Und selbst wenn Sie das Bild junger Mädchen, die kaum die Grundschule hinter sich gelassen haben und an Jungen, deren Gesichter genauso glatt sind wie die ihren, Oralsex praktizieren – und das in aller Öffentlichkeit –, nicht aus der Ruhe bringt, so werden Sie doch immerhin zugeben müssen, dass das Ganze ein gutes Stück weiter geht als Flaschendrehen.

Mein Kollege hatte keinerlei Anlass zu glauben, dass seine Tochter jemals davon gehört, erst recht nicht, dass sie daran teilgenommen hatte. Aber wenn es so gewesen wäre – woher hätte er es wissen sollen? So etwas ist nicht gerade die Art von pikantem Detail, das sie bereitwillig am Abendbrottisch zum Besten gegeben hätte. Und ihre guten Noten waren ein schwacher Trost: Nur weil sie es auf die Bestenliste geschafft hatte, hieß das nicht, dass sie auch gescheit genug war zu wissen, dass diese Art von Eskapaden ihre Selbstachtung empfindlich schmälern sowie ihre Vorstellung davon, wer und wie sie als sexuelles Wesen ist und sein wird und was sie von einer intimen Begegnung mit Fug und Recht zu erwarten hat, ins Wanken bringen würde.

Ich nehme es meinem Kollegen nicht übel, dass er sich Sorgen macht. Ich selbst mache mir Sorgen um all die Mädchen, deren Einführung in ihr sexuelles Dasein darin besteht, dass sie auf einem harten Fußboden knien und an einer Reihe Knaben, mit denen sie keinerlei emotionale Beziehung verbindet und von denen sie keine Gegenleistung empfangen, eine intime Handlung begehen. Ich mache mir nicht nur Sorgen, sondern ich bin auch stinksauer.

Ich bin deshalb so aufgebracht, weil diese Mädchen keine Vorstellung davon haben, was sie sich selbst damit antun, und weil wir, ihre Eltern, sie auch noch dahin bringen – im wahrsten Sinne des Wortes sogar: Wir stopfen sie in unsere aufprallgetesteten Geländewagen und glauben, sie seien sicher. Was soll schließlich passieren? Sie sind in einer Gruppe – niemand macht sich an ein Mädchen heran, das Teil einer Gruppe ist. Und selbst wenn, wären ja die anderen Mädchen da, es zu schützen – es sei denn freilich, sie drängten es, mitzumachen und vor ihren Freunden auf den Knien herumzurutschen. Ich meine, schließlich zieht niemand die Hose aus oder fasst *da unten* irgendwas an; es ist also kein Sex im eigentlichen Sinne. Und wenn es jeder macht, was kann daran schon schlecht sein?

Verflixt viel, um es genau zu sagen.

Es ist deshalb von Übel, weil es passiert, wenn die Identität eines Menschen anfängt, sich zu festigen, wenn wir anfangen, die Vorstellung zu verinnerlichen, dass wir nicht auf ewig die Satelliten unserer Eltern sein, im Schwerefeld von Mama und Papa gehorsam und vorhersehbar unsere Umlaufbahn einnehmen werden. Es ist dies die Zeit, wenn die Grenzen zwischen elterlicher Anordnung und eigener Verantwortung zu verschwimmen beginnen, das sich entwickelnde Selbst eines Jugendlichen in ein übervolles Wechselbad aus Selbstgerechtigkeit und Selbstmitleid stürzt.

Dies ist auch die Zeit, in der die sexuelle Identität eines Mädchens Gestalt anzunehmen beginnt, wenn das Sehnen, das in ihm tobt, zu einer Persönlichkeit kristallisiert, die, das spürt es, eines Tages Ausdruck in seinem Körper finden wird. Denn seine eigene Wahrnehmung in Bezug auf diese Persönlichkeit oszilliert wild: Im einen Augenblick ist es Göttin, im nächsten ein unbeholfener Trampel. Seine Selbstwahrnehmung ist ein fließendes, sich ständig veränderndes Vexierbild, glückstrahlend, wenn ein allseits beliebter Junge es anlächelt, vor Erniedrigung mit sich und der Welt zerfallen, wenn er an ihm vorbei auf eine andere zustolziert. Es weiß, dass es eines Tages eine Frau sein und tun wird, was Frauen tun, aber das weiß es nur in der Theorie; in der Praxis ist es noch ein Kind, dessen sexuelles Ich noch dabei ist, sich zu entwickeln. Wird diese Entwicklung durch irgendetwas unterbrochen, das ihm das Gefühl gibt, billig, benutzt oder manipuliert worden zu sein, oder in ihm die Ansicht manifestiert, dass es vom Sex keinerlei Erfüllung zu erwarten hat, kann das auf die Entwicklung seiner Sexualität und auf andere Aspekte seiner Persönlichkeit tief greifenden Einfluss haben. Eine Studie aus dem Jahr 2003 kam zu dem Schluss, dass Jugendliche zwischen zwölf und sechzehn Jahren, die regelmäßig Sex mit Partnern hatten, mit denen sie keinerlei romantische Liebesbeziehung und keine emotionale Nähe verbanden, gehäuft mit Depressionen zu kämpfen hatten, zu bedenklichen Verhaltensmustern wie Rauchen, Trinken, Drogenkonsum und gewalttätigen Ausschreitungen neigten sowie gehäuft Selbstmordversuche begingen.[1]

Wie kann ein Kind dieser Rainbow-Girl-Geschichte auch nur irgendetwas Positives abgewinnen? Wie kann ein Mädchen daraus unbeschadet, mit intakter Würde hervorgehen? Die Chance, den Jackpot der Selbstachtung zu knacken, stehen mager, wenn Sie Teil eines Rituals sind, bei dem die eine Hälfte Ihrer Altersgenossen körperliche Befriedigung vom Feinsten erfährt durch die intime Zuwendung einer zweiten Gruppe, der als Gegenleistung dafür nichts einer körperlichen Befriedigung auch nur im Entferntesten Ähnliches zuteil wird. Und wer sind die Messdiener dieses Rituals? Eine Generation von Teenagern, deren Eltern von dem fanatischen Bestreben besessen sind, ihren Kindern zu einem gesunden Selbstbewusstsein zu verhelfen.

Für eine Gesellschaft, die, vor dem Altar der Selbstachtung kniend, ihre Opfer bringt, haben wir eine seltsame Scheu davor, das Blut, den Schweiß und die Tränen zu vergießen, die zu ihrem Aufbau erforderlich sind. Wir loben den Durchschnitt in höchsten Tönen und verherrlichen das Mittelmaß, weil wir denken, wir können Kindern ein solides Selbstwertgefühl vermitteln, wenn wir jede ihrer Handlungen mit frenetischem Applaus belohnen. Jedes Kind in der Mannschaft erhält eine Trophäe, selbst wenn es jedes Spiel vermurkst hat, sogar dann noch, wenn die Mannschaft eine Niederlage nach der anderen hinnehmen muss; und die Kinder lernen, dass man, um Champion zu werden, nichts weiter tun muss, als Präsenz zu zeigen. Die Kinder fühlen sich prächtig und die Eltern nicht minder, denn jeder hat gewonnen. Aber das stimmt nicht: Es gibt keine Gewinner, wenn niemand verlieren darf. In unserem Wahn, unsere Kinder in den Kokon der vollkommenen Glückseligkeit einzuspinnen, bringen wir sie um die Freiheit, zu kämpfen und zu verlieren, dranzubleiben und schlussendlich doch Erfolg zu haben, und nehmen ihnen die Gelegenheit, sich nach einer Niederlage wieder zu erheben und aus Fehlern zu lernen. Wir berauben sie damit auch jeglicher Würde, die sie in diesem Prozess hätten gewinnen können. Wenn nicht mehr viel Würde auf dem Spiel steht, fällt es ihnen womöglich auch nicht mehr schwer, sich bei diesem heimlichen Abenteuer, dessen Kick sich vermutlich durch seinen Ekelfaktor beträchtlich erhöht, der Allgemeinheit anzuschließen.

Wenn Sie einmal Ihre anfängliche Abscheu für das gesamte Unternehmen überwunden haben, ist es nicht mehr so schwer, sich vorzustellen, dass ein Junge, anfänglich vielleicht zögerlich, einwilligt, daran teilzuhaben. Alles, was er zu tun hat, ist stillzuhalten und keinen Mucks von sich zu geben. Sein Lohn besteht in einer Folge von zutiefst angenehmen intimen Begegnungen, die ihm unverdient und ohne Verpflichtung frei Haus geliefert werden. Da ist nichts von Hingabe oder auch nur Zuneigung, die fehlende Intimsphäre nimmt den Beteiligten die Last, aber auch die Hoffnung, einander etwas zu bedeuten. Das Ganze stellt einen Akt von atemberaubendem Zynismus dar, plumpeste Umsetzung des Schnell-da-schnell-weg-Ethos, von dem unsere Gegenwartskultur so tief durchdrungen ist.

Warum sollte ein Mädchen so etwas tun – sich mit seinen Freundinnen zu einem Freudenfest verbünden, bei dem es nur gibt? Was springt dabei für es selbst heraus?

Die Antwort auf diese Fragen fällt schwer. Vielleicht ist das Ganze eine Statusangelegenheit, und dem Mädchen wird die Auszeichnung zuteil, als kühn zu gelten, weil es sich traut, bei einem Salonspiel aus der untersten Schublade mitzutun. Vielleicht besteht der Kick auch in der List, sich von den arglosen Eltern zu einem Abenteuer karren zu lassen, bei dem diesen vor Schreck, Entsetzen und Ekel die Haare zu Berge stünden, wenn sie es erführen.

Wie steht es mit ihrer frisch entdeckten Fähigkeit, einen Jungen in hilflose Ekstase zu versetzen? So tröstlich es sein mag, sich vorzustellen, dass ein Mädchen dadurch, dass es diese gleichermaßen naiven wie großtuerischen Bengel dazu bringen kann, die Kontrolle zu verlieren, ein gewisses Machtgefühl entwickeln könnte, sosehr bezweifle ich, dass dies tatsächlich der Fall ist. Ich glaube vielmehr, dass es hinterher überwältigt sein wird von Verwirrung und Schamgefühl. Es liegt auf den Knien, in unterwürfiger Position, würgt vielleicht verzweifelt, damit ihm das Popcorn nicht hochkommt; der Junge hält seinen Kopf womöglich fest in seinem Schritt, und zu allem Überfluss schauen seine Freunde dabei auch noch zu. Nein, ich vermag mir nicht vorzustellen, dass ein Mädchen aus diesem Arrangement irgendetwas mitnimmt außer vielleicht einem verzerrten Bild von seinem sexuellen Selbst, einem schlechten Ruf und möglicherweise auch noch einer Krankheit, die ihm für den Rest seines Lebens zu schaffen machen könnte.

Das Rainbow-Phänomen ist nicht das einzige Sexspiel, das sich bei jungen Leuten großer Beliebtheit erfreut, wobei Farbe offenbar ein immer wiederkehrendes Motiv ist. Auf einer amerikanischen Mittelschule tragen, wie ich gehört habe, einige Mädchen aus der siebten und achten Klasse verschiedenfarbige dünne Plastikbänder ums Handgelenk. Sieht ein Junge ein Mädchen, das ihm gefällt, kann er zu ihm gehen und ihm eines der Bänder vom Arm nehmen. Damit hat das Mädchen die Pflicht, ihm (später, außerhalb der Schule, nehme ich mal an) den Geschlechtsakt zu besorgen, der durch die Farbe des Bandes vorgegeben ist: Rot steht für Geschlechtsverkehr, blau für die Befriedigung per Hand, grün für Oralsex. Ein aufmerksamer Erwachsener bekam Wind von der Sache und informierte den Schulleiter, der die Bändchen verbot. Unwürdig und geschmacklos – vielleicht. Nie dagewesen – nicht ganz: Mir kommen diese Armbänder ein bisschen vor wie die Ballkarten, die die Damen auf den angesagtesten Bällen des 19. Jahrhunderts mit sich führten. Ein kleines Orchester spielte eine Aufeinanderfolge von Tänzen, und die Frauen trugen an ihrem Arm ein Täschchen mit einer Karte, auf der sämtliche Tänze aufgelistet waren, sowie einem kleinen Stift, mit dem sich die Herren als Tanzpartner für eine bestimmte Nummer eintragen konnten. Brillierte er zum Beispiel beim Walzertanzen, so trug er seinen Namen bei diesem Tanz ein, und die betreffende Frau war verpflichtet, sich hierzu von ihm übers Parkett führen zu lassen. Manche Tanzkarten – vor allem die in Europa hergestellten – waren üppig verzierte kleine Kunstwerke und haben keinerlei Ähnlichkeit mit den schlichten Armbändern moderner Mädchen. Aber das Schema klingt seltsam vertraut: Ein Mann kommt zu Ihnen, entscheidet, was er will, fummelt an Ihrem Arm herum und verpflichtet Sie (mit Ihrer unausgesprochenen Erlaubnis), bei der einen oder anderen Art von Tanz seine Partnerin zu sein.

Wenn Menschen Sex haben, ohne zu wissen, was das heißt, ist das keine gesunde Tendenz – vor allem nicht, wenn die Beteiligten jung sind und sich an der Schwelle zu sexueller Selbsterkenntnis befinden. In dieser Übergangsphase, die unmittelbar auf die Kindheit folgt, fangen Jungen und Mädchen an, sich dessen bewusst zu werden, wer sie sind, was für eine Art Mensch aus ihnen werden wird und zu welchem Geschlecht sie sich hingezogen fühlen. In der Regel beginnt es sachte, zunächst regt sich vielleicht ein gewisses scheues Interesse an dem Knaben, der in Mathe neben einem sitzt und den man nie beachtet hat, der aber gegen Ende dieser prägenden Phase zum faszinierendsten Menschen unter der Sonne mutiert sein wird.

Beim Eintritt in die Pubertät pumpt der Körper mehr Hormone ins Blut. Die Regungen werden stärker, vertiefen die Faszination bis an den Punkt des sinnlichen Vom-anderen-Angezogenseins, und der oder die Jugendliche reagiert, indem er denkt, fühlt oder auf irgendeine unausgegorene Art weiß: *Ich finde diese Person erotisch. Diese Person erregt mich.* Zwischen dreizehn und neunzehn Jahren verfestigt sich die sexuelle Identität, er oder sie beginnt zu ahnen: *Ich bin heterosexuell, ich bin lesbisch* oder *ich bin nicht sicher, was ich bin – vielleicht bin ich bisexuell.* Es kann eine Weile unentschieden sein, weshalb es übrigens gar nicht so selten vorkommt, dass junge Leute auch mit Angehörigen ihres eigenen Geschlechts sexuell experimentieren. Aber die meisten Menschen scheinen, bis sie zwanzig sind, die eine oder andere Entscheidung getroffen zu haben.

So unbegreiflich und verwirrend das Heranwachsen sein mag (für die Teenager ebenso wie für ihre Eltern), es ist auch eine Phase folgenschwerer Veränderungen und Wachstumsprozesse. Während der Körper eines Mädchens heranreift, beginnt es, ihn mit einem wachsenden Besitzgefühl zu bewohnen und sein weibliches Potenzial zu erfassen. Es kann davon ausgehen, dass es die Fähigkeit besitzt, Sex zu haben und zu genießen, ein Kind zu empfangen und auszutragen. Wenn einem Mädchen die Zeit und der seelische Raum zur Verfügung stehen, sein sexuelles Selbst frei vom Druck bereits existenter sexueller Intimität zu etablieren, hat es die Chance, der Pubertät ganz und heil, mit unverbildetem freiem Willen, zu entwachsen.

Doch wenn es zu früh in eine sexuelle Beziehung gerät, das heißt, bevor es ein solides Gefühl für das eigene Ich entwickelt hat, können seine Sexualität und sein Selbst Verzerrungen erleiden, kann seine Gesundheit dauerhaft geschädigt werden. Wenn seine frühesten sexuellen Erfahrungen in Fellatio am Fließband in dunklen Kinosälen bestehen, lernt es womöglich Sex mit Selbstaufopferung gleichzusetzen und sich in die Rolle zu fügen, Genuss zu bereiten, ohne dabei zu erwarten, dass ihm selbst welcher zuteil wird. Wenn es dankbar dafür ist, dass ein Junge ihm ein Sexversprechen vom Handgelenk streift, wird es womöglich irgendwann dahin kommen, die Genugtuung des Ausgewähltwerdens dem Hochgefühl der eigenen Entscheidung vorzuziehen, und alle Leidenschaft, derer es im Leben fähig sein wird, im Meer der Selbstaufopferung ertränken. Selbst wenn es seine frühen sexuellen Erfahrungen mit jemandem macht, den es mag, kann es trotzdem sein, dass es schweren psychischen Schaden davonträgt.

Die Gesundheitsrisiken sind nicht minder gravierend, können Körper und Seele verwunden. Sexuelle Kontakte – orale und andere – bieten eine überaus wirksame Möglichkeit, ein Heer an Krankheiten weiterzuverbreiten – Herpes genitalis und Warzen, Chlamydieninfektionen, Genitalgeschwüre, Gonorrhö und Syphilis, von HIV und Aids gar nicht zu reden. Und mag auch das Risiko, sich von einem jugendlichen »Liebhaber« eine katastrophale Krankheit wie Aids einzuhandeln, gering scheinen – bei den Feld-Wald-und-Wiesen-Geschlechtskrankheiten ist es um einiges höher. Wenn ein Mädchen sich eine entzündliche Unterleibserkrankung zuzieht, weil es ungeschützt mit vielen verschiedenen Männern verkehrt, wird es möglicherweise nie ein Kind haben können. Unter Umständen ist, Jahrzehnte bevor es überhaupt an ein Kind denkt, ein bereits irreparabler Schaden geschehen. Dieser tritt womöglich erst viel später zutage, wenn Verstand und Bankkonto für die Mutterschaft bereit sind und es erfährt, dass sein Körper nicht mitmachen wird. Das ist eine bittere Pille, die bestimmt nicht süßer wird, wenn ihm dämmert, dass es, wenn es zwanzig Jahre zuvor darauf bestanden hätte, dass der oder jener ein Kondom benutzt, heute noch fruchtbar wäre.

Was mich zu einem kurzen, aber von Herzen kommenden Appell an Mädchen und ihre Eltern gleichermaßen veranlasst: Unterschätzt den Nutzen von Kondomen nicht – sie können eine ganze Menge mehr verhindern als eine ungewollte Schwangerschaft. Während ich dies schreibe, raten etliche amerikanische Aufklärungsprogramme jungen Menschen vom Gebrauch von Kondomen mit dem Argument ab, sie böten keinen hundertprozentigen Schutz vor Schwangerschaften. Was natürlich völlig richtig ist: Die einzige Methode zur Geburtenkontrolle, die hundertprozentig wirkt, ist Abstinenz, die Methode der Wahl für gegenwärtige Lehrplangestalter hierzulande. Aber wir wollen uns nichts vormachen: Junge Menschen werden immer Sex haben. Sie tun das, weil der Sexualtrieb stärker ist als ihre Selbstkontrolle, und ich glaube, dass es keinen Sinn hat, sie zu Tode zu ängstigen, bis sie Kondomen so sehr misstrauen, dass sie lieber gar nichts nehmen. Ein richtig angewandtes Kondom von guter Qualität kann nicht nur eine Schwangerschaft verhindern, sondern es verhindert auch die Übertragung von Geschlechtskrankheiten und bildet eine Barriere zwischen Sperma und Gebärmutterhals, schützt somit die Fortpflanzungsorgane der Frau vor Infektionen, Krankheiten und dem durch sie unter Umständen bewirkten Funktionsverlust. Und mag ich mir vielleicht auch wünschen, das wir in einer vollkommenen Welt lebten, in der Teenager auf Gelegenheitssex verzichten und sich für den Lohn gereifter und sinnerfüllter Monogamie aufbewahren, so bin ich doch gleichzeitig Mutter zweier Heranwachsender und lebe nicht im Elfenbeinturm. Daher empfehle ich allen jungen Menschen, die mit einer sexuellen Beziehung liebäugeln, die Kondome dabei nicht zu vergessen.

Falls es den Anschein haben sollte, als tendierten unsere Kinder in immer jüngeren Jahren zu sexuellen Aktivitäten, dann deshalb, weil sie es tun. Das Durchschnittsalter, in dem Mädchen heranzureifen beginnen, ist stetig gesunken, manche Mädchen haben ihre erste Regel bereits in der Grundschule. Wir wissen nicht sicher, warum das so ist. Eine Theorie besagt, dass Film und Fernsehen die Kinder mit so vielen offenkundigen und unterschwelligen sexuellen Inhalten bombardieren, dass die kindliche Physiologie überstimuliert und dadurch früher sexualisiert wird. Sieben- bis Achtjährige staksen bauchfrei auf Plateausohlen zur Schule und imitieren die provokanten Bewegungen einer Britney Spears und einer Christina Aguilera (oder wer auch immer die beiden ersetzt hat, bis Sie dies lesen). Ihre Unschuld überstrahlt ihre sich entwickelnde Sexualität: Schon recht, das ist ein Bauch, aber der Busen fehlt noch, also ist nichts dabei, ihn zu zeigen. Oder: Ist schon in Ordnung, wenn sie lasziv die Hüften schwingt, sie weiß schließlich nicht, was es bedeutet, sie tanzt nur – und ist es nicht rührend und süß, wie sie ihren Körper genießt, so keusch und ahnungslos?

Vielleicht, aber in der Regel betrachte ich solche Zurschaustellungen mit einem gewissen Maß an Unbehagen, denn die Ahnungslosigkeit des Kindes – das, was es so ungemein süß aussehen lässt – ist gerade das Gefährliche. Bis diese Mädchen zehn oder elf sind, haben etliche von ihnen ihre Regel. Mit zwölf bis dreizehn sind viele mit Brüsten und Hüften und zumindest einem theoretischen, vielleicht sogar bereits praktischen Wissen um die Künste der Verführung ausgestattet. Sie haben gepiercte Ohren, vielleicht auch Bauchnabel. Sie tragen Lippenstift und gewagte Kleider und sehen schon sehr aus wie die Frauen, die aus ihnen einmal werden. Aber genau das ist es: Sie sind keine Frauen, auch wenn sie aussehen wie Frauen und manchmal die Kühnheit besitzen, wie solche zu handeln. So üppig der Körper und so überzeugend die Verkleidung auch sein mögen – sie sind trotzdem noch Mädchen. Und deshalb sind sie so jämmerlich schlecht in der Lage, für sich einzustehen, Grenzen zu ziehen und zu wissen, in was sie sich hineinmanövrieren, wenn sie ihre ersten sexuellen Erfahrungen sammeln.

Was also definiert Frausein? Wann wird das Kind zur Erwachsenen, und wann ist es angebracht, es als solche zu behandeln?

Noch einmal: Das ist schwer zu sagen. Wenn Sie auf der einen Seite

Zwölfjährige haben, die einander sexuelle Gefälligkeiten erweisen, und auf der anderen Achtundzwanzigjährige, die wieder zu Hause einziehen, um die Annehmlichkeiten des »Hotels Mama« zu genießen, ist nicht klar, wo Kindheit endet und Erwachsensein beginnt. In manchen Gesellschaften werden die Kinder von Geburt an darauf trainiert, genau umschriebene Geschlechterrollen auszufüllen. In Kulturen, in denen die Menarche bedeutet, dass eine Frau nun im heiratsfähigen Alter ist, lernen die Mädchen früh, wie man dieses oder jenes Gemüse oder verschiedene Wurzeln zum Essen zubereitet, wie man Gräser zu Körben flicht, in denen man Nahrung transportieren kann, oder Fasern zu Stoffen webt, in die sie sich selbst, ihre Ehemänner und Kinder kleiden, die sie, selbst noch Kinder, austragen.

Doch die Betonung der intellektuellen Entwicklung in unserer Gesellschaft trägt dazu bei, die psychische Reife eher hinauszuzögern als sie zu beschleunigen. Wir unterrichten Mädchen und Jungen, bis sie mindestens achtzehn sind, viele von ihnen werden ihre Abschlüsse frühestens mit Mitte zwanzig in Händen halten. Es ist nicht leicht, erwachsen zu sein, zu arbeiten und für sich selbst zu sorgen, wenn das Schulbank-Drücken das Einzige war, was man bis dahin zuwege gebracht hat. Man war nicht gezwungen, es zu tun, und niemand hat es einem beigebracht. Und nun haben wir das Phänomen, dass gebildete, fähige, körperlich leistungsfähige junge Menschen in ihren Zwanzigern oder Dreißigern – manchmal mit Partner und Kind im Schlepptau – wieder bei den Eltern einziehen, weil sie keine Arbeit finden oder ihnen die Mittel fehlen, ein eigenes Heim zu schaffen.

Wann also wird ein Mädchen erwachsen? Wenn es anfängt, Eisprung und Regel zu bekommen und in der Lage ist, ein Kind auszutragen? In physiologischer Hinsicht könnten Sie sagen, dem sei so, aber vom psychologischen Standpunkt aus glaube ich kein bisschen daran. In unserer Kultur sind elf-, zwölf- oder dreizehnjährige Mädchen noch immer in hohem Maße Kinder und in Sachen Ernährung, Kleidung und Obdach von Erwachsenen abhängig. Außerdem sieht unsere Gesellschaft keinen Anlass zu feiern, wenn elf-, zwölf- oder dreizehnjährige Mädchen schwanger werden, wir bedauern Mutter und Kind, weil wir finden, dass Kinder keine Kinder kriegen sollten.

Ist ein Kind erwachsen, wenn es für sich selbst aufkommen kann? Wenn es die Verantwortung für sein eigenes Wohlergehen übernehmen kann? Oder wenn Vater und Mutter es aus dem Nest stoßen und verkünden, sie hätten nicht vor, länger für ihren Sprössling zu sorgen?

Eine zufriedenstellende Antwort gibt es nicht, aber eines ist klar: Sex zu haben ist weder ein Zeichen von Reife, noch verleiht es diese einem Mädchen oder Jungen, Frau oder Mann. Es bereichert die Selbsterfahrung eines Menschen, weil es ihn in intimen Kontakt zu einem anderen Menschen bringt und so die Grenzen – wo eine Person aufhört und eine andere anfängt – je nach Situation klar umreißt oder verwischt. Im besten Falle ist Sex eine Art Vereinigung eines voll ausgeprägten Ichs mit einem anderen, ebenfalls voll ausgeprägten Ich. Aber wenn ein Mädchen zu früh Sex hat, kann es geschehen, dass sein flüchtiges Selbst wahllos die Gestalt dessen annimmt, dem es sich hingibt, und das mit möglicherweise katastrophalen Folgen.

## *Felice: Von der Verdrängung zur Katastrophe*

Über Felice wusste ich mehr, als ich normalerweise über meine neuen Patienten weiß, weil ich vor unserer ersten Sitzung etwas über sie in der Zeitung gelesen hatte. Die Campuspolizei hatte sie in der Woche zuvor weit nach Mitternacht bewusstlos auf einem Weg im Gehölz gefunden. Ich war damals Assistenzärztin in der Psychiatrie und nicht sehr viel älter als sie: etwa 27, sie ungefähr 19. Ich war jung genug, um von der Traurigkeit ihres Falles in den Bann gezogen zu werden, aber in meiner Berufserfahrung noch nicht alt genug, um zu ahnen, dass er mich mehr als zwanzig Jahre hindurch beschäftigen würde.

Sie sah bemerkenswert unauffällig aus, ein hübscher Teenager, der kurz zuvor sein erstes Collegejahr beendet hatte. Sie wirkte vielleicht ein bisschen müde, ein wenig abwesend, trat aber doch als jemand auf, dessen Realitätsbezug ich nicht in Frage gestellt hätte. Sie war eine meiner ersten Patientinnen, deren Erscheinung in verheerendem Widerspruch zu ihrer inneren Wirklichkeit stand.

»Erinnern Sie sich an das, was passiert ist?«, fragte ich.

»Nein, überhaupt nicht«, gab sie zurück. »Ich erinnere mich, dass ich mit Lisa und Jennifer verabredet war und wir zusammen zu Abend gegessen haben, bevor wir ins Kino auf dem Campus gegangen sind. Von da an weiß ich nichts mehr.«

»Wie steht es mit dem Abend davor? An was erinnern Sie sich da?«

»Nur an das Normale. Ich war in der Uni, habe für die Abschlussprüfungen gelernt, ganz normal, wissen Sie.«

»Aber Sie wissen, warum Sie hier sind?«

»Ich weiß, was man mir erzählt und was der Polizist gesagt hat. Aber es ist, als wäre das jemand anderem zugestoßen. Ich erinnere mich an nichts von alledem.«

»Können Sie akzeptieren, was der Polizist gesagt hat? Glauben Sie, dass es wahr ist?«

»Ich nehme es an, aber es kommt mir nicht wirklich vor.«

Es hatte im vorigen August begonnen, als Felice von daheim weg- und aufs College gegangen war. Als zweitältestes von vier Kindern strenggläubiger Katholiken war Felice das erste Mädchen aus ihrer Familie, das eine Universität besuchen durfte. Mutter und Vater kleideten sie neu ein und schickten sie in die Ferne – mit großen Erwartungen und der Hoffnung, sie werde wenigstens ab und zu die Messe besuchen.

Felice war auf der Highschool nicht allzu viel mit Jungen herumgezogen, und nach zwei Wochen auf dem College fragte sie ein junger Mann aus ihrem Anthropologiekurs, ob sie mit ihm ausgehen wolle. Er war ein Jahr weiter als sie, gescheit und lustig, und Felice verliebte sich prompt in ihn. Der junge Mann erwiderte ihre Zuneigung, die beiden kamen sich näher, verbrachten die Abende zusammen bei ihr im Wohnheim, die Wochenenden in seiner Wohnung. An Thanksgiving waren sie noch zusammen, aber in der Zeit vor Weihnachten kühlte die Beziehung merklich ab. Er musste am Wochenende immer mehr arbeiten, und die Distanz zwischen ihnen wuchs. Felice erzählte, sie habe versucht, ihn zurückzugewinnen, aber vergeblich. Er fand, sie sei ein tolles Mädchen, aber seine Gefühle hatten sich verändert. Sie trennten sich in Freundschaft, wenn auch mit einigem Bedauern von Felices Seite.

Über die Winterferien fuhr Felice nach Hause, zum Semesteranfang kam sie wieder zurück. Alles schien mehr oder weniger in Ordnung. Auf entsprechende Fragen gab ihre Zimmergenossin später an, dass es wohl den Anschein gehabt hatte, als nähme Felice zu, sie habe es jedoch auf die Trennung geschoben und nicht weiter darüber nachgedacht. »Sie zog sich ein bisschen zurück und hatte nicht mehr so oft Lust auszugehen«, berichtete die Zimmergenossin, »aber sie ging nach wie vor zur Uni und machte sogar fünfzehn oder sechzehn Scheine.« Wie sich herausstellen sollte, trug Felice mehr als die normale Arbeitslast einer Studentin mit sich herum: Sie war schwanger.

Ab hier wird die Geschichte irreal. Es sieht so aus, als habe es niemand gewusst – weder ihre Zimmergenossin noch ihre Freunde, auch nicht ihr ehemaliger Freund, der Vater des Kindes, keiner ihrer Angehörigen und offenbar auch nicht Felice selbst. Auch als ihre Regel ausblieb und ihr Bauch immer dicker wurde, bis schließlich keine ihrer Jeans mehr passte, scheint Felice ihre Schwangerschaft nicht zur Kenntnis genommen zu haben – zumindest nicht bewusst.

Wie kann so etwas passieren?

Verdrängung ist ein urtümlicher Verteidigungsmechanismus, eine der grundlegendsten Techniken, mit denen wir uns das Untragbare tragbar machen. Menschen mit schweren psychischen Erkrankungen bedienen sich häufig des Schutzwalls der Verdrängung, ebenso seelisch gesunde Menschen, die ihrem Überlebensinstinkt zum Trotz handeln müssen. Soldaten, die auf ein Schlachtfeld stürmen, müssen bis zu einem gewissen Grad die Gefahr, dass sie dort unter Umständen sterben werden, verdrängen, sonst würde die Angst sie lähmen und kampfunfähig machen. Verdrängung hat viele Gesichter: Die Siebzigjährige in Minirock und Lackstiefeln verdrängt ihren Alterungsprozess ebenso wie der achtzigjährige Klaviervirtuose, der noch immer an drei Tagen in der Woche Meisterkurse abhält. Sie kann Ihnen sogar zum Wohle gereichen, jedenfalls in geringer Dosierung: Herzpatienten, die in den ersten paar Krankenhaustagen in hohem Maße ihre Situation verdrängen, leiden weniger unter Ängsten, Depressionen und medizinischen Komplikationen.[2] Verdrängung dient dazu, sich eine beliebige Anzahl bitterer Wahrheiten vom Leib zu halten, und ist, in Maßen versteht sich, nicht notwendigerweise eine schlechte Sache.

Aber Felice betrieb Verdrängung in einem Ausmaß, das ans Psychotische grenzte. Und indem sie das tat, brachte sie es offenbar fertig, bei den Menschen, die sie kannten und von denen keiner ihre veränderte Erscheinung bemerkte oder sich veranlasst sah, diese zu erwähnen, so etwas wie eine Massenpsychose zu bewirken. Sie zeigte mir sogar ein Foto, das ihre Schwester in den Frühjahrsferien von ihr gemacht hatte. Sie stand da, die Arme um ihre Eltern gelegt, und trug einen langen Pullover, der sich über ihrem Bauch wie über einem Basketball ausbeulte. Jeder Mensch, der seine fünf Sinne beisammen hat, musste sehen, dass sie sich im fortgeschrittenen Stadium ihrer Schwangerschaft befand.

»Was haben die Leute gesagt, wenn sie Sie sahen?«, fragte ich.

»Nichts. Sie sagten Hallo, und das war's«, lautete die lakonische Antwort.

Ein paar Leute außerhalb der Familie hatten, wie sich herausstellte, sehr wohl etwas gesagt. Felice erzählte, dass einmal eine Diätassistentin in der Campusmensa an sie herangetreten sei und gefragt habe, ob sie glaube, dass das, was sie soeben auf ihr Tablett lade, ernährungsphysiologisch einer Schwangeren angemessen sei.

»Ich weiß nicht, ich nehme es an«, hatte Felice geantwortet. »Warum fragen Sie?« Ein anderes Mal hatte ihr ein ergrauter Mann im Bus seinen Platz angeboten. Felice nahm den Platz dankend an, konnte sich aber nie einen Reim darauf machen, warum er ihn ihr angeboten hatte – schließlich war er sehr viel älter als sie.

Wie kann eine intelligente junge Frau, die allem Anschein nach mit beiden Beinen auf der Erde steht, dermaßen unfähig sein, die Realität einer Schwangerschaft zu akzeptieren? Wie kann sie Körper und Seele so gründlich voneinander trennen?

Sie konnte, weil die körperliche Realität für ihren Geist nicht existierte. Wenn unser Verstand auf eine Wirklichkeit stößt, die er nicht tragen oder annehmen kann, manipuliert er manchmal seine Wahrnehmung der Realität, um sein Überleben zu sichern. Felice stammte aus einer strenggläubigen katholischen Familie. Sie wusste, dass ihre Eltern Sex vor der Ehe missbilligten, und konnte sich nicht vorstellen, dass sie eine Tochter, die ein uneheliches Kind erwartete, weiterhin unterstützen würden. Sie erinnerte sich an den Stolz auf ihren Gesichtern, als sie sie beim Wohnheim abgesetzt hatten. Sie auf diese Weise zu enttäuschen erfüllte sie mit Scham und Qual. Eine Beendigung der Schwangerschaft kam ebenso wenig in Frage. Als Katholikin vertrat Felice den strikten Standpunkt, dass Abtreibung Sünde sei. Ein Schwangerschaftsabbruch war für sie genauso wenig denkbar wie das Austragen des Kindes. In dieser ausweglosen Situation konstruierte Felice sich ein Gebäude der Verdrängung und zog sich in dieses Gebilde zurück.

Niemand weiß genau, was in der Nacht geschehen war, in der man Felice im Wäldchen gefunden hatte; ein paar Tatsachen haben sich aus Gesprächen mit ihren Freunden und Augenzeugen ans Licht bringen lassen, den Rest haben wir rekonstruiert. Wir wissen, dass Felice etwa zehn Minuten nach dem Beginn des Films ihren Freundinnen zuflüsterte, sie habe Bauchkrämpfe, und auf die Toilette gegangen war. Dort muss sie sich auf den Toilettensitz gesetzt, starke Wehen bekommen und – in Unkenntnis dessen, was mit ihr geschah – das, was sie für eine Entleerung ihres Darm hielt, einfach von sich gegeben haben. Ich glaube, dass sie sich zu diesem Zeitpunkt im Zustand einer dissoziativen Fugue befunden haben muss, in dem ein Mensch sich seiner Umwelt kaum, möglicherweise überhaupt nicht mehr bewusst ist. Sie verließ die Toilette und das Gebäude und irrte auf dem Campus umher, bis sie kollabierte. Niemand weiß, wie lange sie dort blutend gelegen hat, bis ein paar Studenten zufällig vorbeikamen und die Polizei alarmierten, die sie ins Krankenhaus brachten. In der Zwischenzeit hatte eine junge Frau die Kabine der Campustoilette betreten, in der Felice zuvor gewesen war, und die Wände voller Blut sowie ein winziges Baby in der Toilettenschüssel vorgefunden. Sie schrie nach einem Krankenwagen – doch vergeblich, das Kind war bereits an Unterkühlung gestorben. Die Polizei kam, fragte im Krankenhaus nach und bekam die Bestätigung, dass die Studentin, die zuvor von den Kollegen dort eingeliefert worden war, alle Symptome einer unmittelbar zurückliegenden Geburt aufwies. Die Geschichte erschien in der Zeitung, weil eine heftige Diskussion darum entbrannt war, ob Felice zu verhaften sei oder nicht. Noch bevor der Fall abgeschlossen war, ging ich für ein paar Jahre als Marinepsychiaterin nach Chicago, weiß also nicht, ob es eine Anklage gegeben hat; allerdings kann ich mir nicht vorstellen, dass der Staat Felice eine Strafe hätte auferlegen können, die grausamer hätte sein können als die Qualen, denen sie sich selbst ausgesetzt hatte.

Was sollen wir von diesem Fall halten? Was denken wir über diese moderne junge Frau, deren Geschichte alle Merkmale einer antiken griechischen Tragödie aufweist?

Eines der Dinge, die Felices Fall dermaßen entsetzlich machen, ist die Tatsache, dass die Begleitumstände so unspektakulär sind: Eine intelligente junge Frau, aufgewachsen mit allen Familienwerten, verlässt ihr Zuhause, um aufs College zu gehen, verliebt sich, hat zum allerersten Mal Sex und wird schwanger. Es ist anzunehmen, dass Felice wusste, dass es Alternativen gab, mit der Schwangerschaft umzugehen; sie hätte bei den Campusärzten Unterstützung finden können oder beim katholischen Studentenpfarrer oder beiden. Aber, zutiefst unfähig, mit ebendieser Art von Situation zurechtzukommen, die ihre sorgfältige Erziehung hätte verhüten sollen, tat sie keins von beidem. Felices Selbstverständnis war so eng verwoben mit den Überzeugungen ihrer Familie und ihrer Religion, dass sie sich nicht hätte vorstellen können, davon abzuweichen und heil an Leib und Seele zu bleiben. Sie war ihrer Erziehung und ihren Eltern noch nicht hinreichend entwachsen, als dass sie auf ihre eigenen Gedanken gehört oder ihre eigenen Werte neben den ihren gekannt hätte, sie kannte sich im wahrsten Sinne des Wortes selbst nicht.

Mag Felices Fall auch extrem sein, er ist seinem Kern nach trotzdem universal: Wir können uns vielleicht schwer vorstellen, uns so zu verhalten, wie sie es in der Toilettenkabine getan hat, aber die Gefühle der Scham, Schuld und Selbstbezichtigung nachzuvollziehen, die sie dazu getrieben haben, fällt uns überhaupt nicht schwer. Jede von uns hat diese Gefühle schon gehabt. Und genau das ist der Punkt: Jede von uns hätte sich an Felices Stelle befinden können, und viele Mädchen und Frauen tun das noch immer. Wir haben genügend Berichte über in Mülltonnen abgelegte Neugeborene gelesen, um zu wissen, dass so etwas nur zu häufig passiert.

Die Katastrophe in Felices Leben bestand nicht darin, dass sie Sex hatte, sondern dass sie Sex hatte, bevor ihre Persönlichkeit ausgeformt war. Ihre Identität war undefiniert, ihre Sehnsüchte, Wünsche und Werte waren ununterscheidbar von denen, die man ihr anerzogen hatte. Sie sah sich noch nicht selbst als eigenständige, von den Eltern getrennte Person und konnte sich ihre vermeintlichen Übertretungen ebenso wenig vergeben, wie sie ihr ihrer Ansicht nach vergeben würden.

Es handelte sich dabei beileibe nicht um einen Fall von oberflächlichem, anonymem sexuellem Kontakt, der das Ego einer jungen Frau in den Staub tritt; dennoch vermochte die Tatsache, dass sich die Intimitäten im Rahmen liebender Zuneigung abgespielt hatten, deren verheerende Folgen nicht zu verhüten. Diese Neunzehnjährige war für eine sexuelle Beziehung, welcher Art auch immer, nicht bereit, weil sie psychologisch nicht im Geringsten darauf eingestellt war, mit der logischsten aller Konsequenzen – einer Schwangerschaft – umzugehen, nicht nur im Hinblick darauf, was das für sie und ihre Familie bedeutete, sondern auch im Hinblick darauf, wie sie sich selbst sah und wie sie glaubte, dass ihre Familie sie sah. Felices Tragödie mag in ihrem Körper stattgefunden haben, genährt und grausame Frucht tragen lassen aber hat sie ihr Geist.

Felices Verhalten – von zu Hause wegziehen, sich verlieben, mit dem Freund schlafen – war nicht das Destruktive; das Gleiche gilt streng genommen auch für das Betragen einer Schar von Siebtklässlerinnen, die an ihren Klassenkameraden Oralsex praktizieren. Was destruktiv ist, sind die Folgen solcher Eskapaden. Sie hallen, manchmal für immer, in den Köpfen und Körpern der Frauen nach, die aus diesen Mädchen einmal werden. Solange Sie ein Kind sind, ist Ihnen nicht klar, dass das Unheil, das Sie anrichten, Sie noch als Erwachsener verfolgen wird, denn Sie können sich nicht vorstellen, jemals erwachsen zu werden. Das Einzige, was Sie wissen, ist, dass Sie das, was Sie tun wollen, jetzt tun wollen, und deshalb werden Sie es jetzt tun – Punkt.

Damit sind wir beim klassischen Problem der Pubertät: Sie spüren alle möglichen Impulse, haben diese aber nicht sonderlich gut unter Kontrolle. Der furchtbare Ausgang von Felices Geschichte ist zum Glück selten, aber die meisten von uns haben das eine oder andere böse Erwachen erlebt, vor allem in jungen Jahren. Und das Ende einer Episode muss nicht notwendigerweise scheußlich ausfallen, um sich als Verhängnis zu entpuppen: Jeder, der sich bei einem raschen Abenteuer am Wochenende einen lebenslangen Vorrat an Herpes genitalis eingehandelt hat, weiß, dass das eine Katastrophe für sich ist. Womöglich bekommt ein junges Mädchen eine Infektion und reagiert auf ein Antibiotikum erst, nachdem dieses es für den Rest seines Lebens hat unfruchtbar werden lassen. Oder ein Mädchen wird mit fünfzehn Jahren schwanger, ist vielleicht in der zehnten Klasse, auf jeden Fall nicht in der Position, Mutter werden zu können. Was kann es tun? (Nehmen wir an, es ist in der glücklichen Lage, sich an seine Eltern wenden zu können.) Wenn es sich für eine Abtreibung entscheidet, kann es sich damit unter Umständen selbst einen seelischen Schaden zufügen, der ihm für alle Zukunft die Möglichkeit verbaut, Sex unbeschwert genießen zu können. Vielleicht wird es sich immer schuldig fühlen und Sorge haben, dass der Eingriff künftige Schwangerschaften erschweren wird, oder auch ständig in der Angst leben, erneut schwanger zu werden. Wenn es später im Leben Probleme hat, ein Kind zu empfangen, wird es sich womöglich Vorwürfe machen, dass es seine einzige Chance auf Mutterschaft vergeudet hat. Wenn es das Kind austrägt und zur Adoption freigibt, wird es sich vielleicht den Rest seines Lebens fragen, ob es nach dem Kind suchen soll oder ob es nicht von vornherein ein Fehler gewesen ist, es überhaupt wegzugeben. Wenn es beschließt, das Kind zu behalten, gibt es das bisschen Kindheit auf, das ihm selbst noch vergönnt gewesen wäre; auch wenn es eine Familie hat, die es samt seinem Kind unterstützt, wird das Leben nie mehr so sein wie zuvor. Wenn eine Schwangerschaft und die Geburt eines Kindes (von der Auseinandersetzung mit der Verantwortung, die eine Mutterschaft mit sich bringt, gar nicht zu reden) schon reife Frauen, die dafür bereit sind, auf immer verändert – wie wollen wir dann die Auswirkungen der damit verbundenen Härten auf eine Zehntklässlerin ermessen, deren höchste Verantwortung bislang darin bestanden hat, die Katze zu füttern und den Abfalleimer hinauszutragen?

Selbstredend können wir das nicht, aber wir wissen, dass eine zu frühe Mutterschaft die Fähigkeit eines Mädchens, jemanden zu lieben und dessen Liebe zu genießen, sich zur Fürsprecherin seines sexuellen Selbst und dessen Befriedigung zu machen, durch zu frühen Sex für alle Zukunft untergraben werden kann. Und es kann sein Bild von sich und seiner Rolle in der Welt fundamental erschüttern – und damit auch seine Motivation, darin weiterleben zu wollen.

## Maya: Wenn Schulmädchen an den Falschen geraten

Ich habe Maya nur ein einziges Mal gesehen: nämlich als der Dienst habende Kinderarzt mich zur psychiatrischen Beratung hinzuzog. Er sagte, er habe ein dreizehnjähriges Mädchen zu behandeln, das sich den Knöchel gebrochen hatte, als es vom Dach seines Wohnhauses gefallen oder gesprungen und in einem Ilexbusch gelandet war. Es war am ganzen Leib zerkratzt, aber seine Handgelenke wiesen mehrere blutige Einschnitte auf, die aussahen, als stammten sie von einem Messer. Seine Eltern waren emotional völlig aus dem Gleichgewicht, sie berichteten, Maya habe schon einmal gedroht, sich umzubringen, aber sie hätten nie geglaubt, dass sie dies auch jemals versuchen werde. Der Arzt war der Ansicht, dass es möglicherweise ratsam sei, das Mädchen zur Beobachtung einzuweisen, und wollte meine Meinung dazu hören.

Maya war blass, das Haar hatte sie zu einem Zopf zusammengebunden. Sie trug einen Krankenhausbademantel, ihre Arme waren über und über rosa und rot verschrammt; wo sie der Ilex erwischt hatte, wirkten sie gegen die hellen Ärmel wie rohes Fleisch. Ihr Knöchel war mit einem frischen Gips versehen, die Zehennägel, die aus

ihm herauslugten, waren blau lackiert. Mayas Gesicht war ausdrucks-
los, sie sah lange Zeit nicht zu mir auf, sondern starrte dumpf auf eine
abgetretene Stelle im Linoleum.

Sie berichtete, dass sie seit jenem Tag deprimiert sei, an dem ihr
Freund mit ihr Schluss gemacht habe. Sie und Keith waren 42 Tage
zusammen gewesen, den Verlauf der Romanze hatte sie in ihrem Tagebuch festgehalten. Er hatte keine Gründe für die Trennung genannt,
genau genommen hatte er sich überhaupt nicht offiziell von ihr getrennt. Er hatte einfach nur aufgehört anzurufen. Als sie versuchte,
ihn zu erreichen, schaltete sich nur der Anrufbeantworter ein. Einmal
hinterließ sie mehr als zwanzig Nachrichten an einem Tag. Keith
hatte nur ein einziges Mal abgenommen. Er sagte, es tue ihm Leid,
aber sie solle besser aufhören, ihn anzurufen, er habe jemand anderen
getroffen und sei der Ansicht, sie sollten sich nicht mehr sehen.

Das war drei Wochen her. Zeiträume sind im Zusammenhang mit
Depressionen ein wichtiger Aspekt: Ein Patient muss die Symptome
seiner Niedergeschlagenheit mindestens zwei Wochen aufweisen, bevor man die entsprechende Diagnose stellen kann. Sogar an guten
Tagen können die Gefühle einer Dreizehnjährigen starken Schwan-
kungen unterworfen sein, die Dauer der Symptome war mir daher
wichtig. Wäre die Romanze vor einem oder zwei Tagen zu Ende gegangen und hätte sie dann versucht, sich umzubringen, hätte ich bei
ihr keine Depression diagnostiziert, sondern eine Anpassungsstörung;
so nennen wir es, wenn ein Mensch in unmittelbarer Reaktion auf ein
aufwühlendes Ereignis einen dramatischen Schritt tut. Aber Mayas
depressive Symptome – Apathie, Appetitlosigkeit, Schlaflosigkeit,
mangelndes Interesse an der Schule und außerschulischen Aktivitäten – hielten bereits seit drei Wochen an und veranlassten mich zu der
Annahme, dass sie unter einer Depression im klinischen Sinne litt.

»Erzähl mir von Keith«, sagte ich. »War er in deiner Klasse?« Maya
sah mich erstaunt an.

»Nein«, antwortete sie, »er geht nicht auf meine Schule. Er fängt
im Herbst mit dem College an.«

»College?« Ich war verblüfft. Dieses Mädchen ging in die siebte
Klasse.

»Wie alt ist er?«, fragte ich.

»Achtzehn.«

Achtzehn? *Achtzehn?* Ich versuchte, ein unbeteiligtes Gesicht zu machen.

»Du hast dich also mit diesem achtzehnjährigen Jungen getroffen«, meinte ich, »wie hast du das deinen Eltern erklärt?«

»Sie hatten nichts dagegen, sagten, ›okay, wenn du das wirklich willst‹. Sie sagten, ich dürfe mit Keith ausgehen, solange meine Zensuren nicht darunter litten.«

»Und? Haben sie darunter gelitten?«

»Zu Anfang nicht. Aber in letzter Zeit kann ich mich nicht mehr konzentrieren und habe eine Menge Tests in den Sand gesetzt. Dann bin ich ein paarmal mit Brandon ausgegangen. Das war auch nichts. Danach war ich wirklich deprimiert.«

Brandon war sechzehn, ein Freund von Keiths jüngerem Bruder. Maya hatte ihn bei Keith zu Hause kennen gelernt. Das Muster wiederholte sich: Brandon holte Maya daheim ab, ging mit ihr ins Kino, dann hielten sie irgendwo am Straßenrand und hatten Sex in seinem Auto. Diesmal hatte Maya nicht gezögert, mit Brandon schlief sie schon nach dem ersten Treffen. Das ist übrigens typisch für Mädchen, die sehr jung sexuell aktiv werden: Sobald sie den Schritt getan haben und zum ersten Mal Sex hatten, gibt es kein Zurück mehr, also gehen sie vorwärts. Maya hatte in ihrem Leben zwei Freunde gehabt und zeigte bereits erste Anzeichen von Promiskuität.

Nachdem ich mit Maya geredet hatte, suchte ich das Gespräch mit ihren Eltern. Sie gehörten zum Mittelstand, drückten sich gewählt aus und waren ernsthaft um ihre Tochter besorgt. Ja, sie würden Keith kennen, erklärten sie. Er sei mehrmals bei ihnen zu Hause gewesen. Der andere Junge, Brandon, habe Maya nur ein- oder zweimal ausgeführt. Keith sei ein netter Junge gewesen, gut gekleidet, höflich, seine Eltern waren Anwälte und bewohnten ein sehr schönes Haus. Maya schien ihn zu mögen und wollte unbedingt mit ihm gehen. Also hätten sie ihr gesagt, sie dürfe, solange ihre Schulleistungen nicht darunter litten.

»Aber was war mit dem Altersunterschied?«, fragte ich. »Hat es Sie überhaupt nicht beunruhigt, dass ihre dreizehnjährige Tochter mit einem Highschool-Absolventen ausging?«

»Maya war schon immer sehr weit für ihr Alter«, erwiderte ihre Mutter. »Sie ist eine gute Schülerin, sie ist im Schülerbeirat, spielt Flöte im Schulorchester. Sie wollte es unbedingt, und wir dachten, nun ja, sie ist ein kluges Mädchen und hat uns nie Ärger gemacht. Da wollten wir nicht Nein sagen.«

Warum nicht?, hätte ich am liebsten gefragt. Wovor hatten sie Angst – dass ihre Tochter böse auf sie sein und einen Krach vom Zaun brechen könnte? Dass sie herumbrüllen, die Treppe hinauftoben und die Tür zuknallen würde? Dass sie sie hassen würde? Sie waren zu unsicher, um der heiligsten Pflicht nachzukommen, die Eltern haben: ihr Kind zu beschützen. Stattdessen erlaubten sie ihrer dreizehnjährigen Tochter – einem Kind, das sollten wir nicht vergessen –, mit einem achtzehnjährigen Jungen anzubandeln. Er geht mit ihr ins Kino und nach ein paar Verabredungen zu sich nach Hause. Sie schlafen miteinander. Sie glaubt an eine Beziehung und verliebt sich. Sechs Wochen später verliert er das Interesse – wie viel hat ein Highschool-Absolvent schließlich auch mit einer Siebtklässlerin gemeinsam? – und beendet die Romanze. Maya ist am Boden zerstört: Sie hat ihm alles gegeben – ihre Unschuld, ihr Vertrauen, ihr Herz. Als er sie verlässt, fühlt sie sich benutzt und weggeworfen, schuldig und beschämt. Sie verachtet sich selbst dafür, dass sie mit ihm geschlafen hat, gleichzeitig fragt sie sich, ob er noch bei ihr wäre, wenn sie im Bett besser gewesen wäre. Sie hasst sich dafür, dass sie sich überhaupt mit ihm eingelassen hat, verachtet sich selbst, weil sie sein Interesse nicht hat wachhalten können. Sie hasst ihn, weil er sie verlassen hat, und liebt ihn, weil er sie überhaupt hatte haben wollen.

Wenn diese Gefühle bei Ihnen eine Saite anrühren, dann, weil sie in so vielen Frauen anklingt, wenn sie sich mitten in einem Trennungsprozess befinden. Für Maya aber war die Trennung um einiges belastender, denn sie war erst dreizehn; es war ihre erste Schwärmerei, ihr erster Vorgeschmack auf das Hochgefühl der Liebe. Und dieser Teil ist durch und durch normal – Mädchen verlieben sich ständig in Jungen, manchmal auch in andere Mädchen (wenngleich sie dabei, glaube ich, nicht immer dem Impuls folgen). Verliebt zu sein ist schön, denn es fühlt sich toll an: Wenn das Objekt Ihrer Zuneigung um die Ecke biegt, fängt Ihr Herz an zu klopfen, Ihre Haut kribbelt, und Sie fühlen sich unbeschreiblich, köstlich lebendig – und er muss es nicht einmal wissen. Und selbst wenn er es weiß: Wenn er der erste Mann ist, in den Sie »verknallt« sind, werden Sie kaum »aufs Ganze gehen«. Sie werden ihn vielleicht küssen, er mag sie küssen, aber dabei wird es vermutlich auch bleiben, alles ganz und gar harmlos, völlig ungefährlich. Aber wenn Sie dreizehn sind, und er ist achtzehn, dann ist es alles andere als ungefährlich, denn er ist soeben auf der Höhe seiner sexuellen Leistungsfähigkeit angekommen. Hormone toben durch seinen Körper, in dem jede einzelne Zelle für nichts anderes prädestiniert scheint als dazu, Sex haben zu wollen – und das muss auch so sein, wenn mit ihm alles in Ordnung ist. Und mit dreizehn können Sie ihn nicht noch nicht in seine Schranken weisen: Welche Dreizehnjährige könnte zu einem Achtzehnjährigen in welchem Zusammenhang schon Nein sagen, und wie viel mehr gilt das für Sex?

Am meisten außer Fassung gebracht hat mich an diesem Fall weder die Tatsache, dass Maya Sex mit älteren Jungen hatte, noch ihr versuchter Selbstmord. Es kommt häufig vor, dass Mädchen im Teenageralter ein paar Tabletten schlucken oder den einen oder anderen halbherzigen Versuch unternehmen, sich die Pulsadern aufzuschneiden, nachdem sie mit einem Jungen geschlafen haben, der sie danach verlassen hat. Was mir am meisten aufgestoßen ist, war der Autoritätsverzicht ihrer Eltern: *Wir wollten nicht Nein sagen.*

Warum nicht? Warum können wir zu unseren Kindern nicht Nein sagen?

Dass Eltern zaudern, Kontrolle über ihre Kinder auszuüben, ist ein relativ junges Phänomen. Irgendwann zwischen heute und meiner Kindheit hat sich unter uns die Überzeugung durchgesetzt, dass es für die Selbstachtung unserer Kinder gefährlich sei, wenn wir ihnen sagen, was sie zu tun und zu lassen haben. Als ich aufwuchs, gab es solche Bedenken nicht. Ich erinnere mich, dass meine Mutter mir zu Highschool-Zeiten unablässig eintrichterte, ich dürfe mir niemanden anlachen, der mehr als ein Jahr älter oder jünger sei als ich. Ich bin nicht sicher, warum es nicht akzeptabel war, mit jemand Jüngerem auszugehen – vielleicht hegten meine Eltern die Sorge, dass ich mich an einem halben Kind vergreifen könnte. Aber ich hatte wenig Gelegenheit, dieses Gebot in Frage zu stellen, von dem ich heute weiß, dass es sich dabei einzig und allein um Sex drehte. Auch durfte ich mit niemandem ausgehen, der einen Kombi oder einen Campingbus fuhr, denn meine Eltern fanden, es bestünde eine reelle Chance, dass sich hinten drin eine Matratze befinden könnte (dumm waren sie nicht).

Verstehen Sie das nicht falsch: Dies waren keine Entscheidungen, die ich aufgrund meines Köpfchens, meiner Klugheit oder Weisheit getroffen hätte. Es war das Reglement meiner Eltern – das mir, so sollte ich an dieser Stelle hinzufügen, zu jener Zeit komplett uncool erschien und gegen das ich mit einer Vehemenz rebellierte, wie ich sie in aller Regel für diejenigen reserviert hatte, die mir nahelegten, doch lieber eine Ausbildung zur Krankenschwester zu machen, statt Medizin zu studieren, weil Ersteres für ein Mädchen doch wesentlich leichter sei. Aber so sauer ich auch war, meine Eltern blieben hart; ihnen schien es völlig gleichgültig, ob ich sie mochte oder nicht. Nicht gleichgültig war ihnen mein Wohlergehen, und sie waren zu klug, es jemandem anzuvertrauen, der so wankelmütig und naiv war wie ich. Indem sie mir das Recht vorenthielten, selbst zu bestimmen, ob ich Sex haben wollte oder nicht, nahmen sie mir eine Entscheidung aus der Hand, die selbst zu treffen ich komplett unvorbereitet gewesen wäre. Und es hat mir geholfen, denn als mich dieser himmlisch verführerische junge Mann mit dem VW-Bus einlud, mit ihm auszugehen, und ich so gern Ja sagen wollte (wie ich bei so manch anderem auch gern schwach geworden wäre), konnte ich das nicht. Ich konnte ihm lediglich versichern, wie liebend gern ich mit ihm ausginge, aber dass meine Eltern dies nicht zulassen würden. Ich konnte Nein sagen, weil meine Eltern zu mir Nein gesagt hatten.

Wir sind echte Heuchler. Wir ermahnen unsere Kinder, Sex, Drogen und Alkohol zu widerstehen, wo es doch eigentlich wir sind, die ihrem Nachwuchs nichts abzuschlagen vermögen. Wir sind so verzweifelt auf die Zuneigung unserer Kinder aus, dass wir immer wieder Ja sagen und Ja sagen, bis sie vergessen haben, wie Nein klingt, gar nicht zu reden davon, wie es sich anfühlt. Es fängt früh an, dann, wenn sie im Supermarkt herumquengeln, unbedingt jenes nährstofffreie, vor Zucker triefende Müsli haben wollen, und dabei einen solchen Aufstand veranstalten, dass die Leute aufmerksam werden. Sie fühlen, wie Ihnen das Blut in die Wangen steigt, und sagen: »Okay, Schätzchen, das ist aber das letzte Mal. Hier hast du dein Müsli.« Auf wundersame Weise hört das Geheule auf, und schon herrscht eitel Friede – nun ja, so lange, bis Sie an die Kasse kommen, wo die Schokoriegel lauern.

Kinder sind nicht dumm. Sie lernen rasch, dass es, damit sie ihren Willen bekommen, völlig ausreicht, herumzutoben und zu heulen, bis Sie sich fühlen wie eine der bösen Stiefmütter, die ihre Videoklassiker bevölkern. Sie wissen, dass Sie, so sie nur lange genug quengeln und jammern, schon einknicken und auch der blödsinnigsten Forderung nachgeben werden – alles, um sie dazu zu bringen, Ruhe zu geben und Ihnen Ihr Selbstbild vom treu sorgenden, aufgeschlossenen Elternteil zu erhalten. Die Ironie daran ist freilich, dass wir am treuesten sorgen, wenn wir *nicht* nachgeben, wenn wir der Liebe unserer Kinder und unserem eigenen soliden Urteil genügend Vertrauen entgegenbringen, um auf unserem Standpunkt zu beharren, sie vor sich selbst zu schützen und zu sagen: »Nein, du bekommst das Müsli nicht; nein, du darfst nicht so mit mir reden; nein, du wirst mit keinem Jungen ausgehen, der fünf Jahre älter ist als du, und auch mit keinem anderen, was das angeht. Weil du nämlich zu jung bist, um überhaupt mit einem Jungen auszugehen.« Aber wir sagen nicht Nein, und wenn doch, dann zu selten. Und dann sind wir schockiert, wenn wir erfahren, dass unsere Töchter Sex im Kino oder im Auto haben, und das scheinbar mit ihrer Einwilligung.

Die Sache ist die, dass eine Dreizehnjährige ihre Einwilligung überhaupt nicht geben kann. Sie weiß nicht, wozu sie sie gibt – was übrigens die Grundlage für den Strafgesetzbuchparagraphen zum sexuellen Missbrauch von Kindern (früher Unzucht mit Minderjährigen) ist, bei dem jede sexuelle Handlung, an der eine Person unter vierzehn Jahren beteiligt ist, unter Strafe gestellt wird, unabhängig davon, ob diese zuvor ihre Einwilligung gegeben hat oder nicht.[3] Wenn ein Dreizehnjähriger oder eine Dreizehnjährige sich mit einer beziehungsweise einem Achtzehnjährigen einlässt, ist die Wahrscheinlichkeit groß, dass der oder die Jüngere von beiden in irgendeiner Form genötigt wird. Die Machtverteilung zwischen beiden fällt eindeutig nicht zugunsten des Jüngeren aus. Und zum Sex genötigt worden zu sein kann in jedem Falle verheerende psychische Konsequenzen haben.

Falls Sie sich noch daran erinnern, wie es war, Teenager zu sein – oder falls Sie Mutter oder Vater von einem sind und nichts mehr wünschen, als dass Sie für einen einzigen glückseligen Augenblick vergessen könnten, wie es ist, mit so jemandem zusammenzuleben –, wissen Sie, dass dies eine Zeit unbeschreiblicher körperlicher, emotionaler und psychischer Umwälzungen ist. Nichts fühlt sich richtig an, weil das eigene innere Territorium plötzlich so neu und unbekannt ist. Die Gefühle eines Heranwachsenden sich selbst, seiner Familie und allem anderen gegenüber wechseln so dermaßen wild zwischen Trübsal und Euphorie, dass selbst die Menschen, die ihn eigentlich am besten kennen sollten, keine Ahnung haben, wer beim nächsten Mal ins Zimmer geschlurft oder stolziert kommt. Wir kennen sie nicht, weil sie sich selbst nicht kennen, und diesem Durcheinander eine Prise sexuelle Intimität zuzumuten, bedeutet am Anfang ein solches Übermaß an Veränderung, dass er oder sie es unmöglich handhaben könnte.

Was nicht heißen soll, dass das Verlangen nicht vorhanden ist. Es ist da, stürmisch und mit aller Macht. Aber aufgrund der gesellschaftlichen Tabus, die, entweder in Form religiöser Verbote oder aber in der Knebelung von Bildungsplänen durch politischen Druck, einer offenen und ehrlichen Auseinandersetzung mit unserem sexuellen Wesen im Wege stehen, versagen wir weiterhin kläglich bei unserem Auftrag, junge Leute über diese urtümlichste aller Lebenskräfte ins Bild zu setzen. Versuchen Sie einmal, das Thema Sex mit einem Mittelstufenschüler anzuschneiden, Sie werden mit an Sicherheit grenzender Wahrscheinlichkeit ein herablassendes Seufzen und die augenrollende Versicherung ernten, dass »sie uns das alles auf der Schule längst beigebracht haben«.

Es wurde vielleicht gelehrt, aber haben die Kinder etwas dabei gelernt?

Als mein ältester Stiefsohn etwa fünfzehn war, kam er eines Tages heim und schäumte vor selbstgerechter Entrüstung, weil er soeben erfahren hatte, dass ein Junge, der ein paar Häuser weiter wohnte, es fertiggebracht hatte, eine Klassenkameradin zu schwängern. Mein Stiefsohn war zutiefst empört über das Mädchen und behauptete, das Debakel sei einzig und allein seine Schuld, weil es dem Jungen nicht gesagt hatte, dass es seine Regel habe.

»Von was um alles in der Welt redest du da eigentlich?«, fragte ich.

»Na ja, wenn sie ihm wahrheitsgemäß gesagt hätte, dass sie ihre Tage hat, wäre sie nicht schwanger geworden.« Ruhig bleiben, Anita, sagte ich mir, pass auf, was du sagst.

»Also, erstens, wenn sie ihre Regel gehabt hat, hätte er es gemerkt, glaube ich«, fing ich an. »Und zweitens ist das nicht der Zeitpunkt, an dem ein Mädchen schwanger wird. Ja, es ist sogar so, dass die Wahrscheinlichkeit, schwanger zu werden, während der Menstruation für ein Mädchen am geringsten ist. Nun lass uns das noch mal durchgehen.«

Dann setzte ich ihm sehr deutlich auseinander, wann im Zyklus eine Frau vermutlich ihren Eisprung hat und damit empfängnisbereit ist. Er saß da, zu gleichen Teilen verlegen und gelangweilt von alledem, was er sich da gezwungenermaßen anhören musste, eine weitere stinklangweilige Blüten-und-Bienen-Vorlesung. Und das ist genau, worauf ich hinauswill: Es ist nicht so, als hätte mein Stiefsohn keine Sexualkunde in der Schule gehabt. Er hatte mindestens sechs Jahre Hygiene, Gesundheitsaufklärung und Familienkunde hinter sich, aber was er und seine Freunde davon behalten hatten, war die schräge Überzeugung, dass ein Mädchen am fruchtbarsten ist, wenn es seine Regel hat. Dieses Missverständnis hatte sich fester in das Gehirn dieser Knaben eingegraben als all die anderen Tatsachen, mit denen ihre Lehrer sie zweifellos überhäuft hatten. So ist es auch kein Wunder, wenn Kinder falsche Entscheidungen treffen und ihnen daraufhin unliebsame Dinge zustoßen.

Sexualität ist eine Naturgewalt, ob es uns passt oder nicht. Religiöse Überzeugungen werden ebenso wenig daran rütteln können, dass sie sich Ausdruck verschafft, wie sie die unendliche Fähigkeit unseres Geistes einschränken werden, Glauben und Wirklichkeit einander anzupassen. Felices religiöse Überzeugungen hatten sie sowohl daran gehindert, Verhütung zu betreiben, um eine Schwangerschaft zu verhindern, als auch daran, diese mittels Abtreibung zu beenden; allerdings vermochten sie vor der natürlichen Bereitschaft ihres Körpers, ein Kind zu empfangen, ebenso wenig zu schützen, wie sie ihren Geist davor hatten bewahren können, zu verdrängen, was geschehen war. Was hätte Felice und ihr Kind retten können? Die Antwort lautet: Reife und Bildung. Wäre sie mit einem voll ausgeprägten Selbst ausgestattet gewesen, so hätte sie sich in seinen Schranken womöglich sicher genug gefühlt, Glauben gegen Vernunft auszutarieren; und wäre sie mit sexuellen Zusammenhängen vertrauter gewesen, so hätte sie ihre eigene Sexualität womöglich gut genug verstanden, um sich mit den möglichen Folgen ihrer Erforschung auseinander zu setzen. Vielleicht hätte sie die eine oder andere Form von Verhütung in Betracht gezogen, oder sie hätte sich zumindest zugestanden, den spirituellen Preis einer Abtreibung gegen das persönliche Opfer abzuwägen, ein Kind auszutragen und großzuziehen, das im besten Fall ungeplant, im schlimmsten aber unerwünscht war. Ich glaube, dass Felices Tragödie das traurige Resultat einer irrealen Haltung ist, der zufolge die esoterische Qualität unseres Glaubens die Urkraft der Natur zu bändigen vermag. Hätte sie sich als vernunftbegabte, wenn auch fehlbare Erwachsene gesehen und nicht als braves Mädchen, das unter dem Zwang steht, den Erwachsenen um sich herum zu gefallen, so wäre sie vielleicht imstande gewesen, eine fehlbare, aber erfüllte Existenz in Erwägung zu ziehen – das Höchste, was die Glücklichsten unter uns zu erreichen hoffen können.

Und wie steht es mit Maya, die mit ihrem Lebenswillen sexuelles Roulette spielt? Und den langen Reihen von Rainbow-Girls, die davon überzeugt sind, dass Fellatio kein Sex ist und deshalb auch nicht gefährlich? Würden wir unsere Mädchen nachdrücklicher über ihre Sexualität aufklären, so gäben sie, da bin ich sicher, ihren Körper und ihre Seele nicht halb so bereitwillig für einen so mageren Lohn her, wenn die Risiken so groß sind. Ich bezweifle, ob sie sich selbst zu einem Leben ohne die Möglichkeit, Kinder zu haben, verurteilen würden, wenn sie wüssten, wie leicht es dazu kommen kann. Und ich bin mir sicher, dass sie ernsthafter versuchen würden, etwas mehr für ihren Notenschnitt zu tun, wenn sie einmal bei einer Imbisskette Hamburger grillend eine Achtstundenschicht hinter sich gebracht oder irgendeine andere untergeordnete körperliche Tätigkeit geleistet hätten, für die sie vielleicht gerade noch qualifiziert wären, wenn sie die Schule wegen ihrer Schwangerschaft abbrechen müssten. Und ich wette, es würden weit weniger dreizehn- oder vierzehnjährige Mädchen Internetromanzen mit fünfunddreißigjährigen Männern pflegen, um sich dann in irgendein Motel zu schleichen und sich mit ihnen einzulassen, wenn sie wüssten, dass ihnen eine solche Exkursion die nächsten fünfzig Jahre nachhängen kann – so sie denn so lange leben.

Auch würden nicht so viele Mädchen ihre Sexualität aufs Spiel setzen, wenn wir, ihre Eltern, endlich unsere Köpfe aus dem Sand der Selbstzufriedenheit zögen und diese psychologisch höchst verwirrenden Geschöpfe als das betrachteten, was sie in Wirklichkeit sind: Kinder. Kinder mit Busen vielleicht und mit einem ständig wachsenden Wissen um die Kunst der Verführung, aber trotzdem Kinder. Kinder, die die Philosophie Ihrer »drakonischen« Erziehungsmethoden heute geißeln, Ihnen aber eines Tages dafür danken werden, dass Sie ihr Bestes Ihrer eigenen Beliebtheit bei ihnen vorangestellt und den Mut gehabt haben, Nein zu sagen. Ja zu sagen ist natürlich einfacher und fühlt sich auch viel besser an: Das Kind ist ein paar Minuten lang glücklich, und während dieses kurzen Zwischenspiels sind Sie die beste Mama oder der beste Papa von der Welt, was Ihr Herz weit mehr erwärmen dürfte, als wenn die lieben Kleinen losbrüllen, dass Sie Ihre Courage verabscheuen. Aber Kinder aufziehen ist nicht das Gleiche wie Wahlkampf, also verwechseln Sie Ihre Kinder nicht mit einer Wählerschaft. Wenn Sie Eltern sind, sollten Sie sich keine Gedanken darum machen, ob Ihre Kinder Sie mögen oder nicht. Wenn Sie nicht Nein sagen können und deshalb Ja sagen, sagen Sie in Wirklichkeit nicht Ja – Sie lassen nur fünf gerade sein.

## Ab wann sind Mädchen sexuell aktiv?

1. Wenn Sie Eltern oder Betreuer eines heranwachsenden Mädchens sind, werden Sie im Folgenden ein paar Fragen finden, die Sie sich stellen und mit Ihrer Tochter diskutieren sollten, damit Sie beide ein besseres Verständnis von dem haben, was in ihrem Leben vor sich geht.

   - Wie, glauben Sie, sieht Ihre Tochter sich selbst? Haben Sie mit ihr darüber gesprochen? Wenn nicht, warum nicht?
   - Wie empfindet sie sich in körperlicher Hinsicht?
   - Ist sie mit ihrem Körper zufrieden oder unzufrieden, oder von beidem etwas? Was, glauben Sie, ist das heikle Thema – Gewicht, Haut, Haare?
   - Woher bezieht sie die Vorstellungen vom Frausein, die sie am meisten beeinflussen – aus Filmen, dem Fernsehen, Zeitschriften, von Ihnen?
   - Wie glaubt sie, gemessen an diesen Vorstellungen abzuschneiden? Glauben Sie, sie weiß, was diese Bilder wirklich vermitteln?
   - Wie schätzt sie ihre Intelligenz ein? Als sehr intelligent, als durchschnittlich oder unterdurchschnittlich?
   - Welchen Stellenwert haben Intelligenz und schulische Leistungen auf ihrer Skala der Dinge, die im Leben wichtig sind? Unterscheidet sie zwischen Intelligenz und akademischer Leistung und/oder sieht sie einen Zusammenhang zwischen beiden?
   - Wie kommt sie in der Schule zurecht? Was, glauben Sie, motiviert sie zu ihren schulischen Leistungen? Haben Sie mit ihr schon einmal darüber gesprochen?

2. Wie hoch würden Sie die Selbstachtung Ihrer Tochter einschätzen?

   - Glauben Sie, dass sie gut von sich denkt? Worauf gründen Sie Ihre Ansicht?

- Glauben Sie, dass sie schlecht von sich denkt? Und wieder: Worauf gründen Sie Ihre Ansicht?

3. Hat Ihre Tochter Freunde?
   - Falls nein: Macht es ihr was aus? Machen Sie sich darum Sorgen?
   - Falls ja: Wie würden Sie diese Freundschaften charakterisieren?
   - Sind diese Freundschaften für beide Seiten gleichermaßen befriedigend? Das heißt:
   - Trifft sie von sich aus Verabredungen?
   - Wartet sie, bis die anderen sich melden?
   - Oder ist sie diejenige, die sich meist oder immer meldet?
   - Ist das Machtverhältnis in ihren Freundschaften gleich verteilt zwischen ihr und dem jeweils anderen?
   - Besteht ihr Freundeskreis aus
   - vorwiegend Mädchen?
   - vorwiegend Jungen?
   - zu gleichen Teilen Jungen und Mädchen?
   - Wie sind ihre Freunde im Großen und Ganzen? Sind sie gescheit, sportlich, neugierig, bei ihren Freunden beliebt? Wirken sie verantwortungsbewusst und motiviert?
   - Hat sie ein romantisches Interesse an Jungen? An Mädchen?

4. Was empfindet Ihre Tochter in Bezug auf Sex?
   - Hält sie ihn für unanständig? Glaubt sie, dass er Spaß machen sollte?
   - Weiß sie wenig, etwas oder viel über sexuelle Abläufe?

5. Hat Ihre Tochter eine Beziehung? Wenn ja:
   - Glauben Sie, dass die Beziehung dem tatsächlichen, intellektuellen und emotionalen Alter Ihrer Tochter angemessen ist? Wirkt sie in ihrer Zweisamkeit glücklich und stabil oder unglücklich und aus dem Gleichgewicht?
   - Was halten Sie von der Person, mit der sie zusammen ist?
   - Was, glauben Sie, hält diese von Ihnen?
   - Was für ein Gefühl vermittelt sie Ihnen?

- Hat Ihre Tochter das Sagen in der Beziehung, die andere Person, oder dominiert einer den anderen? Verlagert sich das Machtverhältnis in der Beziehung hin und wieder? Wenn ja, woran liegt das Ihrer Meinung nach?

# SIEBTES KAPITEL

# Was inwendig lauert, brodelt und gärt: Verbitterung, Ängste und Sorgen

Ich habe Angst, dass mein Mann eine Affäre hat.«
Die Frau war jung, vielleicht 26 oder 27, und äußerst zierlich, will sagen, sie maß höchstens 1,55 Meter, und ihre Füße hatten die Größe von Müsliriegeln. Ihr Name war Stephanie, und sie klagte über sexuelle Hypoaktivität – mit anderen Worten: Sie hatte alles Interesse an Sex verloren.

»Erzählen Sie mehr darüber«, forderte ich sie auf.

»Ich habe einfach dieses Gefühl, und es macht mir Angst, weil wir erst ein Jahr verheiratet sind und so etwas doch nicht so bald schon passieren sollte. Ich weiß nicht, was ich machen soll ...« Sie hielt inne und schloss die Augen.

Viele Leute fangen so an, tauchen unter im Meer ihrer Gefühle. Wenn sie anfangen zu reden, geben ihnen ihre Worte manchmal Auftrieb, bilden so etwas wie eine Rettungsinsel, auf die sie sich zurückziehen können, bis eine neue Einsicht sie plötzlich wieder in die Gegenwart und zu sich selbst zurückholt. Ich sah zu, wie die junge Frau ihren Ehering mit dem Daumen hin- und herschob. Schließlich blickte sie auf und fing wieder an zu sprechen.

»Es ist vermutlich mein eigener Fehler. Mir ist einfach nicht nach ... ich weiß nicht, was in letzter Zeit mit mir los ist, aber ich empfinde einfach nicht mehr so wie früher. Mir hat Sex immer echt Spaß gemacht. Einmal haben wir es bei meinen Schwiegereltern im Bad miteinander getrieben, noch vor dem Abendessen ...«

Sie ließ ein kurzes Lachen hören, bevor sie sich auf die Unterlippe biss und seufzte.

»Das ist wirklich lange her. Ich kann mich nicht erinnern, wann ich das letzte Mal so etwas empfunden habe, und ich weiß nicht, warum. Alles ist prima. Ich bin nicht deprimiert, zumindest glaube ich das nicht. Ich gehe zur Arbeit, mache meinen Job, es ist alles ein bisschen stressig, aber ich komme zurecht; und außerdem ist das nicht der Punkt. Der Punkt ist, dass mir einfach nicht mehr nach Sex zumute ist. Und inzwischen will Charlie auch nicht mehr. Er rührt mich nicht mehr an, wissen Sie, er versucht gar nicht mehr, etwas anzufangen. Er arbeitet oft bis spät. Seine Arbeit macht ihm wirklich Spaß, und er bastelt bereits an seiner Karriere. Die Firma hat überall Vertretungen, und es gibt jede Menge Spielraum, um zu expandieren, aber man muss am Anfang sehr viel Zeit hineinhängen, daher muss er oft bis spätabends bleiben – zumindest sagt er das. Und ich glaube auch nicht, dass er lügt. Er ruft mich regelmäßig an, bevor er heimkommt, und das Display auf unserem Telefon zeigt immer seine Nummer vom Arbeitsplatz; also weiß ich, dass er dort ist, obwohl natürlich jemand bei ihm sein könnte. Aber das ist schwer vorstellbar, es passt einfach nicht zu ihm. Aber Tatsache ist, dass er keinen Sex mehr will. Und es war mal anders, wir hatten sogar darüber gesprochen, dass wir in den nächsten Jahren ein Baby haben wollten. Das ist es, was mir so Angst macht. Wir sind noch nicht so lange verheiratet, und wenn es jetzt schon so ist, wie wird dann der Rest unseres Lebens aussehen? Oder vielleicht ist die Ehe auch schon längst gescheitert, und ich weiß es nur nicht. Ich mache mir wirklich Gedanken und kann nicht schlafen. Ich habe Angst, dass ich deshalb bei der Arbeit Fehler mache – gestern habe ich eine Konferenzschaltung vergessen. So etwas ist mir im ganzen Leben noch nicht passiert. Das bin nicht ich. Ich bin kein unzuverlässiger Mensch und will mir diese Chance nicht vermasseln. Ich wünschte, ich könnte schlafen. Vielleicht können Sie mir etwas aufschreiben, das mir hilft, Schlaf zu finden.«

Da steckte eine ganze Menge drin. Stephanie war gekommen, um Hilfe wegen ihres mangelnden sexuellen Interesses zu suchen, verweilte bei dem Thema aber vergleichsweise kurz im Vergleich zu anderen Fragen. Das Erste, was sie sagte, war, dass sie glaube, ihr Mann habe eine Affäre; gleichzeitig fand sie aber, dass das zu seinem Charakter überhaupt nicht passen würde. Sie waren nur ein knappes Jahr verheiratet, eine ziemlich kurze Zeitspanne für ein junges Paar, um sein erotisches Prickeln zu verlieren, vor allem, wenn die beiden sich immerhin einmal so sehr zueinander hingezogen gefühlt hatten, dass sie Sex im Badezimmer der Eltern gehabt hatten.

Die Situation entbehrte wirklich nicht der Ironie. Hier saß mir eine junge Frau gegenüber, die wenig bis überhaupt kein Interesse an Sex zu spüren behauptete, die sich jedoch daran störte, dass ihr Mann sie nicht bedrängte. Ihre Besorgnis war vor allem intellektuell begründet, kam eher vom Kopf als vom Bauch. Sie war nicht empört, weil ihr Ehemann ihr die körperliche Intimität vorenthielt, nach der es sie verlangte, sondern sie war durcheinander, weil ihre Vernunft ihr sagte, dass es nicht sein kann, dass glückliche Jungverheiratete ein halbes Jahr ohne Sex auskommen. Deshalb konnte es nicht angehen, dass Charlie und sie glücklich waren, und es konnte nicht anders sein, als dass er woanders auf seine Kosten kam und dass sie zu naiv, zerstreut oder schlicht zu dumm war, um es mitzubekommen. Ich hatte keinen Grund zu der Annahme, dass Stephanie Charlie nicht liebte, auch hatte sie keinen Grund anzunehmen, dass er sie nicht liebte, ausgenommen freilich seine vermeintliche sexuelle Zurückhaltung. Vom Kopf her war ihr die Zwiespältigkeit ihrer Situation klar – dass sie ihren Mann liebte, obwohl sie wenig oder gar kein Verlangen verspürte, mit ihm Sex zu haben –, aber sie sah nicht, dass ebendieser Zwiespalt auch für ihn gelten könnte.

Stephanies vertrackte Lage faszinierte mich. So, wie sie Charlie beschrieb, war es schwer vorstellbar, dass er sich spätnachts in seinem Büro mit irgendwem auf dem Teppich wälzen sollte. Ich hielt es für wahrscheinlicher, dass er in seinen neuen Job so viel Zeit investierte, weil er hoffte, sich damit eine Beförderung und eine Gehaltserhöhung sichern zu können, die ihm ermöglichen würde, die Familie zu unterhalten, über deren Gründung er mit Stephanie bereits gesprochen hatte. Und ihr beiderseitiger Libidoverlust machte mich stutzig. Wenn der eine oder der andere von beiden versucht hätte, Sex zu umschiffen, hätte ich nach einer medizinischen Erklärung gesucht, aber wenn ein Mann und eine Frau, so jung, gesund und frisch verheiratet wie Stephanie und Charlie, sechs Monate lang sexuellen Kontakten aus dem Weg gehen – die Hälfte ihres Ehelebens –, suche ich normalerweise innerhalb der Beziehung nach Indizien.

Ich erklärte Stephanie, dass ich glaubte, ein Medikament könne ihre Angst dämpfen und ihr zu besserem Schlaf verhelfen. Sie war sofort dafür, solange das Präparat ihr nicht den Verstand vernebeln und sie bei ihrer Arbeit beeinträchtigen würde. Ich beschloss, ihr lieber ein Antidepressivum als ein Angst dämpfendes Mittel zu verschreiben, denn die meisten Antidepressiva haben nicht nur Einfluss auf die Stimmung, sondern wirken auch gegen Ängste. Außerdem gibt es inzwischen ein paar Präparate, die den gewünschten Effekt erreichen, ohne sich negativ auf den Sexualtrieb auszuwirken.

Stephanie kam fortan jeden zweiten Donnerstagnachmittag. Hin und wieder sah ich ihr vom Fenster aus zu, wie sie, wenige Augenblicke vor dem Termin, mit wehenden Haaren und fliegender Handtasche auf dem Parkplatz aus ihrem Auto stob. Sie stürmte dann atemlos, mit hochrotem Gesicht in meine Praxis und keuchte ein paar entschuldigende Worte für ihre Verspätung, sogar dann, wenn sie pünktlich war. Sie schien unablässig in Bewegung, jonglierte mit »Coffee to go«, ihrem Handy und ihrem elektronischen Terminkalender, bis sie endlich auf ihrem Stuhl saß.

Ich fing an, mit Stephanie über Möglichkeiten nachzudenken, wie sie ihr Verlangen zurückgewinnen könnte. Wir sprachen darüber, wie wichtig es sei, bewusst Zeit und Energie für die Liebe einzuplanen, und ich schlug ihr vor, mit Charlie darüber zu reden, ob sie sich nicht am Samstagabend regelmäßig Zeit füreinander nehmen könnten, auf eine Weise miteinander allein zu sein, die Raum ließ für Intimitäten. Das war keine so weltbewegende Empfehlung, wie es jetzt klingen mag: Im Regelfall verbrachten sie die Samstagabende nämlich schon zu Hause, doch sahen sie sich Filme an oder vergnügten sich mit Videospielen, bis sie sich ins Bett legten und sofort einschliefen. Sie waren zusammen, aber nur in dem Sinne, dass sie auf derselben Couch herumlungerten. Ich schlug vor, die interaktiven Medien an diesem Abend auszuschalten und die Zeit lieber mit der Interaktion untereinander zu verbringen.

In den ersten Sitzungen berichtete Stephanie vor allem über ihre Verlobungszeit und ihre Hochzeit, darüber, wie sie und Charlie sich auf der Wirtschaftsakademie kennen gelernt hatten, wo er eines Samstags, über und über mit Farbe bekleckert, für ein Wochenendseminar aufgetaucht war und ihr erzählt hatte, er habe den Morgen über für »Habitat for Humanity« gearbeitet [eine weltweite Organisation, die sich zum Ziel gesetzt hat, Menschen, die in unzumutbaren Behausungen leben, zu günstigen Finanzierungsbedingungen und mit Hilfe von Freiwilligen- und Nachbarschaftshilfe zu einem Heim zu verhelfen; Anm. d. Übers.], und wie das ihre Aufmerksamkeit auf diesen ansonsten so unauffälligen jungen Mann gelenkt hatte, so dass sie seine Einladung zum Kaffee annahm. Ich hörte etwas über ihre Hochzeit in Pennsylvania und die Flitterwochen in Mexiko und über das Stellenangebot, das Charlie bekam und das so gut war, dass er es nicht ablehnen konnte, obwohl es hieß, dass sie weiter von ihren Familien wegziehen mussten. Er sollte für einen Unternehmenszusammenschluss in der Telekommunikationsbranche arbeiten – sein Wunschjob –, und das mit einem Anfangsgehalt, von dem sie beide würden leben können. Stephanie willigte ein, mitzukommen, und bekam schon bald ein Angebot von einer Personalberatungsfirma, die sich auf das Entwerfen von Trainingsprogrammen für Unternehmen spezialisiert hatte. Das Gehalt war nicht so hoch, wie Stephanie es sich erhofft hatte, aber die Firma war jung und im Wachsen begriffen, der Mann, bei dem sie sich vorgestellt hatte, ein wahres Energiebündel, von dem sie glaubte, eine Menge lernen zu können. Also nahm sie die Stelle an.

Und je mehr ich Stephanie kennen lernte, desto deutlicher kristallisierte sich das Bild einer überaus leistungsbewussten jungen Frau heraus, einer glatten Einserkandidatin, die bei allem, was sie sich vornahm, hervorragend abschnitt. Als junges Mädchen hatte sie exzellente Schulleistungen gezeigt, sowohl im Schul- als auch im Kirchenchor gesungen und an hochklassigen Schachturnieren teilgenommen. Sie war das Aushängeschild ihrer Highschool-Klasse, machte auf einer staatlichen Universität ihren Bachelor und wechselte dann auf eine Eliteuniversität, um dort ihren Masterabschluss zu absolvieren.

Stephanie berichtete, es habe sie geärgert, wenn ihre Freunde sie damit aufzogen, dass sie so gescheit sei. »Ich war gut, aber ich habe auch hart dafür gearbeitet«, sagte sie. »Die anderen hingen den ganzen Abend im Club herum, aber meine Eltern haben mich nur weggehen lassen, wenn am anderen Morgen keine Schule war.«

Stephanie beschrieb sich selbst als sexuell offen bis abenteuerlustig und führte das Badezimmerintermezzo als Beispiel an, das sie nur zu gern wiederholen würde, wenn sie nur das gleiche Verlangen wieder aufbringen könnte. Sie erzählte, dass sie und Charlie sich zu Beginn ihrer Ehe nahezu jede Nacht geliebt hätten, woraus dann jedoch, nachdem sie umgezogen waren und Charlie zu arbeiten angefangen hatte, zweimal in der Woche geworden sei. Inzwischen aber, so ihre Worte, gingen Monate ins Land, ohne dass es zu mehr komme als hier und da einem flüchtigen Kuss.

Eines Donnerstags, ich erledigte gerade einiges an Schreibkram in meiner Praxis, rief Stephanie an und erklärte gehetzt, sie habe eine dringende Arbeit zu erledigen und müsse absagen. Zwei Wochen darauf das Gleiche. Als sie endlich wieder erschien, fragte ich, ob sich die Dinge im Geschäft ein bisschen beruhigt hätten.

»Eigentlich nicht«, sagte sie. »Ich habe die letzten drei Wochenenden großenteils dort verbracht. Es ist eine blöde Situation. Der Typ, der mich eingestellt hat, hat, kurz nachdem ich angefangen hatte, gekündigt, und seither mache ich seine Arbeit mit, es ist also ziemlich stressig. Er war dabei gewesen, für drei verschiedene Klienten sechs Fortbildungsprogramme zu entwickeln – Sie wissen schon: Schulungen für Führungskräfte, Managementfertigkeiten und solche Sachen –, die ich jetzt fertigstellen muss. Ich hab so etwas Ähnliches auf der Uni gemacht, weiß also ein bisschen was davon, aber es ist ein Haufen Arbeit.« Sie rutschte auf ihrem Stuhl hin und her.

»Sie sind noch nicht allzu lange dort, oder?«, fragte ich.

»Das ist es ja – ich arbeite erst seit neun Monaten dort, und fast die Hälfte der Zeit habe ich diesen Frontjob am Hals. Es ist eine tolle Chance. Und wenn er mir gefällt und ich meine Sache gut mache, werde ich befördert und bekomme mehr Geld.« Sie nickte hastig und verkrampfte ihre Hände auf dem Schoß.

»Klingt nach einer Menge Arbeit«, meinte ich.

»Ja, aber ich kriege das schon hin. Ich will es nicht vermasseln. Das ist eine echte Chance, und ich wäre verrückt, wenn ich sie nicht nutzen würde. Ich muss das tun, und ich werde es schaffen. Es ist nur ein bisschen viel, das ist alles.«

Allmählich wurde die Geschichte klarer: wie sehr die plötzliche Kündigung von Stephanies Chef die Firma in Bedrängnis gebracht hatte und wie sie diejenige gewesen war, die als Retterin in der Not auftreten konnte. Sie hatte Nächte und Wochenenden gearbeitet und versucht, alles zu schaffen; zu allem Überfluss machte ihr ein Mitarbeiter das Leben schwer, der die Ansicht vertrat, der Job hätte ihm eher zugestanden. Zusätzlich kompliziert wurden die Dinge dadurch, dass Stephanies Schwiegervater an Krebs erkrankt war und sie es seit Monaten nicht geschafft hatte, ihn in Pennsylvania zu besuchen, weil sie ständig arbeiten musste. Viermal hintereinander war Charlie ohne sie gefahren.

Das Ganze fing an, sich zu einem Bild zu fügen. Vor mir saß eine junge Frau, die immer in der Lage gewesen war, alles zu bewältigen, was ihr in den Weg kam. Nun war sie zum ersten Mal in ihrem Leben überfordert. Sie arbeitete härter denn je, und es war trotzdem nicht genug. Stephanie war dem Mythos verfallen, dass ihr nichts unmöglich sei, und der Stress war unerhört. Das passiert vielen Frauen: Sie versuchen, allen Menschen alles zu sein, und haben sich am Ende selbst verloren. Für Stephanie kam das Eingeständnis, dass ihr der Boden unter den Füßen wegrutsche, ihr das alles zu viel sei, einem Versagen gleich – einer Erniedrigung von epischen Ausmaßen. Um mit ihrer Angst zurechtzukommen, hatte sie ihre emotionalen Luken dicht gemacht und jegliche Energie in ihre Arbeit gesteckt, so dass von ihrem Gefühlsleben erbärmlich wenig für ihren Ehemann, ihre Ehe oder irgendetwas anderes übrig blieb. Es war gar nicht so, dass ihr mangelndes Verlangen ihr Angst machte und bei Nacht den Schlaf raubte – es war ganz anders: Der Stress, der ihr aus ihrer Arbeit erwuchs, hielt sie fest im Griff und lenkte ihre Aufmerksamkeit zwanghaft nach innen, weg von ihrem Ehemann und letztlich auch von sich selbst.

Wenn eine Frau vom Stress aufgefressen wird, durchsickert dieses Gefühl sämtliche Schichten ihrer Persönlichkeit, staut sich in allen Ecken und Winkeln, Furchen und Spalten ihres Ichs und lässt auch ihre Sexualität nicht unbehelligt. Sie kann sich dann nicht einfach dem Fluss des Stresses entgegenstemmen, sich ausreichend entspannen, um mit jemandem zu schlafen, und dann den Faden ihrer Sorgen und Nöte nach dem Beischlaf wieder aufnehmen. Männer scheinen da anders zu sein: Ganz allgemein gesagt, verstauen sie offenbar jedes ihrer inneren Anliegen in einer anderen Kiste – Arbeit, Spiel, Liebe, Sex, Kinder, Verwandte und Freunde. Sie sind alle da, existieren friedlich nebeneinander, aber eher als Gleiche unter Gleichen. Das Ganze ähnelt einem inneren Lagersystem mit getrennten Schließfächern für die diversen Facetten eines männlichen Selbst. In der Regel führt das dazu, dass sie mit ihren Gefühlen in weniger unmittelbarem Kontakt stehen als Frauen, und das wiederum versetzt sie leichter in die Lage, sich auf Sex einzulassen, wenn sie noch andere Dinge am Laufen haben.

Ich eröffnete Stephanie, dass ich glaubte, beruflicher Stress sei die Ursache für ihr Libidoproblem, und dass sich ihre Haltung zum Sex bessern würde, wenn sie an ihrer Arbeitshaltung etwas ändern könnte. Sie starrte mich verständnislos an.

»Ich weiß nicht«, meinte sie. »Ich hab's doch im Griff. Niemand sagt mir, dass ich meine Arbeit nicht gut mache. Ich arbeite doch schon seit Jahren, und es hat mir noch nie so sehr zu schaffen gemacht. Und was hat mein Job damit zu tun, dass Charlie keinen Sex mehr will?«

»Es ist nicht Ihr Job, der Charlie zu schaffen macht, es sind Sie«, erwiderte ich. »Denken Sie mal zurück, wie es am Anfang war, als Ihr Verlangen nachließ. Was haben Sie da zu Charlie gesagt?«

»Gesagt? Ich habe nichts zu ihm gesagt. Was hätte ich sagen sollen?«

»Wenn Sie nichts zu ihm gesagt haben, wie haben sich dann die Dinge zwischen Ihnen abgespielt, wenn es darum ging, miteinander zu schlafen?«

»Ach, er versuchte, Sie wissen schon, etwas anzufangen, und ich nehme an, ich habe mich umgedreht und bin eingeschlafen.«

Stephanie erinnerte sich nach und nach an eine ganze Reihe von Gelegenheiten, bei denen sie Charlies Zärtlichkeiten zurückgewiesen und gesagt hatte, sie sei zu erschöpft, um mit ihm zu schlafen. Er versuchte es weiter, doch sie wies ihn sanft, aber bestimmt ab. Als seine erotischen Annäherungsversuche nachließen, war Stephanie zunächst erleichtert. Sie nahm sich nicht die Zeit, darüber nachzudenken, wie ihr Verhalten auf Charlie wirkte, dass er verwirrt, frustriert oder verletzt sein könnte und obendrein zu schüchtern, um sie darauf anzusprechen. Sie nahm wie so viele junge Menschen an, dass Ehe auf magische Weise Intimität und Vertrauen säe und dass Charlie, wenn er weiterhin mit ihr hätte schlafen wollen, sie immer wieder aufgefordert hätte. Ihr kam nicht in den Sinn, dass er womöglich danach hungerte, sie zu lieben, sich aber vor einer weiteren Abfuhr fürchten könnte.

Frisch gestärkt mit neuen Einsichten, schwor Stephanie, darüber nachzudenken, wie ihr Handeln auf ihren Ehemann wirken könnte. Sie fing an, darauf zu achten, wie ihre Arbeit ihren Gemütszustand beeinflusste, und kam von nun an wöchentlich zu mir, um darüber zu sprechen. Sie hörte auf, samstags ins Büro zu gehen, damit sie und Charlie mehr Zeit miteinander verbringen konnten, und begleitete ihn nach Pennsylvania zu seinem Vater. An jenem Wochenende hatten sie Sex, und zwei Wochen später schliefen sie zweimal miteinander. Sie fingen wieder an, über Kinder zu sprechen, und Stephanie freundete sich allmählich mit dem Gedanken an, dass ein weniger anstrengender Job es ihr ermöglichen könnte, beides zu haben: Kinder und Karriere. Als ich Stephanie zum letzten Mal sah, erzählte sie mir, dass Charlie eine Versetzung erreicht habe und sie nach Philadelphia zurückziehen würden, wo es nicht nur einen besseren Arbeitsmarkt für sie gebe, sondern wo sie auch ihren Familien näher seien, was ihnen sehr zugute komme, wenn sie eine eigene Familie gründeten.

»Die Versetzung war seine Idee«, sagte sie. »Er wollte, dass ich eine andere Arbeit finde, und wusste, dass es hier nicht allzu viel für mich gibt. Und ich denke, er macht mit einer anderen rum. Ich komme mir vor wie ein Volltrottel. Wissen Sie, ich bin eigentlich ein ziemlich einfühlsamer Mensch, trotzdem habe ich nicht gesehen, was sich direkt vor meiner Nase abgespielt hat.«

Oder besser: ganz dicht unterhalb ihres Blickfelds. Es scheint klar wie Kloßbrühe: Eine junge Frau hat soeben geheiratet, neue Stadt, neuer Job. Ihr Chef kündigt unerwartet, und sie übernimmt seine Arbeit, für die sie weder qualifiziert noch bereit ist. Die junge Frau packt die Angst, sie verliert das Interesse am Sex, weist die Bemühungen ihres Mannes um ihre Gunst zurück, der Mann gibt auf. Scheint ziemlich offensichtlich. Aber wenn es sich um Ihr Leben handelt und Sie es tagtäglich leben, treten die Tatsachen für Sie nicht ganz so offensichtlich zutage – für Ihre Mutter oder Ihre beste Freundin vielleicht, aber nicht für Sie. Sie nehmen die Zusammenhänge der Dinge, die in Ihrem Leben vor sich gehen, einfach nicht wahr: wie Sie allem gefühlsmäßig gegenüberstehen, wie Ihre Emotionen Ihr Handeln beeinflussen und wie das, was Sie tun oder lassen, neue Umstände entstehen lässt, die auf alles in Ihrer Welt, auch auf Ihr Geschlechtsleben, Einfluss haben. Alles, was Sie sehen, ist das, was Ihrem Blickfeld am nächsten liegt, und damit gewöhnlich das, was Sie im Augenblick nicht loslässt – in Stephanies Fall war es die Gleichgültigkeit ihres Ehemanns in Sachen Sex. Sie war viel zu sehr mit ihrer Arbeit beschäftigt, um zu erkennen, dass es ihre eigene Flucht aus der Intimität gewesen war, die die seine nach sich gezogen hat.

Warum hat sie nicht einfach mit ihm geredet? Warum hat er nicht mit ihr geredet? Warum, wenn wir schon dabei sind, reden wir alle nicht mit unseren Partnern, wenn uns etwas im Magen liegt, statt uns in gequältes Schweigen zu flüchten, wie wir es in den meisten Fällen tun?

Weil es einfacher ist, natürlich. Warum den Partner mit einer Klage behelligen und das Risiko eingehen, dass er den ganzen Abend sauer ist, wenn Sie das Problem ignorieren und hoffen können, dass es sich von selbst verflüchtigt? Es geht auch vorbei, stimmt, aber es gräbt sich unter Ihre Haut und in Ihre Psyche, gärt in einer beißenden Marinade aus Angst, Schuld, Verbitterung, Furcht und was für unangenehme Empfindungen Sie noch so im Leben haben unterdrücken müssen.

Stephanie hat ihre Probleme vergleichsweise rasch in den Griff bekommen. Binnen vier Monaten nach Beginn der Therapie hatte sie wieder sexuelle Beziehungen zu ihrem Ehemann, ihrem chronischen

Stress ein Ende gesetzt, indem sie sich eine weniger aufreibende Arbeit suchte, und sich in Anbetracht dessen, dass sie Kinder wollte, dafür entschieden, wieder näher zur Familie zu ziehen. Nicht unerheblich beschleunigt wurde ihre rasche Rückkehr zur Normalität durch die Tatsache, dass sie ihrem Problem nicht Gelegenheit gegeben hatte, sich allzu fest in ihr zu verwurzeln, bevor sie Hilfe gesucht hatte.

## Renata: Kein Verlangen, dafür Verbitterung im Überfluss

Als Renata zu mir in die Praxis kam, war sie bereits einige Zeit bei den Ärzten des Women's Midlife Health Center gewesen. Renata, 58 Jahre alt und seit 33 Jahren verheiratet, war Mutter von zwei erwachsenen Söhnen. Ihr Gynäkologe am Zentrum für Frauengesundheit hatte ihr ein paar Jahre zuvor, als Renata anfing, Hitzewallungen zu bekommen und des Nachts schweißnass aufzuwachen, eine Hormonersatztherapie verordnet. Diese Behandlung hatte ihr zwar gut getan, allerdings hatte sie sie von heute auf morgen abgesetzt, als ihr die vielen Berichte zu Ohren kamen, die über eine mögliche Verbindung zwischen diesen Hormonpräparaten und Brustkrebs beziehungsweise Herz-Kreislauf-Erkrankungen kursierten. Sie hatte seither die Therapie mehrmals wieder aufgenommen und erneut gestoppt, je nachdem, was in den Medien gerade über deren Nutzen und Risiken berichtet wurde. Das überzeugendste Loblied dafür sang ihre Zwillingsschwester, die seit Jahren Hormone nahm und zu Renata gesagt hatte: »Es ist mir egal, ob sie mich fünf Jahre meines Lebens kosten – solange ich lebe, will ich wenigstens was davon haben.« Rebekah hatte weniger Angst vor Brustkrebs oder Herz-Kreislauf-Erkrankungen, beides kam in ihrer Familie nicht vor, und weder sie noch Renata hatten irgendein anderes chronisches Leiden wie zum Beispiel Mukoviszidose, das sie dafür prädisponiert hätte. Aber Renata war nicht zu überzeugen: Hormone kamen nicht in Frage, mochte Rebekah sagen, was sie wollte – zumindest solange nicht erwiesen war, dass sie sicher sind.

Renata hatte außerdem einen Internisten wegen ihrer wiederholten Angstattacken zu Rate gezogen. Etwa drei Jahre zuvor hatte sie angefangen, besorgniserregende Symptome zu zeigen: Herzrasen, Atemnot und das schleichende Gefühl von drohendem Unheil, worauf der Arzt ihr ein Medikament verordnet hatte, das ihre Furcht minderte und es ihr erlaubte, fast normal zu funktionieren. Inzwischen war Renata jedoch der Ansicht, dass das Mittel ihr auch den letzten Rest an Verlangen nahm, den die Menopause ihr gelassen hatte. Als sie ihren Internisten bat, ihr ein anderes Medikament zu verordnen, legte er ihr nahe, einen Psychiater aufzusuchen, da unsereiner in der Regel mit dem Riesenspektrum an stimmungsaufhellenden Medikamenten vertrauter und in ihrer Anwendung erfahrener ist. Renata schob den Besuch weitere drei Monate vor sich her, bevor sie bei mir aufkreuzte – und dies auch nur auf Drängen ihres Ehemanns, der gleichermaßen um ihren psychischen Zustand besorgt war, wie er unter der sexuellen Dürre litt, die ihre Ehe austrocknete.

Das ist nichts Ungewöhnliches. Viele meiner Patientinnen, vor allem in mittleren Jahren und älter, wehren sich so lange dagegen, ein sexuelles Problem zur Kenntnis zu nehmen, bis es schließlich die Stabilität ihrer Beziehung bedroht. Erst wenn der Ehemann oder Partner seine Unzufriedenheit kundtut, sucht die Frau Hilfe, und selbst dann ist sie unter Umständen nicht gerade darauf erpicht, einen Psychiater zu Rate zu ziehen. In vielen Fällen ist sie davon überzeugt, dass das Problem auf die Wechseljahre zurückzuführen ist, die Menopause, jene allumfassende Lebensphase, die für alles und jedes zum Sündenbock gemacht wird – angefangen damit, dass Sie vergessen haben, wo Sie Ihren Schlüssel hingepackt haben, bis hin zum Ausblenden der Namen Ihrer Kinder und dem Verlust der Erinnerung daran, wie sich ein Orgasmus anfühlt. Und so kam es, dass Renata in meiner Praxis auftauchte, zutiefst überzeugt davon, dass ihre sexuelle Apathie das Ergebnis ihres Alters und ihres Antidepressivums war.

Meine erste Sitzung mit einem Patienten hinterlässt bei mir in der Regel einen starken Eindruck, und diese war keine Ausnahme. Renata war exquisit gekleidet, sie trug einen teuren Tweedanzug, und ihre Seidenbluse sah aus, als hätte man sie gefärbt, damit sie zur Farbe ihrer Schuhe passte. Renata wirkte aufgeschlossen und undurchsichtig zugleich. Ihr Blick war wach und intelligent, sie blickte mir offen ins Gesicht, aber ihre Augen verrieten mir nicht viel von dem, was dahinter vor sich ging. Sie sprach voller Wärme von Harold, den sie mit 25 geheiratet hatte, als sie ihren Lebensunterhalt noch als Klavierlehrerin verdiente und er, damals 29, als leitender Angestellter in der unteren Chefetage einer Bank arbeitete. Wenn man sie reden hörte, hätte man angenommen, sie beide befänden sich in einem Zustand ungetrübten Eheglücks: Sie hatten zwei gut geratene erwachsene Söhne, lebten in einem prachtvollen Haus auf einem 2000-Quadratmeter-Grundstück und gehörten einem überaus netten Club an, in den sie, nun, da die Jungen aus dem Haus waren, mehrmals in der Woche zum Abendessen gingen. Sie gab keine Klavierstunden mehr, war des Unterrichtens müde geworden und hatte in einem Anfall von Tatkraft und angesichts ihres leeren Nestes ein paar Jahre zuvor ein eigenes kleines Unternehmen gegründet, das Fotoalben nach Wunsch anfertigte. Sie arbeitete mit einem bekannten Porträtfotografen in der Stadt zusammen, der ihr mehr Kunden schickte, als sie bewältigen konnte, und hatte bei etwa zwanzig Stunden die Woche ein gutes Einkommen. Es sei eine schöne Beschäftigung, sagte Renata. Meistens hatte sie mit Bräuten zu tun, und diese erinnerten sie daran, wie es gewesen war, als sie selbst jung gewesen war und am Beginn ihres Lebens gestanden hatte; und das lenkte ihre Gedanken davon ab, wie leer das Haus nun war, nachdem die Jungen sich auf eigene Füße gestellt hatten.

Gegen Ende der Sitzung fragte ich Renata nach ihrer Beziehung zu ihrem Ehemann. Sie blickte mich aus ihren unergründlichen Augen an und sagte: »Oh, Harold ist ein treu sorgender Ehemann und Vater.« Der Satz kam mir merkwürdig vor. Als ich versuchte, ein bisschen tiefer zu stochern, versicherte sie mir, sie und Harold kämen gut miteinander aus; es sei nur der sexuelle Aspekt der Beziehung, der ein bisschen Schliff benötige. Aber irgendetwas schien nicht zu stimmen. Ihre Charakterisierung Harolds fiel meines Erachtens ein bisschen zu geschäftsmäßig aus – als wäre sie von einem Pressesprecher formuliert worden und nicht von jemandem, der seit dreißig Jahren mit diesem

Mann verheiratet war. Sie erinnerte mich an Nachrufe, in denen der oder die Verblichene als treu sorgender Ehemann und Vater oder Ehefrau und Mutter tituliert werden. Es ist eine Phrase, die wir verwenden, um eine Welt der privaten, stürmischen Gefühle in angemessener, kontrollierter Weise vor den Augen der Öffentlichkeit zu präsentieren.

Nach und nach lernte ich Einzelheiten aus Renatas Leben kennen. Ihre Mutter hatte den Haushalt regiert und ihre Zwillingstöchter sehr streng erzogen, hatte sie stets in die gleichen Kleider gesteckt und sich selbst dann noch, als der Schulleiter das Reglement geändert hatte, geweigert, sie Hosen zur Schule anziehen zu lassen. Widerrede war verboten, und einmal hatte die Mutter Renata den Mund mit Seife ausgewaschen, weil sie diese eine Hexe genannt hatte. Rebekah war kühner, hatte ihre Mutter alles Mögliche geheißen und, so Renata, ihren Mund so oft mit Seife gespült bekommen, dass sie allmählich auf den Geschmack kam und anfing, Seife zu mögen. Renata sprach über ihre Mutter mit einem Maß an Bitterkeit, das einem Teenager angemessen gewesen wäre, nicht aber einer Frau in den Fünfzigern. Die alte Frau lebte in einer Einrichtung für betreutes Wohnen, hatte jedoch wenig von ihrem Biss verloren. Renata erklärte, sie habe keinerlei Probleme, im Herzen jung zu bleiben, denn wann immer sie ihre Mutter besuchte, bringe die alte Dame es fertig, dass sie sich wie eine Dreijährige fühlte.

Im Laufe der Zeit konzentrierte ich mich weniger auf die Ereignisse in Renatas Vergangenheit, sondern mehr auf ihr Verhalten, achtete vor allem auf die Muster, die sich während unserer Sitzungen herauskristallisierten. Ich betrachtete ihr Gesicht, wenn sie von ihrer Familie sprach. Ihre Augen wurden samtig, manchmal feucht, wenn sie über die Kindheit ihrer Söhne berichtete, ein wehmütiges Lächeln umspielte ihre Lippen, wenn sie erzählte, wie der eine an Weihnachten ein Lamm im Krippenspiel gewesen war, oder wie der andere seine Hamster auf dem Deckenventilator hatte Karussell fahren lassen. Sobald aber Harolds Name fiel, schien Renata zu versteifen, und ihre Augen wandten sich kurz ab, bevor sie neutral und verschleiert meinen Blick erneut erwiderten.

Die Geschichte verdichtete sich, als Renata anfing, ausführlicher von ihren Söhnen zu erzählen. Thomas war dreißig, hatte einen Master in Wirtschaftswissenschaften und arbeitete für ein Importunternehmen. Er war noch ledig, traf sich aber seit ein paar Monaten mit einer liebenswerten jungen Frau, von der Renata hoffte, dass er sie heiraten würde. Ihre Stimme gewann an Wärme, wenn sie von Thomas' kürzlich erfolgter Beförderung zum stellvertretenden Leiter des Bereichs Verkauf und Marketing sprach, und in ihren Augenwinkeln bildeten sich winzige Fältchen des Wohlgefallens, wann immer sein Name fiel – und das war oft der Fall. Mittwochs und sonntags rief er daheim an und hielt sie und Harold darüber auf dem Laufenden, wo er war und was er tat, denn er reiste häufig auf Einkaufstour nach Asien. Er hatte ein paar wunderschöne Dinge aus China mitgebracht – Harold hatte ein Faible für kleine Lackdosen –, und ihr hatte er einen Jadeanhänger versprochen, sobald er genau den richtigen gefunden hatte.

Doch sobald es um den jüngeren Sohn ging, war es schwerer, Informationen zu bekommen. Renata erwähnte ihn hin und wieder, aber die liebevollen, weitschweifigen Erzählungen, mit denen sie Thomas' Leben so großzügig verbrämte, fehlten. Wenn sie von Dean sprach, redete sie oft von »Thomas' jüngerem Bruder«, statt ihn beim Namen zu nennen, wandte den Blick ab und ließ ihre Rede mit einem Seufzer ausklingen. Ich fragte mich, was für eine Geschichte dahinter stecken mochte.

Ganz allmählich fand ich es heraus. Dean war 23 und wohnte etwa achtzig Kilometer entfernt in einem Appartement, das er mit zwei anderen Männern teilte. Renatas Schilderung nach befand er sich gerade auf Jobsuche, aber es klang, als habe er bereits eine Weile keine feste Stelle mehr gehabt. Er hatte das College nie abgeschlossen, sondern es am Ende des zweiten Jahres verlassen, nachdem Renata und Harold erfahren hatten, dass er mehr Zeit bekifft auf seinem Zimmer als in seinen Kursen verbracht hatte. Harold stellte ihm ein Ultimatum: Entweder er verbessere seinen Notendurchschnitt auf eine Zwei, oder es gebe kein Geld mehr.

»Und Harold hielt Wort«, berichtete Renata. »Man konnte mit ihm nicht reden. Armer Dean. Er hat sein Bestes gegeben, aber es war nicht gut genug. War es nie.«

»Nie gut genug?«, fragte ich.

»Für seinen Vater. Für Harold. Er ist mit Dean immer dermaßen hart umgesprungen. Ich weiß nicht, woran es lag, aber er konnte mit diesem Kind nie warm werden. Egal, was der Junge tat, sein Vater war nie damit zufrieden. Selbst im College. Er ging wieder in den Unterricht, wissen Sie, und hatte am Ende eine Drei als Durchschnitt. Aber nein – Harold hatte eine Zwei verlangt, und weil Dean keine Zwei schaffte, war's das. Das war das Ende von Deans Collegekarriere.«

»Was hätte Ihrer Meinung nach passieren sollen?«

»Ich finde, wir hätten ihm eine Chance geben sollen. Ich hielt eine Drei für ausreichend, wenn man bedenkt, dass er kurz vorm Durchfallen gewesen war, als das alles passiert ist. Rom wurde auch nicht an einem Tag erbaut, wissen Sie?«

»Und was hat Harold gesagt?«

»Harold sagte, es müsse eine Zwei sein.«

»Aber Sie haben es anders gesehen.«

Sie zögerte einen Moment mit der Antwort.

»Ja, ich glaube schon.« Ihre Augen wurden trübe und blickten ins Leere.

Ich fing an, ein Muster zu erkennen: Wenn ich Renata nach Harold direkt fragte, waren ihre Antworten nichtssagend und banal, sobald aber sein Name im Zusammenhang mit Dean fiel, entbrannte etwas in ihr heiß und glühend rot, bis ihre Feindseligkeit durchzusickern begann wie Blut durch einen Verband.

Wie bei einem langsam immer deutlicher werdenden Polaroidfoto kam die Ursache für Renatas Libidoproblem allmählich zum Vorschein. Vollständig wurde das Bild, als sie einen Vorfall beschrieb, der sich gerade eine Woche zuvor ereignet hatte, als Dean zum Abendessen bei ihnen gewesen war. Er hatte sich um einen Job bei einem Naturkostladen beworben und glaubte, eine gute Chance zu haben, eingestellt zu werden. Renata spürte einen Funken Hoffnung. Dean hatte sich schon immer von ganzheitlichen Konzepten angezogen gefühlt – hatte eine Zeit lang einen Yogakurs besucht –, und sie glaubte, dass das etwas für ihn sein könnte. Als er sich erhob, um zu gehen, brachte Renata ihn zur Tür und steckte ihm heimlich ein paar Fünfziger zu, als plötzlich Harold wie aus dem Nichts vor ihnen stand und Renata daran erinnerte, dass Dean ihm noch dreihundert Dollar schuldete und diese erst zurückzahlen sollte, bevor sie ihm weiteres Bargeld gäben. Renata sah versteinert zu, wie Dean herumwirbelte, etwas nicht Druckreifes murmelte, was sein Vater ihn könne, diesem das Geld gegen die Brust schleuderte und aus dem Haus stürmte. Dann bückte sie sich, hob die Geldscheine auf, glättete sie und stopfte sie in die Tasche von Harolds Strickjacke, bevor sie sich in die Küche zurückzog, um das Geschirr vom Abendessen zu spülen.

»Was haben Sie empfunden, als all das passiert ist?«, fragte ich.

»Harold hatte nicht Unrecht: Dean schuldete ihm Geld, und es war nur recht und billig, dass er es seinem Vater zurückzahlte.«

Renata atmete tief ein, als wollte sie noch etwas sagen, wandte dann aber ihren Blick ab und schwieg.

»Ihnen ist gerade etwas durch den Kopf gegangen«, sagte ich. »Was war es?«

»Es ist nur, dass das Geld, das ich Dean gegeben habe, meines war, nicht Harolds«, antwortete sie. »Ich habe ein kleines Konto für mich, das ich für besondere Sachen, für Privates, benutze. Das hier hatte nichts mit Harold zu tun, es sollte nur zwischen Dean und mir sein. Deshalb habe ich gewartet, bis wir allein waren, um es ihm zu geben. Aber Harold hatte nicht Unrecht. Dean schuldete ihm Geld, und da stand ich und gab ihm noch mehr. Also hat er mich gebremst.«

»Wie haben Sie sich dabei gefühlt?«

»Ertappt. Als hätte ich etwas Schlimmes getan. Dean hatte nicht mal ein anständiges Paar Schuhe für das Vorstellungsgespräch. Ist es denn eine Sünde, seinem Kind Geld zu geben, wenn es welches braucht? Bin ich ein so schlechter Mensch, weil ich meinem Sohn helfen will?«

»Was meinen Sie?«

»Was ich meine?« Sie sah mich unsicher an.

»Ja. Was meinen Sie?« fragte ich.

»Ich meine …«, sie hielt inne und verschränkte ihre Hände auf dem

Schoß krampfhaft ineinander. Dann bückte sie sich zu ihrer Handtasche hinunter, holte ein Taschentuch heraus und tupfte sich damit die Augen.

»Ich weiß nicht mehr, was ich meine«, erwiderte Renata.

»Dann sage ich Ihnen, was ich meine«, erklärte ich. »Es stimmt, dass das Älterwerden und die Medikamente, die Sie nehmen, Ihr sexuelles Verlangen beeinträchtigen können; und das spielt bei Ihnen sicher auch eine gewisse Rolle. Aber ich glaube nicht, dass Ihr Problem auch nur halb so altersbedingt ist, wie es zornbedingt ist.«

Renata sah auf und schniefte.

»Ich weiß nicht, wovon Sie reden«, sagte sie. »Zorn? Das kenne ich nicht. Ich bin kein Zornbinkel.«

Renata beharrte darauf, dass sie ihren Mann liebe, und verwies auf die Langlebigkeit ihrer Ehe als Beleg dafür, wie gut sie zusammenpassten. Sie erkannte nicht – zumindest am Anfang nicht –, dass ihr Problem nicht das Klimakterium war, sondern vielmehr ihr seit Jahrzehnten schwelender Unmut über den hartherzigen Erziehungsstil ihres Mannes, der, wie sie fand, ihrem jüngeren Sohn die Kindheit verdorben hatte und gegenwärtig dem dreiundzwanzigjährigen, chronisch arbeitslosen Jungen die nötige Liebe (samt Bargeld) vorenthielt, die er brauchte. Sie blieb dabei, dass sie Harold liebe, wie er seine Söhne liebe. Alles was er tue, tue er zum Wohl der Familie. Sie räumte zwar ein, dass ihr die Art und Weise, wie Harold seine Söhne behandelte, nicht immer gefiel, aber er sei ihr Vater, und so seien Väter nun einmal zu ihren Söhnen. Schließlich, so erklärte sie, sei aus Thomas ja etwas Ordentliches geworden; und wenn Harold ein so schlechter Vater wäre, müsste Thomas dann nicht auch Probleme haben? Und außerdem, sagte Renata, stritten sie und Harold so gut wie nie. Wie hätten sie all die Jahre so gut auskommen können, wenn sie wirklich so von Zorn erfüllt sei, wie ich es ihr unterstellte?

Ich erklärte, dass meiner Ansicht nach der Grund dafür, dass sie so gut miteinander auskämen, darin bestehe, dass sie ihren Ehemann nie mit ihren wahren Gefühlen konfrontiert habe. Vielmehr habe sie beschlossen, ein braves Mädchen zu sein, ihren Unmut in ihrem tiefsten Innern zu vergraben, genau wie sie die Verbitterung über ihre alles kontrollierende Mutter in sich vergraben hatte. Mädchen wird beige-bracht, brav zu sein, fügsam und freundlich, stets dem Willen der Erwachsenen – insbesondere der Männer – in ihrem Umfeld zu Diens-ten. Wie viele Mädchen ihrer Generation lernte Renata von klein auf, dass man sie für ihr gewinnendes Gebaren, ihre Bereitschaft, Kom-promisse einzugehen, sich zu benehmen und brav zu sein, mögen würde. Sie hatte sich in ihrer Ehe genauso verhalten wie zu Hause bei ihren Eltern: liebenswert, freundlich und dem Willen ihres Mannes untertan – zumindest an der Oberfläche. Aber genau da hörte ihre Gelassenheit auch auf. Renata hatte ihre Ehe nie bewusst seziert, nie unter deren Haut geblickt, um die Muskeln und Knochen zu unter-suchen, die ihr Form verliehen. Sie hatte nicht gesucht, also konnte sie auch nicht sehen, dass ihr erotisches Empfinden unauflöslich mit dem feindlichen verbunden war, welches sie gegenüber ihrem Ehe-mann hegte und vor sich selbst verbarg.

Es ist wichtig, an dieser Stelle, wie im Vorhergehenden bereits mehrfach geschehen, zu betonen, dass der Ablauf einer Therapie weit weniger einer perlschnurartigen Aneinanderreihung von gleißend hellen Erleuchtungen ähnelt als vielmehr einem Gemälde von Jack-son Pollock, dessen anarchistische Energie und chaotisch gelenkte Farbgebung sich jeder geradlinigen Betrachtung und Deutung wider-setzen. Es kostete Renata fast ein Jahr, ihren verschütteten Unmut zu exhumieren, sich seine Ursachen einzugestehen und die Verant-wortung dafür zu übernehmen, dass sie ihn – zusammen mit ihrer Leidenschaft – lieber vergrub, statt ihren Mann mit ihrer Kritik zu konfrontieren. Und als sie sich schließlich ihr Mitverschulden am Niedergang ihres Verlangens eingestehen konnte, läuteten keine Glo-cken und schmetterten keine Posaunen, um ihre Erlösung zu verkün-den, auch kam ihr Begehren keineswegs auf einer Flutwelle aus Freude und Vergebung postwendend zurückgeschwappt. Es brauchte Zeit, den Mut zu fassen, nach Hause zu gehen, mit Harold zu sprechen und ihm die Gefühle einzugestehen, die sie über so viele Jahre in ihrem Herzen verschlossen gehalten hatte. Und es brauchte seine Zeit, ihre Einwilligung zum Ausprobieren einiger neuer Angst lösender Medi-kamente zu erlangen, bis sie schließlich eines fand, von dem sie nicht zunahm und das auch ihr allmählich wieder erstarkendes Verlangen nicht negativ beeinflusste.

Es brauchte auch seine Zeit, bis sie auf den Vorschlag ihrer Frauenärztin einging, niedrig dosiertes Testosteron einzunehmen, wie es [vor allem US-amerikanische; Anm. d. Übers.] Ärzte in jüngster Zeit Frauen mit Libidostörungen immer öfter verschreiben. Wir halten Testosteron häufig für ein Hormon des Mannes, aber in Wirklichkeit produziert auch der weibliche Körper Testosteron, wenngleich in sehr viel geringerer Dosis. Testosteron stimuliert den Geschlechtstrieb einer Frau in der Blüte ihrer Jahre genauso wie den des Mannes, aber sobald sie in die Wechseljahre kommt, sinkt der Hormonspiegel dramatisch und damit unter Umständen auch ihr Verlangen. Wir wissen, dass maßvolle Mengen an Testosteron sowohl bei Frauen im Klimakterium als auch bei Frauen jenseits davon das Verlangen positiv beeinflussen, und die Ärzte würden es vermutlich sehr viel häufiger verschreiben, wenn es in frauenfreundlicher Dosierung auf dem Markt wäre. Aber gegenwärtig ist Testosteron fast ausschließlich in Dosierungen erhältlich, die für Männer berechnet sind und bei Frauen, wenn sie über längere Zeit eingenommen werden, unter Umständen die Stimme tiefer werden und Haare im Gesicht und auf der Brust sprießen lassen (für die meisten von uns sicher nichts, wonach es sie verlangen würde). Wenn ein Arzt daher einer Patientin Testosteron verschreiben will, muss er eine Darreichungsform – Tablette, Gel, Spritze, um nur einige zu nennen – finden, bei der Dauer und Menge der Hormonfreisetzung von Fall zu Fall individuell angepasst werden können, damit das Präparat für jede Frau sicher und geeignet ist.

Der Begründung dafür, dass Testosteron einzig in männerfreundlicher Dosierung zur Verfügung steht, verbirgt sich hinter den geheimnisvollen Schleiern der Politik; ich glaube allerdings, sie leitet sich aus all den Vorbehalten her, die ein überwiegend männliches medizinisches Establishment der Möglichkeit entgegenbringt, dass Frauen imstande sein könnten, ihren sexuellen Appetit zu steigern. Es ist schon eine komische Sache: Nahezu jeder Mann würde liebend gern am Abend nach Hause kommen zu einem wollüstigen Vollweib, das ihm, sobald er auch nur einen Fuß in den Hausflur gesetzt hat, mit der Zunge das Ohr liebkost und ihn die Treppe hinauf ins Schlafzimmer zerrt – das heißt, solange er dieses lüsterne Wesen im Haus eingesperrt und ganz für sich allein haben kann. Manche Männer sind noch immer das Opfer jener mittelalterlichen Vorstellung von weiblicher Sexualität als einem unersättlichen Raubtier, dessen hypnotisierender Blick sie in den Wahnsinn, Ruin und in die ewige Verdammnis treiben wird und der zufolge das einzige Mittel, sich vor diesem verderblichen Schicksal zu schützen, in der Mär besteht, dass Frauen im Grunde an Sex nicht allzu sehr interessiert seien. Aber wenn wir Frauen Hormone geben, die ihr Verlangen steigern (so der Aberglaube), dann verlagert sich das Machtgleichgewicht zugunsten der Frau, und schon legt sie los, verdreht der Männerwelt in Supermärkten und Schuhgeschäften den Kopf und treibt es mit jedem Kerl, der ihren sexbesessenen Weg kreuzt. Was freilich seine Ordnung hätte, solange die Gute nicht *seine* Frau ist. Und dieses Schreckensszenario, das ich mit großer Wonne, fast schon wollüstig entworfen habe, ist nur halb im Scherz gemeint: Wenn Männer sich besser mit der Vorstellung von unabhängigen, sexuell selbstbewussten, durchsetzungsfähigen Frauen anfreunden könnten, würden wir sicher mit ebenso viel Testosteronwerbung überschwemmt wie heute mit Reklame für potenzfördernde Mittel.

Als ich Renata nun zum ersten Mal vorschlug, es mit Testosteron zu versuchen, lehnte sie zunächst ab, weil sie sich noch immer vor den möglichen Nebenwirkungen einer Hormontherapie fürchtete. Mit der Zeit aber wurde sie empfänglicher dafür und willigte ein, es auszuprobieren. Sie nimmt das Präparat inzwischen seit mehreren Monaten, dazu das Angst lösende Medikament, und berichtet, dass sie allmählich wieder einen Anflug von Verlangen in sich aufkeimen spürt, und außerdem, dass Dean die Stelle im Naturkostladen bekommen hat. Thomas ist mittlerweile verlobt, und sie hat Harold dazu bewegen können, mit ihr zu einem Eheberater zu gehen.

So interessant es sein mag, sich zu überlegen, was für die Besserung von Renatas Befinden hauptsächlich verantwortlich ist: die gemeinsame Therapie mit Harold?; der angehobene Testosteronspiegel?; die Freude über die guten Nachrichten von ihren Söhnen?; alles zusammen? – viel fesselnder bleibt doch die Frage, wodurch ihr Problem überhaupt zustande gekommen ist. Und während ich durchaus glaube, dass die hormonellen Veränderungen der Menopause und die Nebenwirkungen ihres Anxiolytikums dazu beigetragen haben, Renatas Verlangen nach Sex zu dämpfen, bin ich zugleich überzeugt, dass die mächtigste Kraft dabei ihr zwei Jahrzehnte währender Groll auf ihren Ehemann war. Sie ist eine Frau, die sich ihren Zorn nie eingestanden hat – weder ihrem Ehemann noch ihrer Mutter, noch sich selbst, noch sonst irgendwem. Langsam und unaufhaltsam hatten sich Zorn und Verbitterung ihren Weg tief in ihre Psyche gebahnt und an deren erotischem Kern genagt, wie sie es bei jeder Frau tun würden, die ihre wahren Gefühle so lange verborgen hat wie Renata.

Wenn Sie Ihre Gefühle unterdrücken, kann das nicht nur Ihre Ehe zerrütten, sondern auch Ihre Gesundheit. Wissenschaftler, die sich mit den Ergebnissen der Framingham-Studie [der umfassendsten epidemiologischen Studie zu Ursachen und Risiken von Herz-Kreislauf-Erkrankungen in den USA; Anm. d. Übers.] befassen, haben festgestellt, dass Frauen, die im Konflikt mit ihrem Partner permanent ihre Gefühle unterdrücken, mit einer viermal so hohen Wahrscheinlichkeit innerhalb des Zehnjahreszeitraums nach der Befragung sterben wie Frauen, die freimütig bekannten, wie ihnen zumute war. Laut der New Yorker Kardiologin Nieca Goldberg könnte die Ursache dafür sein, dass bei einer Frau, die unablässig ein freundliches Gesicht macht, um ihren Zorn zu überdecken, die Stresshormone immer wieder ins System gepumpt werden und so das Belastungsniveau erhöhen – und damit auch die Gefahr, ein Herzleiden, Depressionen und Sexualprobleme zu entwickeln.[1]

Das Verblüffendste dabei ist, dass Renata sich ihres unterdrückten Zorns und dessen, was er in ihr anrichtet, so wenig bewusst ist, ja dass sie sogar bestreitet, überhaupt je Zorn empfunden zu haben. Wenn Sie sich selbst als braves Mädchen sehen, ist es undenkbar, Unzufriedenheit auszudrücken, von Zorn gar nicht zu reden. Renatas Selbstachtung speiste sich in nicht geringem Maße aus ihrer Bereitschaft, ihre Wünsche denen ihrer Lieben – ihrer Mutter, ihres Ehemanns und zu einem gewissen Grad auch ihrer Kinder – hintanzustellen.

Sie war der Friedensstifter der Familie, das liebevolle Gegenstück zu Harolds striktem Disziplinbewusstsein. Ihm direkt zu widersprechen wäre einer emotionalen Meuterei gleichgekommen. Sie würde es nicht wagen, das Gleichgewicht innerhalb der Familie und ihre Rolle dabei zu gefährden, indem sie ihre Missbilligung offen äußerte. Es war einfacher, zu schauspielern, sich zu verstecken, ein nettes Gesicht vor ihren Unmut zu hängen und sich den Verlautbarungen ihres Ehemanns anzuschließen. Erst als sie beinahe jedes Gefühl für ihn verloren hatte, dämmerte es ihr, wie stark ihre Gefühle tatsächlich waren.

## Andra und Quinn: Verfehltes Ärgermanagement

»Ich bin hier wegen meiner Partnerin«, erklärte die Frau. »Sie findet, ich müsse zu jemandem gehen, und hat gedroht, mich zu verlassen, wenn ich keine Hilfe suche.«

»Was, glauben Sie, ist das Problem?«, fragte ich.

»Nun, ich … ich weiß nicht. Wir … wir haben … also gut, ich sag's einfach: Wir haben so gut wie keinen Sex mehr. Ich … empfinde nicht mehr das Gleiche wie früher.«

Interessant, dachte ich. Wie so viele Frauen kam auch diese auf Drängen ihres Partners. Lesbisch oder nicht, wenn ein Partner unglücklich genug ist, wird er in vielen Fällen den anderen drängen, Hilfe zu suchen.

»Wie haben sich Ihre Gefühle verändert?«

»Nun, zum einen, ich habe immer gern Sex gehabt. Und oft dazu.«

»Und jetzt?«

»Jetzt ist er … wie soll ich das sagen? … Er ist nicht mehr gut, wenigstens nicht für mich.«

»Ich höre da zwei verschiedene Dinge«, entgegnete ich. »Zuerst behaupteten Sie, Sie wollten keinen Sex mehr, aber gerade eben haben Sie gesagt, sie genießen den Sex nicht mehr. Das sind zwei Paar Schuhe.«

Andra hielt einen Moment inne, um darüber nachzudenken, und

das gab mir die Muße, sie zu betrachten. Sie sah aus, als sei sie Ende dreißig, und sie war mit einem dunklen Hosenanzug bekleidet, kombiniert mit schwarzen, vorne spitz zulaufenden Stiefeln, wie sie in jener Saison Mode waren. Ihr Haar war kurz, hatte einen schicken Schnitt, und sie trug eine geräumige, teuer aussehende Einkaufstasche aus geschmeidigem glänzendem Leder bei sich.

»Wissen Sie was? Das stimmt«, sagte sie. »Es ist nicht so, dass ich nicht mehr an Sex denke, mir ist vielmehr nicht nach Sex zumute. Jedenfalls nicht mit Quinn. Sie glaubt, jedenfalls was mich betrifft, an den ›lesbischen Betttod‹. Aber ich glaube das nicht. Ich bin mir nicht mal sicher, dass es das überhaupt gibt.«

Ich war sehr geneigt, ihr darin zuzustimmen. Der »lesbische Betttod« ist ein – allerdings recht plastisches – Wortungetüm, das sich kürzlich in unsere Sprache eingeschlichen hat und die abnehmende sexuelle Aktivität in langjährigen Paarbeziehungen zwischen zwei Frauen bezeichnen soll. Ich zweifle zwar nicht daran, dass es bei langjährig verbundenen lesbischen Paaren nach einer gewissen Zeit zu einem Nachlassen des Geschlechtslebens kommt, aber ich bin nicht davon überzeugt, dass sie sehr viel schlechter dran sind als ihre heterosexuellen Brüder und Schwestern (oder männlichen Paare, wenn wir schon dabei sind). Das Nachlassen der Sexualität bei lange miteinander liierten Paaren ist ein viel beklagtes und gut dokumentiertes Phänomen – vor allem in Fernseh-Sitcoms und (keineswegs zufällig) auch in diesem Buch – und hat viel damit zu tun, dass der Reiz des Neuen verloren geht, mit einem gewissen Überdruss an der ständigen Gegenwart des Partners (auch der heißeste Knabe bewahrt nur selten seinen Glamour, wenn Sie das Bad mit ihm teilen), mit Müdigkeit und allem anderen, das sich in Ihrem Leben gegenwärtig ereignet, jedes für sich ein höchst wirkungsvoller Dämpfer für das erotische Verlangen.

Die Erforschung dieses Themas ist noch überaus lückenhaft, aber es gibt eine Theorie, die besagt, dass bei einem Paar aus zwei Frauen eine intimere emotionale Nähe aufkommt als bei Mann-Frau-Paaren, weil Frauen auf die Gefühle der anderen vermeintlich sensibler reagieren. Die Folge davon ist, dass das Bedürfnis nach Sex weniger dringend ist, weil die Partner sich bereits auf emotionaler Ebene treffen und auf diese Weise Intimität erfahren; so ähnlich lautet die Theorie. Eine andere Theorie gründet sich auf die Vermutung, dass der Geschlechtstrieb eines Paares direkt abhängig ist vom Testosteronspiegel der beiden Beteiligten. Das würde die sporadisch berichtete Beobachtung erklären, dass die beiden Partner in langjährigen Mann-Mann-Beziehungen mehr Sex miteinander haben als die in Mann-Frau-Paaren, letztere aber immer noch mehr als Zweierbeziehungen unter Frauen. Unausgesprochen vermittelt diese Theorie den Eindruck, dass in Bezug auf die sexuelle Aktivität eines Paares der Mann die treibende Kraft ist, was im besten Fall eine Verallgemeinerung sein dürfte, im schlimmsten ein übles Vorurteil. Wie dem auch sein mag: Paare, die bereits lange Zeit zusammen sind, haben häufig weniger Sex als Paare – lesbisch, schwul oder heterosexuell –, die sich gerade auf eine sexuelle Beziehung eingelassen haben.

»Wie lange sind Sie und Quinn schon zusammen?«, erkundigte ich mich.

»Fast drei Jahre. Wir haben uns bei einem Konzert kennen gelernt, wollten es wissen, und sind seither zusammen.«

»Und bislang ist alles gut gegangen?«

»Ich glaube, schon. Natürlich haben wir unsere kritischen Momente, aber das haben alle anderen Paare, die wir kennen, auch.«

»Haben Sie irgendeine Vermutung, was den Verlust Ihres Interesses ausgelöst haben könnte? Hatten Sie beide in jüngster Zeit irgendwelche Konflikte oder Veränderungen in Ihrer Partnerschaft?«

»Ja, ich glaube, das kann man sagen«, entgegnete sie. »Quinn musste ihre Arbeit aufgeben und hat das echt schwer genommen, also sind wir hierher gezogen, damit ich arbeiten gehen konnte. Eine Freundin von mir hat eine Schwester, die eine Physiotherapeutin gesucht hat, also bin ich zu einem Vorstellungsgespräch gegangen, habe den Job bekommen, und hier sind wir nun.«

»Wäre es nicht leichter für Sie beide gewesen, in der Stadt Arbeit zu finden?«, fragte ich.

»Nein, sicher nicht. Ich war drei Jahre ohne Arbeit, aber diese Freundin hat mich ihrer Schwester aufgeschwatzt; nur so habe ich die

Chance für ein Vorstellungsgespräch bekommen. Und was Quinn betrifft, so hatte sie mehrere Angebote, aber jedes davon hätte weit unter dem gelegen, was sie vorher verdient hat. Sie war bei dieser alteingesessenen Anwaltskanzlei in Richmond, wissen Sie, von deren Teilhabern jeder einem Country Club angehört und jedes Wochenende Golf spielt, so ein Laden. Sie hat sich sieben Jahre lang die Seele aus dem Leib geschuftet, und dann, gerade als sie hätte einsteigen sollen, nehmen sie ihren Lebenslauf unter die Lupe und finden – wie heißt es so schön? – ›eine Unstimmigkeit‹. Sieben Jahre Arbeit komplett umsonst, wegen einer ›Unstimmigkeit‹!

Nicht, dass sie ohne Lizenz als Rechtsanwältin gearbeitet hätte. Sie müssen nicht Jura studieren, um Rechtsanwalt zu sein, wenigstens nicht in Virginia. Die ganze Affäre um Lügen in ihrem Lebenslauf war daher völlig überzogen. Gut, sie hätte vielleicht nicht so tun sollen, als hätte sie einen Abschluss in Jura. Ich glaube, was sie so hat ausrasten lassen, war, dass sie die Buchstaben JD [deutsch: »Dr. jur.«, Doktor der Rechtswissenschaften; Anm. d. Übers.] verwendet hat, wissen Sie. So dass sie dachten, sie hätte den Abschluss. Sie hatte ein paar Kurse auf der Uni belegt, hat also wirklich eine Weile studiert. Aber es ist auch egal: Quinn sagt, dass man in diesem Bundesstaat als Rechtsanwalt arbeiten kann, wenn man bei Gericht zugelassen wird. Und sie war zugelassen.«

Andra hatte Recht. Gerade unlängst war in der Zeitung ein Bericht über Gesetzesvertreter erschienen, dem zufolge Leute, die Jura studiert haben, in Bundesstaaten, die solches zulassen, auch ohne juristischen Abschluss Rechtsanwalt werden können, so sie die Anwaltsprüfung bestehen.[2] Zwar ist diese Praxis völlig legal, aber sie ist nicht der Regelfall, und außerdem hatte ich den Eindruck, als seien in jenem Artikel die Gesetzesvertreter in Bezug auf ihre unkonventionelle Ausbildung um einiges mitteilsamer gewesen als Quinn ihrem Arbeitgeber gegenüber. Falls Quinn in ihrem Lebenslauf tatsächlich den Eindruck erweckt haben sollte, dass sie das erste juristische Staatsexamen abgelegt hatte, ohne einen Abschluss irgendeiner juristischen Fakultät vorweisen zu können, hatte sie schlichtweg gelogen.

»Aber zurück zu Ihnen«, fuhr ich mit einem raschen Blick auf die

Uhr fort. »Können Sie genauer festmachen, wann Ihr Verlangen angefangen hat nachzulassen?«

»Nun, seit wir hergezogen sind, war mit Quinn irgendwie nicht mehr so leicht auszukommen. Nicht, dass es jemals wirklich leicht gewesen wäre. Sie gehört zu dem Menschenschlag, dem – wie heißt es so schön? – Dummheit weh tut, und wenn man sie fragt, sind die meisten Menschen dumm. Es sieht immer so aus, als hielte sie sich für die klügste Person im Raum, was total ungehörig daherkäme, wenn sie nicht tatsächlich die Klügste wäre; man muss ihr daher einen gewissen Tribut zollen, nehme ich an. Ich komme in der Regel ganz gut mit ihr klar. Aber in letzter Zeit war sie ein bisschen sehr daneben.«

»Wie meinen Sie das?«

»Nun, es ist ... sie hatte es beim Sex immer gern auf die grobe Tour, wissen Sie. Nichts Gefährliches oder wirklich Furchterregendes, aber sie mag es, Sachen zu sagen, echt grob zu klingen, wenn wir im Bett sind. Ich lasse es zu, weil es sie hochbringt und mir eigentlich nichts ausmacht. Aber in letzter Zeit ist sie gemein geworden. Früher hat sie so Sachen gesagt wie ... na ja, sie hat mich eine freche kleine Hure genannt, wissen Sie. So'n Zeug. Aber seit kurzem hat sie angefangen, mir bösartige Namen anzuhängen, Sachen, die Sie von einem Kerl erwarten würden, und nicht gerade von einem netten. Mich schreckt das echt ab, und das habe ich ihr auch gesagt. Aber das macht die Erregung nur umso größer – zumindest für sie. Sie fährt voll ab, ich mache dicht, und am Ende streiten wir. In letzter Zeit fasziniert mich Sex daher nicht so sehr. Ich möchte ihm am liebsten aus dem Weg gehen, und das macht sie nur umso wütender.

Und genau das braucht sie am wenigsten. Diese ganze Geschichte mit der Arbeitsstelle war für Quinn die reine Katastrophe, und ich habe versprochen, ihr da rauszuhelfen, koste es, was es wolle. Aber es sieht so aus, als würde sie immer stachliger, je mehr ich versuche, ihr zu helfen. In letzter Zeit kann ich ihr nichts recht machen. Als diese ganze Sache mit dem Job passiert ist, hab ich gesagt, gut, dann fang ich wieder an zu arbeiten. Also ernähre ich uns beide im Augenblick mit einem Krankengymnastengehalt, das natürlich an die dreihundert Riesen von früher bei weitem nicht heranreicht, das können Sie mir glauben. Als Quinn das große Geld gescheffelt hat, war ich eine Bilderbuch-Ehefrau. Das Haus war perfekt in Schuss, die Kühltruhe gefüllt, und wir hatten immer Champagner daheim. Wir haben ein bisschen Geld gespart, so dass es uns im Augenblick nicht schlecht geht. Und wir können leben von dem, was ich verdiene.

Aber es ist nicht so, dass Quinn nach alledem keine Arbeit hätte finden können, ihr lag ein Angebot von einem Unternehmen vor, das ihr zweihundertfünfundfünfzig gezahlt hätte. Aber sie hat abgelehnt, sie wolle nicht für weniger arbeiten, als sie vorher verdient hatte. Sie sagt, sie hätte den Job überhaupt nicht verlieren dürfen, und für weniger Geld zu arbeiten bedeute, das Verhalten ihrer einstigen Firma ihr gegenüber zu akzeptieren. Also hält sie Ausschau nach etwas, das ihr mindestens so viel bringt, wie sie in ihrem alten Job verdient hat.«

Für mich klang das, als sei Quinn eine Narzisstin, jemand, der sich selbst als besonders und einzigartig empfindet und sich auf kalkulierte Weise so gebärdet, dass ihm von anderen Bewunderung und Aufmerksamkeit zuteil wird. Die Bezeichnung leitet sich übrigens von einem Mythos her, von Narkissos, einem wunderschönen Jüngling aus der griechischen Sage, der jegliche Zuneigung von Mädchenseite verachtete. Eines Tages machte er an einem Tümpel Halt, um zu trinken, und verliebte sich in sein Spiegelbild. Er war derart angetan von seinem eigenen Gesicht, dass er sich nicht vom Wasser losreißen konnte und sich dort vor Sehnsucht verzehrte, elendiglich vor sich hin schmachtete, bis er schließlich starb. Narzissten haben ein unrealistisches Bild von ihrer eigenen Wirkung auf die Menschen in ihrem Umfeld und stellen sich vor, dass andere von ihren Handlungen und Leistungen ebenso eingenommen sind wie sie selbst. Charakteristisch ist, dass sie glauben, das Recht auf gewisse Ansprüche zu haben, meiner Ansicht nach zeigte sich das in Quinns Weigerung, für ein Gehalt zu arbeiten, das unter ihrem vorigen lag. Ein weiteres geläufiges Merkmal dieser Störung ist der Mangel an Mitgefühl. Narzissten sind notorisch ichfixiert und unfähig, Dinge von einem Standpunkt außerhalb ihres eigenen zu sehen. Trotz aller Exzentrizität sind Narzissten oftmals äußerst intelligent, beredt und unterhaltsam. Es kann sehr lustig sein, sie um sich zu haben, das heißt, so man nicht in einer intimen Beziehung zu ihnen steht. Dann kann es die Hölle sein, wie Andra, wie ich vermutete, nur allzu gut wusste.

Ich war neugierig auf Quinn, und am Ende der Sitzung fragte ich Andra, was sie davon halten würde, ihre Geliebte zur nächsten mitzubringen. Sie sagte, für sie sei das in Ordnung, und sie werde versuchen, sie zum Mitkommen zu überreden.

Eine Woche später erschienen beide in meiner Praxis. Quinn war Anfang vierzig, größer als Andra und trug ein Männerhemd und lange Hosen. Sie fläzte sich in ihren Sessel und starrte mit stoischer Gelassenheit zu mir herüber. Als die Sitzung fünfzig Minuten später endete, hatte sie sich kaum bewegt.

Während Andra mitteilsam war, blieb Quinn reserviert. Mehrmals im Verlauf des Gesprächs beobachtete ich, wie ihr Blick über die Wände meines Sprechzimmers wanderte, an Zeichnungen hängen blieb, die meine Tochter im Kindergarten gemalt hatte, oder an dem Bildschirmschoner, der unermüdlich über meinen PC-Bildschirm geisterte. Sie sagte wenig, mit Ausnahme eines kurzen heftigen Wortwechsels, als sie sich an Andras Darstellung ihrer beruflichen Probleme stieß. »Ich habe nicht gekündigt, Andra«, fauchte sie. »Man hat mich gezwungen zu gehen. Sie haben mir keine Wahl gelassen.«

»Können Sie mir ein bisschen darüber erzählen, was genau passiert ist?«, fragte ich. Quinn wandte ihren Blick in meine Richtung.

»Passiert ist, dass ich den Fehler gemacht habe zu glauben, dass ein Haufen reicher weißer Country-Club-Typen jemanden wie mich im Pantheon der Justitia dulden würde«, erklärte sie. »Die Tatsache, dass ich sieben Jahre sechzig, siebzig, manchmal achtzig Stunden die Woche gearbeitet habe, schien ihnen völlig egal. Als es darum ging, Sozia zu werden, wäre ich nie in Frage gekommen, so viel war klar – das heißt, jedem außer mir. Es gibt nur eine einzige Frau unter den Teilhabern – eine von sechzehn. Und sie war die Schlimmste von allen, ein echter Schatz.« Quinn atmete höhnisch aus und wandte ihren Blick Andra zu, die den Kopf gesenkt hatte.

»Was ist mit dieser Teilhaberin?«, fragte ich.

»Sie hat die ganze Sache angezettelt. Wenn es sie nicht gäbe, wäre ich sicher noch immer dort. Aber wissen Sie, ich bin nicht sicher, dass wir uns jetzt damit aufhalten sollten. Es ist eine lange Geschichte, und in diesem Gespräch sollte es um Andra gehen, oder?«

Ich nahm den Fehdehandschuh auf: »Sie haben Recht... Vielleicht sollten wir ein andermal darüber reden, wenn wir unter uns sind.«

Quinns Kopf drehte sich zu mir. »Sie wollen mich allein sprechen? Tut mir Leid, aber beschäftigen wir uns hier nicht mit Andras Problemen?«

Mit *Andras Problemen.* Ein weiteres Merkmal aller Narzissten ist der Umstand, dass sie, wenn sie sich mit jemandem im Konflikt befinden, dies stets als das Werk des anderen sehen, nie als das ihre. Ich wählte meine Worte mit Bedacht.

»Ja, natürlich«, antwortete ich. »Aber Sie sind diejenige, die Andra am nächsten steht, und Ihre Perspektive ist ebenso einzigartig wie unschätzbar. Sie müssen natürlich nicht, aber wenn Sie bereit wären, allein zu kommen, und Andra keine Einwände dagegen hat, könnten Sie mir, glaube ich, helfen, ein geschlosseneres Bild zu bekommen. Andra, Sie können zu Hause darüber nachdenken...«

»Nein, das geht in Ordnung«, erklärte Andra. »Ich finde das eine tolle Idee.« Ich wandte mich wieder an Quinn.

»Wir reden nicht davon, dass ich eine Langzeitanalyse machen soll, oder?«, wollte Quinn wissen.

»Nein, nicht im Geringsten«, versicherte ich ihr. »Aber Andras Empfinden hat dazu geführt, dass Sie gewisse Beziehungsprobleme haben, und ich kann Ihnen beiden besser helfen, zum Kern des Problems vorzudringen, wenn Sie zu mir kommen und mir Ihre Sicht der Dinge schildern.« Sie musterte mich kühl, mit abschätzendem Blick.

»Sie glauben, das würde Andra helfen?«

»Ja, das glaube ich.«

»Dann werde ich kommen«, versprach sie.

Als Quinn zwei Tage später zu ihrem Termin erschien, schlenderte sie lässig in mein Sprechzimmer. Sie hatte es nicht eilig anzufangen, und machte keinen Hehl daraus. Als sie sich auf einem Stuhl niedergelassen hatte, verschränkte sie ihre Finger und sah auf.

»Worüber wollen Sie also reden?«, fragte sie.

»Ich hatte gehofft, Sie würden über ihre Beziehung zu Andra sprechen«, gab ich zurück.

»Nun, sie hat mit ein paar Problemen zu kämpfen, und ich glaube, sie lässt ihren Frust an mir aus.«

»Womit, glauben Sie, hat sie zu kämpfen?«

»Sie kämpft mit allem: dem Umzug hierher in ein kleineres Haus, damit, dass sie wieder arbeiten muss. Es fällt ihr schwer, sich mit unseren veränderten Lebensumständen abzufinden, und sie macht mich dafür verantwortlich.«

»Warum, glauben Sie, tut Sie das?«

»Ich glaube, sie tut das, weil es ihr gefallen hat, zu Hause zu sein, während ich gearbeitet habe. Wem würde das nicht so gehen? Aber ich bin gerade in einer schlechten Phase und bräuchte ihre Unterstützung, und die gibt sie mir nicht, jedenfalls nicht so, wie ich sie mir vorstelle.«

»Können Sie das genauer ausführen?«

»Andra benimmt sich, als sei sie die Verletzte, wo doch sie es ist, die sich weigert, mit mir zu schlafen. Ich bin diejenige, die sich beklagen muss, nicht sie. Sie wirft mir vor, distanziert zu sein, aber wenn ich ihr nahekommen will, wehrt sie mich ab – sie sei müde, bekomme ihre Periode, habe gerade ihre Periode gehabt, sie sei mit sich nicht im Reinen – und schlägt vor, dass wir ein bisschen kuscheln. Nun, ich bin jemand, dem es nicht genügt zu kuscheln. Sex ist wichtig für mich und war immer ein großer Teil der Beziehung. Doch statt mit mir zu schlafen, liest sie diese Selbsthilfebücher. Sie glaubt, ich hätte ein massives Problem damit, Wut und Ärger zu kontrollieren – als hätte ich nicht alles Recht, Wut und Ärger zu empfinden.«

»Was ist es also, worüber Sie so wütend sind?« Sie sah mich an, als wäre ich zu einer anderen Sprache übergewechselt.

»Sie machen Witze, oder? Ich dachte, wir hätten das alles durch.«

»Sie beziehen sich auf die Art und Weise, wie Ihr Arbeitgeber mit Ihnen umgesprungen ist.«

»Die haben mich wie Dreck behandelt. Hören Sie, Sie wissen nicht, was passiert ist.«

»Warum erzählen Sie es mir nicht?«

Und das tat sie: Wie sie sieben Jahre wie ein Tier geschuftet hatte; dass die Gespräche für ihre Aufnahme als Sozia im Großen und Ganzen günstig ausgefallen waren, obwohl ein paar Klienten sie als ruppig empfunden hätten (»wenn ich ein Mann wäre, hätten sie das nie gesagt, das sagen sie nur, weil ich lesbisch bin«); dass die einzige Frau im Team von sich aus Quinns Akten noch einmal durchgesehen und bei der in ihrem Lebenslauf erwähnten juristischen Fakultät angerufen und dabei erfahren hatte, Quinn habe seinerzeit zwar ein paar Abendkurse belegt, sich aber nie dort eingeschrieben und schon gar nicht ihren Abschluss dort gemacht, woraufhin diese Frau eine außerordentliche Teilhabersitzung einberufen hatte, bei der sie den anderen mitgeteilt habe, dass Quinn nicht nur kein offizielles juristisches Examen habe, sondern in Bezug auf ihren Lebenslauf gelogen, sich vorsätzlich falsch dargestellt und damit ihre Kollegen (und die Kanzlei) in Verlegenheit gebracht hatte, weil sie sie in der irrigen Annahme belassen hatte, dass sie über einen regulären Abschluss verfügte. Die Firma solle sie nicht nur als Teilhaberin ablehnen, hatte diese Frau gesagt, sondern auch das Beschäftigungsverhältnis auflösen und rechtliche Schritte gegen sie in Erwägung ziehen.

Rechtliche Schritte hatte die Anwaltsgemeinschaft dann nicht eingeleitet, sondern dafür gestimmt, Quinn die Kündigung nahezulegen. In Anbetracht ihrer hoch qualifizierten Arbeit hatten zwei Kollegen ihr sogar angeboten, Empfehlungen für andere Stellungen zu schreiben – unter der Voraussetzung allerdings, dass sie denjenigen, der eine eventuelle Einstellung vornähme, davon in Kenntnis setzte, dass sie kein Juraexamen hatte.

»Das klingt, als hätten Sie trotzdem noch Fürsprecher gehabt«, sagte ich. Sie erstarrte.

»Das nennen Sie Fürsprache? Das Angebot, mich ihren Kumpeln aufzuschwatzen, damit sie ihnen von meinen moralischen Fehltritten erzählen konnten? Das ist keine Fürsprache, das ist Herablassung.«

»Ich nehme an, man könnte es so sehen«, gab ich vorsichtig zurück. »Aber wenn man die Umstände bedenkt, könnten Sie es auch als Ausdruck des Vertrauens in Ihre Fähigkeiten betrachten.«

»Was meinen Sie mit ›wenn man die Umstände bedenkt‹? Was wollen Sie damit sagen?«

»Ich meine damit, dass Ihre Kollegen sich durch Ihre mangelnde Ehrlichkeit hintergangen gefühlt haben. Trotzdem waren einige darunter noch immer bereit, Sie Leuten weiterzuempfehlen, mit denen sie bekannt sind. Das ist ein eindrucksvolles Zeugnis für Ihre Fähigkeiten als Anwältin, und ihr grundlegendes Vertrauen in Sie.« Quinn starrte versteinert geradeaus und vermied es, mir in die Augen zu sehen. Ich bemerkte, dass wir bereits zehn Minuten über die Zeit waren, und sagte zu ihr, ich hoffe, sie könne es einrichten, in der folgenden Woche wiederzukommen.

»Ich dachte, das sei eine einmalige Angelegenheit«, sagte sie. »Warum wollen Sie, dass ich noch einmal komme?«

»Weil ich glaube, dass Sie Schwierigkeiten haben, Ärger zu bewältigen«, entgegnete ich. »Ich glaube, Sie leben in einem permanenten Zustand des Zorns darüber, dass man Sie gezwungen hat, Ihren Job aufzugeben, und dieser Zorn frisst an Ihnen, Ihrem Partner, Ihrem Sexualleben und letztlich an Ihrer Beziehung und Ihrer Gesundheit …«

»Überhaupt nicht!«, blaffte sie. »Das hat absolut nichts mit meinem Job zu tun. Hier geht es nicht um mich. Es geht um die Frau, mit der ich zusammenlebe, die mich früher am liebsten keinen Augenblick aus ihren Armen gelassen hätte und die sich jetzt weigert, mit mir zu schlafen. Hier geht es um meine Partnerin, überhaupt übrigens diejenige, die zu Ihnen in die Analyse gekommen ist und die eigentlich an meiner Statt hier sitzen sollte. Wissen Sie, Sie sind keine besonders gute Ärztin. Sie sind echt eingebildet.«

Ich erwiderte, dass meine Haltung vermutlich eine Reaktion auf die Feindseligkeit sei, die sie die ganze Sitzung über ausgedrückt habe, und das machte sie noch wütender. Sie erklärte daraufhin, sie wolle nicht länger von mir behandelt werden, und verlangte eine Überweisung zu einem anderen Psychiater. Und sie stellte Forderungen: Es musste eine Frau sein, die mindestens vierzig Jahre alt war und über viel Erfahrung verfügte – sie wollte keinen Grünschnabel, der gerade von der Uni kam, und auch niemanden, der sie nach ihrer Beziehung zu ihrem Vater fragen würde oder danach, wie alt sie gewesen sei, als man ihr beigebracht hatte, aufs Töpfchen zu gehen. Es müsse jemand sein, der versiert darin sei, Leuten mit Problemen bei der Zornbewältigung zu helfen, und es müsse jemand sein, der nicht zur Universität gehörte. Das schloss ungefähr 95 Prozent aller Personen aus, die ich hätte empfehlen können. Ich sagte ihr, dass ich niemanden wüsste, der sich auf die Bewältigung von Wut und Ärger spezialisiert hätte, wohl aber eine Psychiaterin Mitte fünfzig kenne, die ihre Ausbildung an der Universität gemacht habe und nicht nur auf eine hohe Erfolgsrate bei ihren Patienten verweisen könne, sondern auch über einen sachlichen Behandlungsansatz verfüge, von dem ich glaubte, er könne Quinn gefallen. Ich sagte ihr den Namen und schrieb ihn zusammen mit der Telefonnummer auf ein Blatt Papier.

Quinn rastete jetzt völlig aus. Der Zufall wollte es, dass diese Ärztin lesbisch war und ist und Quinn sie kannte. Sie fing an loszubrüllen, beschuldigte mich, ihr diese Frau nur empfohlen zu haben, weil sie lesbisch sei, und behauptete, ich sei noch sexistischer als die Männer, die im patriarchalisch-medizinischen Establishment das Sagen hätten. Ich erklärte ruhig, nein, ich hätte ihr diese Ärztin empfohlen, weil sie sehr gut ausgebildet sei, weil sie eine Frau sei, ungefähr in meinem Alter, und weil sie über eine Privatpraxis in der Stadt verfüge. Jeder andere, an den ich sie hätte verweisen können, sei jünger, und Quinn habe schließlich jemand Jüngeren abgelehnt.

Aber sie war nicht zu beruhigen. Im Gegenteil: Sie wurde immer zorniger und erklärte, die Schwierigkeiten zwischen uns beiden gingen allein von mir aus; ich würde sie herablassend und wie eine Närrin behandeln, und das sei sie nun wirklich nicht. Narren verdienten keine 300 000 Dollar im Jahr. Diese Blindheit gegenüber ihrem eigenen Beitrag zu der Auseinandersetzung bestätigte meinen Verdacht, dass sie vermutlich unter einer narzisstischen Persönlichkeitsstörung litt.

Es gibt zwei Arten von Narzissten: diejenigen, die sich für nahezu vollkommen und jedem anderen überlegen halten, und jene, die finden, dass sie so sein sollten, aber wissen, dass sie dazu nicht in der Lage sind, und sich ihrer Unzulänglichkeit halber in Grund und Boden schämen. In ihrem Bestreben, ihre Scham zu verbergen, präsentieren sie sich nach außen an einem Tag in ganz großer Pose, während sie ein andermal versuchen, ihre Mitmenschen dazu zu bringen, sie anzuhimmeln und ihnen Komplimente zu machen. Werden solche Menschen jedoch in ihrem Narzissmus verletzt – konfrontiert sie also jemand mit ihren Unzulänglichkeiten oder sagt wie in Quinns Fall, »du hast gelogen, du hast uns hintergangen, das verstößt möglicherweise gegen das Gesetz« –, so tut ihnen ein solcher Affront weh. Sie fühlen sich erniedrigt und beschämt, wollen aber nicht zugeben, dass sie verletzt sind, sondern sie überlassen sich stattdessen ihrem Zorn. Narzissten, die sich für vollkommen halten, projizieren ihre Wut auf jeden, der ihrer Ansicht nach für ihr Problem verantwortlich ist. Narzissten, deren Bestreben es ist, perfekt zu sein, wenden ihren Zorn nach innen und verfallen in Depressionen.

Quinn war, als man sie gezwungen hatte zu kündigen, eine kritische narzisstische Verletzung zugefügt worden, die vor allem deshalb so schlimm ausfiel, weil sie durchaus imstande war zu erkennen, dass das Fiasko ihr eigener Fehler war. Sie war sowohl wütend auf ihre Kollegen, die sie der Lüge bezichtigt hatten, als auch darüber, dass die Sache ans Licht gekommen war. Zutiefst beschämt bündelte Sie ihren Zorn und richtete ihn auf die Leute um sie herum, ließ ihre Wut an mir aus und begegnete Andra seit geraumer Zeit feindselig. Als Andra sich sexuell zurückzog, stellte Quinn ihr ein Ultimatum: Entweder du holst dir Hilfe für dein Problem – nicht *das* Problem, nicht *unser* Problem, sondern *dein* Problem –, oder ich werde das wohlwollende Licht meiner Gunst nicht mehr auf dich scheinen lassen. Also kam Andra zur Therapie – um zu lernen, dass das Problem nicht allein ihres war.

Hier handelte es sich um ein klassisches Beispiel dafür, wie aufgestauter Grimm einer ganzen Beziehung und auch der sexuellen Intimität darin die Luft abschnüren kann. Nicht immer leidet der Sex, wenn ein Paar sich nicht versteht, manche Liebenden finden Ärger sogar belebend und kultivieren ihn als eine Art Aphrodisiakum. Bei Andra und Quinn aber war das nicht der Fall; Quinns Zorn hatte die beiden zu einer Wohngemeinschaft reduziert, noch dazu zu einer, deren Mitglieder einander nicht besonders herzlich verbunden waren.

Andra war im Vorteil, denn sie vermochte den Verlust ihres Verlangens mit Quinns Betragen ihr gegenüber in Bezug zu setzen. Quinn aber hatte weniger Durchblick, was den Zustand ihrer Verbindung betraf. Sie war dermaßen dagegen gepanzert, die Verantwortung für ihre Probleme anzunehmen, dass sie sich als völlig blind erwies für den Preis, den diese sie und damit auch ihre Beziehung bereits gekostet hatten. Um den Riss zu heilen, der Quinn von ihrer Partnerin trennte, müsste sie zuerst ihre narzisstische Persönlichkeit erkennen und den unrealistischen Eindruck wahrnehmen, den sie dadurch von ihrer Stellung in der Gemeinschaft hatte. Sie hätte ihre sich selbst erhöhenden Phantasien von persönlicher Vollkommenheit zugunsten einer wirklichkeitsnäheren und weniger exaltierten Vorstellung von sich aufgeben müssen.

Ich weiß nicht, was aus diesem Paar geworden ist. An jenem Tag, an dem Quinn wutschnaubend aus meiner Praxis gestiefelt war, habe ich sie zum letzten Mal gesehen. Ich weiß nicht, ob sie jemals die Kollegin angerufen hat, die ich ihr empfohlen hatte, oder ob sie Behandlung bei jemand anderem gesucht hat. Auch Andra habe ich seit der gemeinsamen Sitzung mit Quinn nicht mehr zu Gesicht bekommen; immerhin hat sie einmal eine Nachricht hinterlassen, der zufolge sie unsere Gespräche hilfreich gefunden, aber für sich beschlossen hätte, bis auf Weiteres auf eine Behandlung zu verzichten. Es ist nun einmal so, dass viele Menschen die Obhut eines Psychiaters mit ungelösten Problemen verlassen. Ich stelle mir am liebsten vor, dass Quinn, so wütend sie auch auf mich gewesen sein mag, trotzdem nicht alles in den Wind geschlagen hat, was sie von mir zu hören bekam, und dass die eine oder andere Einsicht die stählerne Rüstung ihres äußeren Selbst durchdrungen und an die zarteren Teile in seinem Innern gerührt haben könnte. Vielleicht hat sie daraus den Mut geschöpft, sich selbst aus einem gesünderen Blickwinkel sehen und ihre Fehler eher als Beweis für ihre Menschlichkeit denn als deren Aberkennung werten zu können.

## Wird Ihr Sexualleben durch unterdrückte Gefühle beeinträchtigt?

1. Lassen Sie sich beim Sex leicht ablenken? Oder bei jeder anderen Form von intimem Austausch mit Ihrem Partner?

2. Wenn ja, welche Gedanken, Sorgen und Ängste hebeln die zunehmende Erregung aus? Falls Ihnen diese Ablenkungen trivial erscheinen: Glauben Sie, dass sie ein größeres Problem signalisieren könnten, welches Sie sich nicht eingestehen?

3. Wenn Sie in einer festen Beziehung leben: Korreliert Ihre sexuelle Leidenschaft mit ihrer Harmonie zwischen Ihnen und Ihrem Partner?

4. Falls Ihr Verlangen nach dem Partner gegenüber früher nachgelassen hat: Wissen Sie, warum? Stört es Sie?

   - Gibt es Facetten an Ihrem Partner, die Sie früher irritiert oder frustriert haben und die das jetzt nicht mehr tun? Wenn ja: Ist es möglich, dass Sie diese Gefühle unterdrücken und dass sie Ihr sexuelles Interesse an Ihrem Partner beeinträchtigen?

5. Wie wurde, als Sie heranwuchsen, Ärger in Ihrer Familie ausgedrückt?

   - Haben Sie als Kind Ihrer Wut Luft gemacht? Wenn ja: In welcher Form? Wie haben Ihre Eltern auf Ihren kindlichen Zorn reagiert?

6. Wie bewältigen Sie Ärger heutzutage? Platzen Sie, lassen Sie ihn vor sich hin sieden, oder unterdrücken Sie ihn so effizient, dass andere Sie daran erinnern müssen, dass er noch da ist?

   - Glauben Sie, dass in Ihnen unterdrückter Frust und Ärger schlummern? Wenn ja: Was halten Sie für die Ursache dieser Gefühle?

   - Falls Ihr Partner nicht die Quelle Ihres Zorns ist, wer oder was käme sonst in Frage?

   - Gibt es eine Familiendynamik, die Ihnen missfällt oder Sie

erbost? Wenn ja: Haben Sie das Problem mit den Beteiligten besprochen? Wenn nein: Warum nicht?

- Gibt es in Ihrem Beruf eine Situation, die Ihnen zu schaffen macht? Wieder, wenn ja: Haben Sie das Problem mit
den Beteiligten besprochen? Wenn nein: Warum nicht?

7. Haben Sie Angstsymptome, die Ausdruck tiefer sitzenden
Ärgers sein könnten?

8. Wenn ja: Werden diese Symptome durch Spannungen zwischen Ihnen und Ihrem Partner verschlimmert?

# ACHTES KAPITEL

# Unter der Decke, die Lichter gelöscht

> Wir leben in einer Atmosphäre von Scham. Wir schämen uns
> all dessen, was an uns wirklich ist; wir schämen uns unserer
> selbst, unserer Verwandten, unseres Einkommens, unseres Ak-
> zents, unserer Meinungen, unserer Erfahrungen ebenso, wie wir
> uns unserer nackten Haut schämen.
>
> GEORGE BERNARD SHAW, *Mensch und Übermensch*

Nichts ist mit Scham stärker belastet als das Reich der Sexualität. Kein Aspekt menschlichen Handelns ist stärker mit kriecherischer und jammervoller Verunglimpfung des eigenen Ichs assoziiert als der Drang, sich mit einem anderen Menschen aufs Intimste zu verbinden. Er macht uns alle zum Sklaven und bietet – im Unterschied zum Steuerrecht – weder dem Reichen noch dem Schönen, noch dem Ahnungslosen irgendwelche Schlupflöcher. Wir kichern in unseren doppelten Latte macchiato, wenn wir die Zeitung aufschlagen und etwas über den verheirateten Gouverneur und zweifachen Vater lesen, der von seinem Amt zurücktreten musste, als bekannt wurde, dass er seinem Freund und Geliebten zu einem hoch dotierten Regierungsjob verholfen hat, oder über die dreiste Mittelschullehrerin aus der Provinz, die sich einen Achtklässler zum Geliebten nahm und ihn nach der Verbüßung ihrer Strafe heiratete. Wir beben vor Entrüstung angesichts des erschreckenden Mangels an Charakter, den diese schwachen Subjekte in ihrer hemmungslosen Lust offenbaren, während in den hintersten Winkeln unseres Bewusstseins eine höhnische Stimme wispert, dass es allein dem Willen und der Gnade einer höheren spirituellen Macht zu danken ist, wenn wir nicht fehlen.

Ich will damit nicht sagen, dass wir alle ungeoutete Homosexuelle oder latente Kinderschänder sind. Ich meine damit, dass sexueller Hunger eine wilde Triebkraft ist und die meisten von uns an irgendeinem Punkt ihres Lebens alle Hände voll zu tun haben, ihre Klauenspuren auf der eigenen Haut zu verdecken. Da ist der Kollege am Arbeitsplatz, mit dem Sie sich nie verstanden haben, bis Sie eines Tages zusammen im Aufzug stecken bleiben, Sie den Moschusgeruch auf seiner Haut wahrnehmen und von unaussprechlichem Verlangen gepackt werden. Oder Sie holen die Kinder bei ihren Freunden ab, und es durchfährt Sie ein kurzer Stich der Begierde, als sie deren Vater mit nacktem Oberkörper beim Rasenmähen beobachten. Die Tatsache, dass seine Kinder mit Ihren Kindern spielen und Sie mit seiner Frau gut befreundet sind, macht ihn keineswegs unmännlich: Für einen flüchtigen sonnendurchfluteten Augenblick ist er nicht mehr der Papa der Spielkameraden, sondern ein viriles Mannsbild mit glänzenden Muskeln (vor allem, wenn er keinen Motormäher verwendet).

Binnen Nanosekunden setzt die Scham ein: *Was hat das zu bedeuten?*, fragen Sie sich, vor sich selbst erschrocken. *Das ist Steve Connors Vater. Er ist ein Freund: Ich sehe ihn dauernd. Ich bin glücklich verheiratet. Wie kann ich so empfinden? Was habe ich bloß im Kopf?*

Sie denken das natürlich nicht. Sie fühlen, und das ist genau das, was normal veranlagte Menschen tun. Eine gesunde Frau sieht einen attraktiven Mann: Warum sollte sie nichts fühlen? Warum sollte ihr Körper nicht reagieren? Er tut das, und zwar mit einem Genuss, der nichts mit Beziehungsgeflechten, Verhältnissen oder Liebe zu tun hat, sondern einzig und allein mit dem lustvollen, ursprünglichen Drang einer Art, sich selbst zu erhalten.

Warum setzen wir das Erwachen unseres Verlangens mit etwas Ungehörigem, Beschämendem gleich? Warum hadern wir, statt uns dieser Urlebenskraft zu freuen, dass mit uns irgendetwas nicht stimmen kann, wenn wir den Fallstricken der Anmut erliegen? Wir bewundern das Kind unserer Freundin und haben dabei keine Angst, dass wir unser eigenes darum weniger lieben könnten. Warum können wir das gute Aussehen ihres Mannes nicht anerkennend wahrnehmen, ohne inwendig das plötzliche Herannahen einer Schlange mit einem Golden Delicious zu fürchten? Weil, so will es unsere kulturelle Tradition – und mit ihr so ziemlich jede andere Kultur auf Erden –, eine Frau keine sexuellen Gefühle gegenüber irgendwem zu empfinden hat, außer freilich dem Mann gegenüber, mit dem sie verheiratet ist (und falls sie mit einer Frau zusammen ist, sind sich die meisten Kulturen darin einig, dass sie ohnehin nichts zu empfinden hat). Uns wird anerzogen, die sexuellen Regungen in unserem Schoß zu verleugnen, ihre beschwörende Verheißung von Genuss mit Argwohn zu betrachten, ihre Absonderungen mit sauberem Linnen zu tilgen und in Blütenduft zu knechten. Und wir lernen rasch, geben Jahr für Jahr Milliarden Euro für Hygieneartikel aus, um uns vor den Schrecken unserer Weiblichkeit zu schützen. (Was Hygieneartikel für den Mann betrifft, so dürfte in der Regel der einzige, über den er je stolpern wird, ein Stück Seife sein.) Der Himmel bewahre uns davor, einen »Unfall« zu haben und durch unsere Kleider zu bluten; so ziemlich jede Frau hat eine Geschichte zu dem Thema parat – über eine überstürzte Flucht, bei der sie sich möglichst unauffällig in Richtung Toilette verzogen hat. Die meisten von uns kennen den Nervenkitzel, mussten schon einmal auf der Toilette eines Lokals hektisch ihren Slip auswaschen und dann mit diesem durchnässten Kleidungsstück angezogen zu den Freunden an den Tisch zurückkehren, die, so die inständige Hoffnung, nichts bemerkt hatten.

In Anbetracht dessen, dass ein so großer Teil der weiblichen Sexualität mit peinlicher Verlegenheit beäugt und bemäntelt wird, verwundert es nicht, dass wir danach trachten, sie unter Verschluss zu halten; sogar diejenigen unter uns, die mit ihrem sexuellen Selbst vertraut und im Reinen sind, zaudern, dem schamlosen Flittchen Raum zu gewähren, das sich unter ihren Unisex-T-Shirts verbirgt. So ignorieren, ja ersticken wir die Dirne in uns und überdecken ihre lärmende Anwesenheit mit verschämtem Lächeln.

Was aber ist mit der Frau, die ihr sexuelles Selbst unerbittlich geknebelt hat, für die Sex derart unauflöslich mit Scham verknüpft ist, dass beide eins geworden sind? Ungezählte Frauen leben in Ehen und Partnerschaften, die nach ihren Maßstäben als sicher und glücklich gelten können, die hartnäckig behaupten, dass sie gern mit ihren Männern schliefen, und deren sexuelle Kernidentität so mit Schichten der Selbstverunglimpfung verkrustet ist, dass ihre eigentlichen Hauptmerkmale darunter völlig verschwinden. Nur wenn eine Krise einen Riss in die liebenswürdige Fassade einer solchen Ehe treibt, tritt der Verfall zutage, der sich darunter verbirgt. Solche Fälle sind notorisch schwer zu behandeln, weil sie sich jeder Logik widersetzen und im Schattenreich zwischen Psychologie und Pathologie angesiedelt sind.

## Peg: Schuldbesetzte Scham

Mitte der neunziger Jahre hatte ich eine Patientin namens Peg, die wegen ihrer Depressionen Hilfe suchte. Sie war 53 Jahre alt und Assistenzdozentin am Pädagogik-Seminar einer kleinen Privatuniversität. Peg war seit 28 Jahren mit Philip verheiratet, seines Zeichens geschäftsführender Herausgeber einer mittelgroßen Tageszeitung. Ihr einziges Kind, Sheila, hatte ein paar Jahre zuvor das College beendet und war nach New York City gezogen, wo sie als Redaktionsassistentin bei der Zeitschrift *Vogue* arbeitete.

Peg berichtete, zwar habe sie im Herbst häufig mit Trübsinn und Tristesse zu kämpfen, doch vermisse sie Sheila in diesem Jahr stärker als sonst. Es waren noch andere Faktoren im Spiel: Es war der zwanzigste Todestag ihrer Mutter, die, zeitlebens eine starke Raucherin, einst in relativ jungen Jahren bei einem Besuch im Haus von Peg, Philip und der damals fünfjährigen Sheila in einer Chicagoer Vorstadt an einem schweren Herzinfarkt gestorben war. Louise war erst zwanzig gewesen, als Peg zur Welt kam, schon wenige Jahre darauf verlor sie ihren Mann: Pegs Vater war im Zweiten Weltkrieg gefallen. Louises natürliche Dominanz verstärkte sich massiv durch den Tod ihres Mannes. Puritanisch und fordernd, erzog sie Peg unter dem Banner übermächtiger Mutterschaft, duldete keinerlei Opposition seitens ihrer Tochter. Peg litt unter Louises Strenge, zog aber den Weg des Stillhaltens dem der Rebellion vor, kam den Wünschen ihrer Mutter nach, wo immer dies möglich war, und wählte ihre Gelegenheiten zur Auseinandersetzung mit Bedacht. Inzwischen war Peg so alt wie ihre

Mutter, als diese starb. Jedes Jahr im November, wenn der Todestag nahte, wurde Pegs Leben von Melancholie verdunkelt, aber in diesem Jahr war ihre Niedergeschlagenheit kaum auszuhalten.

Pegs Stimme stockte, als sie vom Tod ihrer Mutter sprach. Mehrmals wurde ihr Bericht durch Schluchzen unterbrochen, und sie musste immer wieder neu ansetzen. Das Ausmaß ihrer Trauer war auffällig, wenn man bedenkt, was für Gegensätze die Beziehung der beiden Frauen überschattet hatten. Louise war eine von jenen Müttern, deren Töchter einen Großteil ihres Lebens mit wenig erfolgreichen Versuchen vergeuden, es ihnen recht zu machen. Sie war unfähig, die Grenze zwischen sich und ihrer Tochter zu sehen, und kämpfte vehement gegen jede von Pegs Entscheidungen, sobald diese anders ausfiel als ihre. In Louises Augen entwuchs Peg nie ihrem Status als vaterloses junges Mädchen, das den Rat und die Zucht seiner Mutter bitter nötig hatte.

Die Dinge zwischen den Frauen verschlechterten sich, als Peg, Philip und Sheila ihre Wohnung in Louises Nähe aufgaben und ein Vorstadthaus mit Swimmingpool erwarben. Louise war schockiert. Wie konnte die Mutter eines Kleinkinds so töricht sein, ein Haus mit einer eingebauten Ertrinkensfalle zu kaufen? Pegs Zusicherung, dass sie den Pool umzäunen lassen werde, vermochten die Ängste ihrer Mutter nicht zu besänftigen. Kaum war Louise zu einem Besuch angekommen, fing sie an herumzunörgeln, schalt ihre Tochter wegen ihres mangelnden Urteilsvermögens und ihren Schwiegersohn, weil er keine Versuche unternahm, sie zur Vernunft zu bringen. Philip bewies während dieser Episoden eine beträchtliche Selbstbeherrschung, hielt sich heraus und ließ zu, dass Peg die Krise entschärfte. Peg saß zwischen allen Stühlen. Jede noch so zaghafte Andeutung in dem Sinne, dass ihre Mutter zu weit gehe, brachte diese auf die Palme und ließ sie erzürnt aus dem Haus stürmen. Einerseits wäre dies für Peg eine gewisse Erleichterung gewesen, andererseits empfand sie aber eine zu große Loyalität ihrer Mutter gegenüber, als dass sie es riskiert hätte, diese zu verletzen und den Konflikt auf die Spitze zu treiben.

An dem Abend, an dem sie starb, hatte Louise nach dem Essen verkündet, sie werde nach draußen gehen, um eine Zigarette zu rauchen und ein bisschen frische Luft zu schnappen. Als Peg mit dem Geschirr fertig war und realisierte, dass ihre Mutter noch nicht zurück war, begann sie sich Sorgen zu machen. Sie schlüpfte in ihren Mantel, ging nach draußen und fand Louise bewusstlos. Peg sagte, sie habe die genaue Folge der Ereignisse ausgeblendet, wisse nur noch, dass sie geschrien habe und Philip barfuß herausgelaufen gekommen sei. Als der Krankenwagen schließlich eintraf, war Louise bereits tot.

Viel mehr Einzelheiten berichtete Peg nicht, aber ich wusste, dass sie und Philip kurz darauf das Haus verkauft und Illinois verlassen hatten. Philip nahm eine Stelle bei der Zeitung an, die er jetzt leitete, Peg begann, am College zu unterrichten, und Sheila wuchs ohne allzu viele Erinnerungen an ihre Großmutter und deren plötzlichen Tod heran.

Unterdessen verschlimmerten sich Pegs periodische Anfälle von Melancholie und ihre saisonalen Depressionen stetig, bis sie schließlich Hilfe suchte. Während der Sitzungen sprach Peg über das Trauma, das der Tod ihrer Mutter in ihrem Haus für sie bedeutete, darüber, wie frisch die Erinnerung zwanzig Jahre später noch immer schien. Sie sprach auch von der persönlichen Befreiung, die sie empfand, nun, da ihre Mutter tot war, erwähnte aber gleich darauf, wie schuldig sie sich fühle, wenn sie das sage. Als ich sie nach ihrer Beziehung zu ihrem Mann fragte, erwiderte sie, es sei alles in Ordnung, führte das aber nicht weiter aus.

Peg bekam ein Antidepressivum verschrieben, das sie recht gut vertrug, außer dass es ihr gelegentlich auf den Magen schlug. Nach fünf Monaten ging es ihr so gut, dass sie die Sitzungen abbrach. Ein paar Monate danach bat sie um Rat, wie sie die Medikamenteneinnahme am besten ausklingen lassen sollte. Ich hörte noch einmal von ihr, als sie eine Nachricht auf Band hinterließ, in der sie mir mitteilte, sie habe das Mittel erfolgreich abgesetzt und fühle sich, von gelegentlichen Stimmungstiefs abgesehen, bestens.

Umso überraschter war ich, als sie mich eines Tages im Januar anrief und erklärte, sie müsse mit mir reden, es handle sich um eine Sache von großer Dringlichkeit. Sieben Jahre war es her, seit wir uns zuletzt gesprochen hatten, und meine Erinnerung an die letzte Unterhaltung war positiv und angenehm. Nun klang sie verzweifelt, wollte aber nicht mehr sagen, als dass sie sich in einer akuten Krise befinde und mich sehen müsse. Ich bestellte sie ein.

Peg kam und setzte sich ohne ein Lächeln. Ihr Haar war grauer, als ich es in Erinnerung hatte, aber sie musste inzwischen fast sechzig sein, also passte das. Ihr sonstiges Erscheinungsbild war es, was mich erschreckte: blass und verhärmt, sie sah aus, als habe sie lange nicht geschlafen. Ich fragte sie, was los sei. Sie sah mich an, und ich blickte in die Augen eines verschreckten Tieres, unfähig, sich zu äußern, jederzeit fluchtbereit.

»Ich weiß nicht. Es ist nicht leicht, darüber zu reden. Ich habe noch nie über so etwas gesprochen. Aber ich habe dieses Problem, diese Krankheit. Ich weiß nicht, wie ich darangekommen bin, und Philip schwört, dass ich es nicht von ihm haben kann; und ich weiß, ich habe nicht, aber … er hat mich nicht angerührt, seit wir zurück sind, und ich weiß nicht, was ich tun soll.«

»Zurück von wo, Peg?«

»Aus der Karibik. Da hat es angefangen. Wir haben eine Kreuzfahrt gemacht, um unseren fünfunddreißigsten Hochzeitstag zu feiern. Sheila haben wir mitgenommen. Wir hatten ein Zimmer im Plaza gebucht, sind nach New York geflogen und von dort aus losgefahren.

Wir waren nur drei Tage unterwegs, als ich diese … diese Bläschen … unten herum bekommen habe. Sie tun wirklich weh, und wir konnten nicht … miteinander schlafen.«

Sie brachte die Worte kaum heraus. Ich erinnerte mich aus unserer Arbeit vor elf Jahren, dass Peg sich nicht wohl fühlte, wenn das Thema Sex zur Sprache kam. Ich hatte sie einmal nach ihrer sexuellen Beziehung zu Philip gefragt, und sie hatte dermaßen unbeholfen herumgestammelt, dass ich die Frage fallen ließ – also drang ich auch jetzt nicht weiter in sie, sondern fragte nur, ob ein Arzt sie untersucht habe. Sie starrte auf das Taschentuch, das ihre Hände zu einem festen Baumwollstrick gedreht hatten, nickte und fing wieder an zu weinen.

»Der Arzt sagt, es sei … sei …« Sie murmelte etwas, das ich nicht richtig verstand. Es dauerte mindestens eine halbe Minute, bis sie den Kopf wieder hob.

»Peg, was ist es?«, fragte ich.

»Es ist … Herpes.«

Herpes? Peg und Herpes? Wenn sie mir gesagt hätte, sie habe ein Prostataproblem – ich wäre kaum weniger überrascht gewesen.

»Peg, was sagt Philip? Was denkt er über die ganze Sache?«

»Philip? Ich kann mit ihm nicht über Sachen da unten reden. Ich habe in meinem ganzen Leben noch nie mit jemandem darüber geredet, außer jetzt mit Ihnen. Es war schlimm genug, ihm zu sagen, dass ich Herpes habe. Er hat mich angeschaut, als hätte ich ihm gesagt, dass ich Krebs hätte.

Ich verstehe das nicht. Ich bin seit 35 Jahren verheiratet. Ich habe nie mit jemand anderem etwas gehabt, nur mit meinem Mann. Er … ich … wir haben nicht … meine Ehe zerbricht. Philip sieht mich morgens kaum noch an. Die Hälfte der Zeit geht er so früh zur Arbeit, dass ich ihn nicht einmal zu Gesicht bekomme. Ich fühle mich so schmutzig. Ich kann ihm nicht in die Augen sehen. Ich schäme mich so, schäme mich so sehr.«

Mir tat meine Patientin in der Seele Leid. Wie konnte eine sechzig Jahre alte Frau, die Schwangerschaft und Entbindung hinter sich hatte, zu schüchtern sein, um mit ihrem Mann zu reden? Es war schwer, sich vorzustellen, dass man so lange mit einem Mann zusammenleben und es einem trotzdem zu peinlich sein konnte, über einen Hautausschlag zu sprechen, auch wenn er sich »da unten« befand. Dass sie diesen Ausdruck benutzte, war traurig und sonderbar; es erinnerte mich an die Art und Weise, wie Mädchen zu meiner Jugendzeit über ihren Körper sprachen. Keine Rede von Vagina-Monologen, von Dialogen ganz zu schweigen. Wir redeten von der »rothaarigen Freundin«, die uns allmonatlich besuchen kam, oder davon, dass dieses oder jenes Mädchen sich von seinem Freund »unterhalb der Taille« hatte anfassen lassen. Heutzutage, da die Leute in aller Öffentlichkeit am Handy über ihre heißen Dates schwadronieren und die Behörden in unseren Daten herumschnüffeln, um herauszubekommen, welche Bücher wir lesen und wer eine Abtreibung gehabt hat, vergessen wir leicht, dass der Verlust der Intimsphäre für manche Menschen eine Frage von Leben und Tod sein kann.

Genauer gesagt: All das ergab einfach keinen Sinn. Wie hätte sich eine Frau von so prüdem Wesen eine Geschlechtskrankheit zuziehen sollen? Ich war Philip nie begegnet, und es war natürlich möglich, dass er die Infektionsquelle war. Aber einmal vorausgesetzt, dass Peg ihn gut genug kannte, um sich für seine Treue zu verbürgen – und von dieser Annahme musste ich ausgehen –, war es lächerlich, sich dieses Paar auf ehebrecherischen Abwegen mit von Herpes befallenen Flittchen und Gigolos vorzustellen.

Ich sah mir Pegs Krankenakte noch einmal an. Ihre Gynäkologin hatte bei ihr Herpes diagnostiziert, obwohl alle drei Kulturen, die sie angelegt und getestet hatte, negative Resultate gebracht hatten. Das war merkwürdig. Wenn ein Testergebnis dreimal hintereinander negativ ausfällt, schließt das die Krankheit normalerweise aus. Noch mysteriöser wurde das Ganze durch die Tatsache, dass die Bläschen nicht auf das Medikament ansprachen, das Peg bekommen hatte. Ein Herpesausschlag hätte binnen drei Wochen unbedingt nachlassen müssen.

Ich war ratlos. Irgendetwas stimmte an diesem Bild nicht. Ich starrte auf Pegs Akte. Wenn sie jünger und sexuell freizügiger gewesen wäre, hätte ich ihre Treueschwüre vielleicht mit einem ironischen Lächeln zur Kenntnis genommen. Aber diese Frau hatte nie mit jemand anderem Sex gehabt als mit ihrem Ehemann und behauptete, außerhalb meines Büros noch nie mit jemandem über Sex gesprochen zu haben. Wir konnte sie sich so jemand mit sechzig eine Herpesinfektion zuziehen?

Ich erinnerte mich an etwas, das einer meiner Medizinprofessoren einmal gesagt hatte: Manchmal hören Sie Hufe und glauben, es sei ein Pferd, aber am Ende ist es ein Zebra. Plötzlich galoppierte es mir ins Blickfeld: Was Peg hatte, war Herpes zoster oder Zoster, besser bekannt als Gürtelrose. Zoster wird von Varizella-zoster-Viren verursacht, denselben Herpesviren, die auch Windpocken hervorrufen. Wenn Sie an Windpocken erkranken, wandert das Varizella-zoster-Virus in Ihre Nervenzellen und verbleibt dort, schlummert in Ihrem

Nervensystem, wo es sich jederzeit regen und in Form einer Gürtelrose bemerkbar machen kann, eines überaus schmerzhaften Hautaus-
schlags, der Herpes genitalis zum Verwechseln ähnelt und sich auch
so anfühlt (diese Infektion kommt übrigens durch das Virus Herpes
simplex, ein anderes Herpesvirus, zustande). Wir wissen nicht genau,
was ein latentes Varizella-zoster-Virus veranlasst, in Gestalt einer
Gürtelrose aktiv zu werden, aber es scheint zu passieren, wenn der
oder die Betreffende unter starker Belastung leidet, erschöpft ist, eine
Infektion niederringt, manchmal auch auf Arzneimittel reagiert, die
die natürliche Immunität des Körpers unterdrücken.

Je mehr ich darüber nachdachte, desto sicherer wurde ich. Diese
Diagnose passte zu meiner Patientin. Sie fühlte sich einfach richtig
an. Ich rief Peg an und bat sie, ihre Frauenärztin anzurufen und einen
neuen Termin zur Zweituntersuchung zu vereinbaren. Sie war skep-
tisch, hatte sie doch noch nie von einer Gürtelrose im Genitalbereich
gehört, aber ich überzeugte sie, dass das möglich ist. Sie suchte ihre
Ärztin ein zweites Mal auf und ... natürlich war es Zoster.

Aber Peg quälte sich weiter. Sie fühlte sich verdorben und schuldig,
konnte aber nicht sagen, warum. Sie sagte, sie fühle sich beschmutzt,
so, als sei, was einst in ihr gut und rein gewesen sei, für immer verloren.
Bis auf das Alleroberflächlichste mied sie jeden Kontakt zu ihrem
Mann, blieb im Bett, bis er zur Arbeit gefahren war, und las in ihrem
Arbeitszimmer noch lange, nachdem er zu Bett gegangen war. Bei den
seltenen Gelegenheiten, an denen Philip sich ihr näherte, wies sie ihn
ab. Philip blieb länger in der Redaktion und machte sich zu Hause
zunehmend rar. Peg wurde immer verzweifelter.

Ich rang ihr mehr Details über ihr Intimleben ab. Peg sagte, sie sei,
wenn es um Sex ging, immer schon zimperlich gewesen, trage lange
Flanellnachthemden und habe auf tiefster Dunkelheit bestanden,
wenn sie und Philip sich geliebt hätten. Es sei schon immer so gewesen, auch als sie jünger waren. Sie sagt, sie habe es genossen, mit ihm
zu schlafen, sich hinterher aber stets schuldig gefühlt, so, als habe sie
etwas Schmutziges getan. Sie sagte auch, sie ziehe es vor, sich nicht
auszuziehen, wenn sie sich liebten, ließe aber zu, dass Philip sie so weit
entblöße, dass er mit ihr schlafen könne.

Peg sprach mit Wärme und Zuneigung von Philip und gestand, dass er ihr Jahre zuvor an einem Valentinstag einmal Reizwäsche geschenkt habe – ein korsettähnliches Teil mit roten Strumpfbändern –, sie aber nie hineingeschlüpft sei, weil sie sich allein bei seinem Anblick bereits unwohl gefühlt habe und vor Scham errötet sei, wenn sie sich darin vorgestellt habe. Dann erinnerte sie sich an ein Erlebnis, das sie mit etwa dreizehn Jahren gehabt hatte. Sie hatte sich von ihrer Mutter zum Geburtstag einen kniekurzen Rock gewünscht. Statt des Rocks bekam sie eine Lektion darüber, dass die Welt von zwei Arten Frauen bevölkert sei: braven Mädchen wie Peg und Schlampen, die ihre Körper benutzten, um Männer zu verführen. Louises Lektion saß.

Louise – natürlich! Die Themen aus unseren früheren Sitzungen kamen wieder zum Vorschein – Louises überkritische Persönlichkeit, ihr Tod in Pegs Haus … Ich wusste, dass sie inzwischen fast dreißig Jahre tot war, aber ich war irgendwie davon überzeugt, dass etwas an ihr, der Art und Weise, wie sie Peg als Kind behandelt hatte, und der Geringschätzigkeit, mit der sie ihr als Erwachsener gegenübergetreten war, Hinweise auf Pegs Probleme barg.

»Peg, wenn ich mich richtig erinnere, hatten Sie früher immer um den Todestag Ihrer Mutter herum mit Depressionen zu kämpfen, stimmt das?«, fragte ich.

»Ja. Immer im November«, gab Peg zur Antwort. »Aber in den letzten Jahren war es nicht mehr so schlimm. Ich lenke mich ab, indem ich die Abschlussarbeiten und Zeugnisse vorbereite.«

»Und Ihre Kreuzfahrt war im Dezember?«

»Ja, unmittelbar vor Weihnachten.«

»Peg, denken Sie, wenn es Ihnen möglich ist, an die Zeit vor der Schiffsreise zurück. Wie war Ihr Gemütszustand?«

»Ich hatte nicht viel Zeit, über meine Mutter nachzugrübeln, wenn Sie das meinen. Ich dachte an den Todestag, als er näher kam, aber ich war mit Thanksgiving-Vorbereitungen beschäftigt und mit den Abschlussprüfungen, dann mit dem Packen für die Reise; es hat mich nicht so mitgenommen wie in der Vergangenheit.«

»Und hat Ihre gute Stimmung in New York und während der Kreuzfahrt angehalten, bis der Ausschlag anfing?«

Sie hielt inne, und ein irritierter Ausdruck huschte über ihr Gesicht. »Wissen Sie, das ist seltsam«, sagte sie.

»Was ist seltsam?«

»Ich hatte es bislang vergessen. Irgendetwas Merkwürdiges ist auf dem Schiff passiert. Nachdem wir ausgepackt hatten, haben wir uns ein bisschen umgesehen und sind an diesem riesigen Swimmingpool gelandet. Es war Dezember und eiskalt in New York, und der Pool hatte eine Abdeckung. Ich habe komisch reagiert, es hat mich daran erinnert … es hat mir das Gefühl gegeben …«

Peg hörte auf zu sprechen und schaute unsicher auf. Ich sah, wie die Farbe aus ihrem Gesicht wich.

»Peg, was ist los?«

»Der Pool«, murmelte sie.

»Der Pool?«

»Ja, da habe ich sie gefunden.«

»Wen gefunden, Peg?«

Ich hatte das Gefühl, ein Gespenst zu sehen.

»Meine Mutter. Sie lag im Pool. Da habe ich sie gefunden. Ich habe es Ihnen nie erzählt. Ich habe es nicht ertragen, das auszusprechen. Aber da habe ich sie gefunden. Sie trieb im Wasser.«

Peg schluchzte. Stück für Stück kam die Geschichte ans Licht. Es hatte an jenem Abend beim Abendessen Streit gegeben, und Louise war vom Tisch aufgesprungen, hatte sich Mantel, Zigaretten und Feuerzeug geschnappt und war nach draußen gestürmt. Philip hatte Sheila mit nach oben genommen, um ihr ein Bad einzulassen, und Peg hatte begonnen abzuwaschen.

Peg fand, sie solle ihrer Mutter die Chance lassen, eine Zigarette zu rauchen und sich ein bisschen abzureagieren, bevor sie mit ihr zu sprechen versuchte. Als sie mit dem Geschirr fertig war, fiel ihr auf, dass ihre Mutter noch nicht wieder hereingekommen war; also ging sie nach draußen, um nach ihr zu sehen. Zu ihrem Entsetzen fand sie sie mit dem Gesicht nach unten im Wasser treibend. Der Rest war ziemlich genau so, wie sie ihn beschrieben hatte. Peg schrie, Philip rief den Krankenwagen, und die Sanitäter erklärten Louise noch am Fundort für tot. Eine Autopsie ergab, dass sie einen schweren Infarkt erlitten hatte, bevor sie in den Pool gestürzt war, in dem sie schließlich ertrank. Der Pathologe sagte, sie wäre mit an Sicherheit grenzender Wahrscheinlichkeit auch gestorben, wenn sie bei Tisch zusammengebrochen wäre, aber das Bild ihrer im eiskalten Wasser treibenden Mutter hatte sich unauslöschlich in Pegs Seele eingebrannt. Verschlimmert wurde ihre Qual durch die beißende Ironie des Ganzen: In Pegs Augen hatte sich ihr beständiges In-den-Wind-Schlagen von Louises Warnungen über die Gefahren eines Swimmingpools als fatale Fehleinschätzung entpuppt. Louise hatte völlig Recht gehabt – Recht, was den Pool betraf, das Haus, den Umzug in die Vorstadt –, Recht mit allem. Als die Ambulanz das Grundstück verließ, stand Peg von Schreck gelähmt im Garten. Als Philip versuchte, sie wieder ins Haus zu bringen, bat sie ihn, Sheila ins Auto zu verfrachten und in ein Hotel zu fahren. Am nächsten Tag brachte Philip Koffer mit Kleidern für seine Frau und seine Tochter. Peg hat nie wieder in dem Haus geschlafen.

Die Familie verließ den Mittleren Westen, aber Pegs Scham reiste mit ihr. Peg sprach von ihrer Mutter als selbstloser, alleinstehender Frau, die ihre Jugend und ihr persönliches Glück ihrer Tochter geopfert hatte. Sie verbrämte die Erinnerung an ihre Mutter mit aus Schuld gehämmerten Blattgoldschichten und erhob sie vom zänkischen Weib zur vorausschauenden, allwissenden Heiligen. Ihre Mutter hatte Recht, hatte immer Recht gehabt.

»Sie hatte mich gewarnt, dass es gefährlich sei, mir gesagt, dass etwas passieren würde. Also habe ich darauf geachtet, dass mein Baby keine Sekunde allein da draußen war. Ich habe auf mein Kind aufgepasst. Und je mehr sie an mir herumgenörgelt hat, desto öfter habe ich zu ihr gesagt: ›Schau doch, Sheila geht es gut. Du machst dir zu viele Gedanken – würdest du mir bitte zutrauen, allein auf mein Kind aufpassen zu können?‹ Und das hat sie nun von ihren Sorgen: einen grässlichen Tod. Sie war erst 53.

Was hat sie da draußen nur gemacht? Warum konnte sie nicht auf der Terrasse rauchen? Sie hat diesen Pool gehasst! Man könnte glauben, sie hat es mit Absicht getan, um mich zu ärgern, zu beweisen, dass sie Recht hat und ich nicht.« Sie sah auf, ihr Gesicht zu einer Grimasse des Entsetzens verzerrt.

»Mein Gott, wie kann ich so etwas nur sagen? Meinetwegen ist sie gestorben. Wissen Sie, wenn sie noch lebte, wäre sie erst achtzig. Sie könnte noch leben. Ich habe meine eigene Mutter umgebracht. Ich …, ich … schäme mich, schäme mich so entsetzlich.«

Wenn je ein Fall das verzwickte Zusammenspiel weiblicher Psychologie und Sexualität beleuchtet hat, dann dieser. Da gibt es keinen einzelnen Faden, der, wenn man ihn bis zu seinem Anfang verfolgt, die Ursprünge von Pegs Problem aufzeigen würde. Vielmehr spielen hier viele komplex miteinander verflochtene Stränge aus Gefühlen und Erinnerungen, Fakten und Mythen, Liebe und Abscheu zusammen. Wenn man die Mitschriften von Pegs Therapiesitzungen nachliest und die Worte auf dem Papier anschaut, kann man überall hier ein Fädchen, dort eine Faser ausmachen, die auf eine Verknüpfung zwischen alten Narben und frisch aufgebrochenen Wunden deuten. Zweifellos hatte es ungezählte Lektionen und Dispute gegeben, aber einer sticht in der Erinnerung der Patientin besonders heraus: ihre Bitte um einen kniekurzen Rock und die harsche Ablehnung ihrer Mutter. Peg hat vor langer Zeit gelernt, neben ihrer Mutter zu existieren. Statt zu rebellieren, nahm sie hin, was immer ihr geboten wurde, und verwob die Fäden der Schmähungen zu einem groben Deckmäntelchen für sich selbst.

Peg wuchs, gehorsam, aber zäh heran und machte ihren Weg. Ihre Intelligenz wurde einzig und allein durch die Scham eingeschränkt, die ihr aufkeimendes sexuelles Ich verkümmern ließ. Sie machte ihr Universitätsexamen, verliebte sich in Philip, heiratete ihn und bekam ein Kind. Sie funktionierte zwar, was die vielfältigen Intimitäten einer Ehe anbelangte, ließ aber trotzdem nicht zu, dass ihr Ehemann sie nackt sah. Sie fütterte die Schlafzimmervorhänge so ab, dass kein Licht hindurchdrang, wenn sie zugezogen waren, und trug Baumwollnachthemden aus Österreich mit winzigen aufgedruckten Blumen und hohen, spitzenbesetzten Stehkragen. Philip hätte sich gewünscht, dass sie weniger gehemmt gewesen wäre, lernte aber, sich mit ihrer Prüderie abzufinden. Sie war immerhin ein wunderbarer Mensch, eine treue Frau und liebende Mutter, und sie hatten so häufig Sex miteinander, dass er zufrieden war, und verschämt genug, dass sie sich dabei wohl fühlte. Noch bevor sie beide dreißig waren, hatten sie sich eine Routine für ihr intimes Beisammensein zurechtgelegt, die ihre Ehe für die nächsten Jahrzehnte bestimmen sollte.

Nun, drei Jahrzehnte später, hatte Pegs Gürtelrose eine psychische Krise ausgelöst. Warum war der Ausschlag jetzt aufgetreten und nicht irgendwann anders, und was hatte er zu bedeuten? Das Varizella-zoster-Virus regt sich im Allgemeinen, wenn die natürliche Widerstandskraft des Körpers aufgebraucht ist; in Pegs Fall war dies möglicherweise durch psychischen Stress bedingt. Sie hatte gesagt, sie hätte in jenem November nicht die Zeit gehabt, sich mit den Geistern aus der Vergangenheit und ihrer Mutter zu befassen, aber ich konnte mich des Verdachts nicht erwehren, dass sie sie trotzdem heimsuchten. Mit ihren sechzig Jahren war Peg sieben Jahre älter, als ihre Mutter bei ihrem Tod gewesen war, eine Erkenntnis, die ihrer von Schuldgefühlen dominierten Aufmerksamkeit nicht entgangen sein konnte. Müde und bekümmert, war sie einerseits froh, mit ihrem Mann und ihrer Tochter auf Urlaubsreise gehen zu können, andererseits aber gequält von Scham und Schuld. Peg lebte unter einer Belastung, die mehr als ausreichend war, eine Gürtelrose entstehen zu lassen.

Aber die Gürtelrose war nicht die eigentliche Krise, es war Pegs Scham, die daraus ihre persönliche Katastrophe machte. Hätten sich die Bläschen auf dem Bauch oder im Gesicht gebildet, so wäre ihr traumatischer Effekt auf Pegs Gemütszustand nicht halb so dramatisch ausgefallen, außerdem wären sie von Anfang an richtig dia-gnostiziert worden. Aber die Lokalisation der Bläschen im Zusammenspiel mit der (falschen) Diagnose Herpes genitalis machten die Belastung unerträglich und entzündeten ihre Scham aufs Neue. Sie fühlte sich von ihrem vermeintlich unreinen Zustand derart abgestoßen, dass sie es nicht fertigbrachte, ehrlich mit ihrem Mann, der seit 35 Jahren ihr Partner war (was sie soeben im Begriff waren zu feiern), über ihre Verwirrung und ihren Schmerz zu reden. Stattdessen zog sie sich in sich selbst zurück, mied den einen Menschen, der sie liebend gern erlöst hätte.

Es kostete Peg fast acht Monate Arbeit und wöchentliche Therapiesitzungen, um an einen Punkt zu gelangen, an dem sie bei aller

Trauer um ihre Mutter so viel von ihrer Schuld und Scham ablegen konnte, dass sie Philip erlaubte, sie wieder zu berühren. Und als sie so weit war, geschah dies mit einem nie gekannten Gefühl der erotischen Möglichkeiten. Sie fingen an, sich bei Kerzenlicht zu lieben, und sie gestattete Philip, sie unbekleidet zu sehen.

»Es ist sehr intensiv, manchmal fällt es mir schwer«, berichtet sie. »Es ist viel mehr Gefühl dabei, mehr Zärtlichkeit, und ich finde es schön. Aber es macht mich auch traurig. Ich muss immer daran denken, wie viel Zeit wir vertan haben, vor allem, als ich noch jünger war und sehr viel besser ausgesehen habe als heute. Philip wollte mich immer ansehen, und ich habe es ihm nicht gestattet. Jetzt, da ich es zulasse, ist das Einzige, was er zu sehen bekommt, die gealterte Ausgabe des jungen Mädchens, in das er sich einst verliebt hat. All die Jahre, in denen wir einander besser hätten lieben können, in denen ich ihn hätte mich lieben lassen können – verloren, vergeudet, vertan. Es bricht mir das Herz.«

## Rochelle: DES-Tochter

Rochelle war von ihrem Gynäkologen an mich überwiesen worden. Er war der Ansicht, sie brauche Hilfe, um mit ihrer nicht verarbeiteten Trauer zurechtzukommen, denn sie hatte Schwierigkeiten, Kinder zu bekommen. Sie war 45, zum zweiten Mal verheiratet und hatte zwei Fehlgeburten gehabt, eine während ihrer ersten Ehe, die zweite während der zweiten. Sie schrieb die Fehlgeburten Genitalanomalien zu, mit denen sie geschlagen war, weil ihre Mutter während der Schwangerschaft DES eingenommen hatte [siehe viertes Kapitel]. Rochelles Eltern waren noch am Leben, aber sie besuchte sie selten. Sie hatte eine Schwester namens Sheryl, die in einem anderen Bundesstaat wohnte und mit der sie Kontakt hielt.

Ich hatte im Vorhergehenden bereits kurz über die Einführung von DES und seinen weit verbreiteten Einsatz in den Fünfziger- und Sechzigerjahren berichtet. Man glaubte damals, dass das Medikament Fehlgeburten verhindere, und hatte es recht großzügig Frauen verschrieben, die in einem frühen Stadium der Schwangerschaft Blutungen bekamen. Ende der Sechzigerjahre aber fiel den Ärzten auf, dass eine ungewöhnlich große Anzahl junger Frauen unter hellzelligen Adenomen der Vagina und des Gebärmutterhalses erkrankt waren, einer sehr seltenen Krebsart, die man zuvor ausschließlich bei älteren Frauen beobachtet hatte. Wissenschaftler fingen an, diese jungen Frauen zu untersuchen, um herauszufinden, ob sie irgendetwas gemeinsam hatten. Es stellte sich heraus, dass ihre Mütter allesamt früh in der Schwangerschaft mit DES behandelt worden waren.

Der Zusammenhang zwischen dieser seltenen Tumorart und der Einwirkung von DES *in utero* warf viele Fragen auf, und im Verlauf weiterer Untersuchungen stellte man fest, dass es bei jungen Frauen, deren Mütter das Medikament genommen hatten, zu Fehlbildungen der Gebärmutter und anderen Problemen im Zusammenhang mit ihrer Fortpflanzungsfähigkeit gekommen war. Man wusste überdies inzwischen, dass DES bei der Verhütung von Fehlgeburten wirkungslos war, und im Lichte des katastrophalen Zusammenhangs mit Zervikal- und Vaginaltumoren verbot die amerikanische Lebens- und Arzneimittelbehörde FDA [Food and Drug Administration] im Jahr 1971 seinen Einsatz. Aber die Tragödie war damit noch lange nicht ausgestanden: Zwischen 1938 und 1971 waren zwischen fünf und zehn Millionen Menschen mit diesem Präparat in Kontakt gekommen – die Frauen, die das Medikament eingenommen hatten, und die Kinder, die sie danach zur Welt gebracht hatten. Bei Jungen, die *in utero* mit DES in Berührung gekommen waren, fanden sich keine offensichtlichen nachteiligen Wirkungen, aber Millionen Mädchen, die der Substanz ausgesetzt gewesen waren, wurden mit Gebärmutterfehlbildungen geboren oder erkrankten an Tumoren, die ihnen die Chance nahmen, selbst Kinder bekommen zu können.

Rochelle war seit zehn Jahren mit Owen verheiratet, den sie als sanftmütigen Kerl beschrieb. Er arbeitete auf einer Biofarm, die seinen Cousins gehörte, und nahm mehrmals im Monat an der sonntäglichen Zusammenkunft der Quäker teil, zu der Rochelle ihn mit wachsendem Interesse begleitete. Sie erzählte das mit einem spöttischen Lächeln, verwies auf ihre jüdische Herkunft und die Sorge ihrer Mutter, sie könne womöglich zur Quäkergemeinschaft konvertieren. »Meine Mutter hat mich jahrelang mit Quaker Oatmeal [eine amerikanische Haferflockenmarke; Anm. d. Übers.] voll gestopft«, sagte sie. »Jetzt ist es an der Zeit, ihr das heimzuzahlen.«

Rochelle berichtet, das einschneidendste Ereignis in ihrem Leben sei die Fehlgeburt gewesen, die sie während ihrer ersten Ehe im Alter von 26 Jahren erlitten hatte. Jerome, ihr erster Mann, war ein recht netter Kerl, verdiente gut und stammte aus einer wohlhabenden Familie. Er warb mit fünfgängigen Abendessen in Fünf-Sterne-Restaurants und einer Entschlossenheit um Rochelle, die sie von dem Mangel an Gemeinsamkeiten zwischen ihnen beiden ablenkte. Seine Aufmerksamkeiten gaben ihr das Gefühl, etwas Besonderes zu sein, und ihre Mutter machte sich energisch für das Zustandekommen der Verbindung stark. Trotz einiger Bedenken willigte Rochelle ein, ihn zu heiraten.

Nicht lange nach der Verlobung suchte Rochelle ihren Gynäkologen auf, um sich ein Verhütungsmittel verschreiben zu lassen. Im Rahmen der Untersuchung entdeckte er die DES-bedingten Gebärmutteranomalien. Erschüttert und ungläubig ging sie nach Hause und konfrontierte ihre Mutter mit dem Befund, worauf sie lapidar zur Antwort bekam, jawohl, sie habe während der Schwangerschaft mit Rochelle DES genommen.

»Ich war außer mir«, erinnerte sich Rochelle. »Ich hatte nie gehört, dass meine Mutter von einer Fehlgeburt vor meiner Geburt gesprochen hätte, und wollte wissen, warum sie das Zeug genommen hatte, ich wollte es verstehen. Also fragte ich: ›Hattest du Probleme, ein Kind zu bekommen? Hattest du vor mir eine Fehlgeburt?‹ Und sie antwortete, nein, sie habe keine Fehlgeburt gehabt. Aber sie hatte eine Freundin, die zur gleichen Zeit schwanger war wie sie, und diese Freundin begann zu bluten, und ihr Arzt erzählte ihr von dem neuen Medikament, das auf dem Markt war und die Blutungen stoppen würde. Und so marschierte meine Mutter, eine Hypochonderin erster Güte, zu ihrem Arzt, log ihm was vor, behauptete, sie blute, und überredete ihn, ihr dieses wunderbare neue Medikament zu verschreiben.

Sie meinte leichthin, das Ganze sei doch kein Grund zur Aufregung, während ich das Gefühl hatte, im nächsten Augenblick in Ohnmacht zu fallen. Mir wurde so schwindlig, dass ich mich setzen musste. Ich habe dann wohl die Fassung verloren und angefangen zu weinen – ich nehme an, ich habe sie angeschrien –, und wissen Sie, was sie geantwortet hat? Sie hat gesagt, sie habe nicht vor, wegen einer Entscheidung Selbstmord zu begehen, die sie vor zwanzig Jahren in meinem Interesse – *für mich!* – getroffen habe; und wenn ich glaubte, ihr dafür Schuldgefühle einreden zu können, sei ich auf dem Holzweg.« Rochelles Mutter setzte dem Ganzen die Krone auf, indem sie Rochelle empfahl, wenn auch nur die geringste Hoffnung bestehe, dass sie diesen netten jungen Mann Jerome würde heiraten können, solle sie den Mund halten. Nach der Hochzeit verbleibe noch genug Zeit, ihm die Sache zu beichten.

Rochelle und Jerome waren bereits mehr als zwei Jahre verheiratet, als sie endlich den Mut aufbrachte, ihr Problem zu offenbaren. Sie wäre vielleicht auch dazu nicht bereit gewesen, wenn die beiden zuvor nicht ein ganzes Jahr hindurch erfolglos versucht hätten, ein Kind zu zeugen. Rochelle berichtete, sie habe das Gefühl gehabt, Jerome Unrecht getan zu haben, weil sie es ihm nicht eher gesagt hatte, und es bereut, sich auf die Geheimnistuerei ihrer Mutter eingelassen zu haben. Sie hatte zudem Angst vor Jeromes Reaktion und fürchtete, er würde »den Handel bereuen«, wie sie es ausdrückte. Vom Kopf her wusste Rochelle, dass die Tatsache, dass sie eine DES-Tochter war, nicht notwendigerweise hieß, dass sie nie würde Kinder haben können; auch war sie der Ansicht, dass der Wert einer Frau sich nicht einzig und allein an ihrer Fruchtbarkeit messen lasse. Nichtsdestotrotz habe sie sie sich, sagte sie, seit dem Tag, an dem der Arzt die Fehlbildung entdeckt hatte, wie verdorbene Ware gefühlt und sich gescheut, irgendwem davon zu erzählen, auch – oder vielleicht vor allem – ihrem Ehemann.

Jerome war verletzt, weil sie nicht eher mit der Wahrheit herausgerückt war, aber seine Verbitterung hielt nicht lange an: Zwei Wochen später stellte Rochelle fest, dass sie schwanger war.

Rochelle beschrieb die folgenden Monate als unvergleichlich glückliche Zeit. Die Schwangerschaft zerstreute ihr Gefühl der Unzulänglichkeit, sie verspürte eine nie gekannte Hochstimmung und sah sich akzeptiert. Sowohl Jeromes als auch ihre Familie bewahrten Stillschweigen, bis das erste Drittel vorüber war, und sprachen ab dann über so gut wie nichts anderes mehr als über das Baby. Doch in der siebzehnten Woche nahm der Frieden ein jähes Ende, als Rochelle eine Blutung bekam und eilends ins Krankenhaus gebracht wurde. Zwei Tage später verlor sie das Kind und verfiel in eine tiefe Depression, die den größten Teil des Jahres hindurch anhalten sollte. Jerome, völlig unvorbereitet darauf, den Bedürfnissen seiner schwer depressiven jungen Frau nachzukommen, stürzte sich in seine Arbeit und entzog sich Rochelle. Die Ehe hielt dieser Belastung nicht stand, und ein paar Jahre später ließen die beiden sich scheiden.

Rochelle übernahm einen Job bei einer kleinen Firma, die hochwertige Baustoffe verkaufte, und hatte dort bald die Büroleitung inne. Im Sommer ging sie morgens zu einem kleinen Bauernmarkt, um Obst und Gemüse einzukaufen, und dort lernte sie Owen kennen. Rochelle war seit fast fünf Jahren geschieden und hatte mit ihren 35 Jahren ihr Quantum an romantischen Abenteuern hinter sich. Sie erzählte, dass sie sich zu Owens Freundlichkeit und seinem offenen Lächeln sofort hingezogen gefühlt habe. Sie fing an, länger als gebührlich bei seinem Stand zu verweilen und mit ihm zu plaudern – darüber zum Beispiel, wie man die seltsam aussehenden Kürbisse zubereitete, die er zu verkaufen hatte. Er bot an, ihr ein Abendessen zu kochen, und sie nahm an. Nicht lange darauf zogen sie zusammen, und zwei Jahre nachdem sie sich kennen gelernt hatten, heirateten sie.

Rochelle beschreibt die erste Zeit mit Owen als glücklich. Er war kräftig und sehr viel größer als sie, dabei aber sanft und rücksichtsvoll. Als siebtes von acht Kindern war er es gewöhnt, selbst für sich zu sorgen. Owen kochte gern, half bei der Wäsche und hatte Spaß daran, an dem achtzig Jahre alten Farmhaus herumzuwerkeln, in dem sie lebten. Er fand Rochelle überaus anziehend und staunte in seiner typischen Bescheidenheit jeden Tag aufs Neue darüber, dass sie sich dermaßen zu ihm hingezogen fühlen sollte. Ihre sexuelle Beziehung war erotisch und emotional prickelnd, und Rochelle sonnte sich in ihrem Glück. Es möge vielleicht kitschig klingen, erzählte sie, aber sie habe das Gefühl, den Mann ihrer Träume gefunden zu haben.

Das Thema Kinder war früh in ihrer jungen Beziehung erörtert worden. Rochelle hatte Owen von ihrer Fehlgeburt erzählt und auch, dass sie möglicherweise keine eigenen Kinder haben werde. Er hatte die Tatsache mit Gleichmut akzeptiert und gemeint, seine Geschwister hätten bereits jede Menge Kinder, und eigene zu haben sei zu seinem Glück nicht nötig. Sie heirateten im beiderseitigen Einvernehmen, dass ihre Familie vermutlich auf Dauer nur aus ihnen beiden bestehen würde.

Als daher Rochelle nach einiger Zeit feststellte, dass sie erneut schwanger war, war sie zunächst eher erschrocken und beklommen als glücklich. Sie war 38, Owen 40, beide blieben ruhig und vorsichtig in ihrem Entzücken.

»Ich wusste, dass ich mich nicht zu früh freuen durfte, tat es aber trotzdem«, berichtete Rochelle. »Ich konnte nicht anders. Ich hatte bereits eine Fehlgeburt hinter mir und dachte, vielleicht habe ich meinen Teil bezahlt und nun das Recht auf ein bisschen Glück. Seine Eltern haben sich so für uns gefreut. Mir wurde von ihnen so viel Aufmerksamkeit zuteil wie nie zuvor. Ich meine, es war nicht so, als hätten sie mich vorher abgelehnt, aber ganz plötzlich empfand ich diese Wärme und fühlte mich akzeptiert. Ich hatte die Hoffnung, vielleicht könnte ich doch so sein wie die anderen Frauen in der Familie.

Natürlich hat es nicht gehalten. In der elften Woche hatte ich meine Fehlgeburt. Es war nicht so schlimm wie beim ersten Mal; im dritten Monat ein Kind zu verlieren ist nicht ganz so schrecklich wie im fünften. Aber ich war auch älter, und das alles hatte eine Endgültigkeit, die zu akzeptieren mir schwer fiel. Owen war auch traurig, aber für ihn war es nicht das Gleiche wie für mich. Trotzdem hat er sein Bestes versucht, nehme ich an.«

Nun aber fing die Ehe an zu bröckeln. Rochelle berichtete, dass sie und Owen ein ganzes Jahr nicht miteinander geschlafen hatten. Sie liebten einander noch immer und hielten sich gern in den Armen, aber es kam zu keinen körperlichen Intimitäten.

»Es liegt vor allem an mir«, sagte sie. »Ich empfinde seit mittlerweile fünf oder sechs Jahren nicht mehr sexuell normal.«

»Seit der Fehlgeburt?«, fragte ich.

»Ich glaube, vielleicht ein bisschen danach. Es ist, als wäre in mir etwas aus dem Lot geraten. Ich kann … ich kann mich nicht mehr drauf einlassen. Und es tut weh. Owen ist nicht der Kleinste.«

»Haben Sie schon immer Schmerzen beim Geschlechtsverkehr gehabt?«

»Nein, es war immer in Ordnung. Aber jetzt nicht mehr, jetzt tut es weh. Doch zwischen uns haben sich auch noch eine Menge anderer Dinge geändert.«

»Können Sie eines davon nennen?«

»Nun, wir geraten öfter aneinander. Früher haben wir uns nie gezankt, aber jetzt passiert das häufig.«

»Worüber zanken Sie sich?«

»Alles und nichts. Er ist, einfach, ich weiß nicht, er tut Dinge, die mir früher nie etwas ausgemacht haben und mich jetzt zum Wahnsinn treiben. Ich glaube, ich bin noch immer wütend auf ihn wegen etwas, das er einmal gesagt hat. Wir hatten vor langer Zeit diesen Krach. Ich dachte, ich bin darüber hinweg, aber es kommt immer wieder hoch. Und wenn ich darüber nachdenke, werde ich wieder genauso wütend und fühle diese Leere in mir.«

Das fatale Gespräch hatte ganz harmlos angefangen. Es war zwei Wochen nach der Fehlgeburt, und Rochelle sprach davon, wie sehr sie sich dieses Kind gewünscht habe und dass sie wisse, dass Owens Eltern es auch gern sähen, wenn er Kinder hätte, und enttäuscht seien, dass sie keine werde haben können; dass sie das Gefühl habe, jeder taxiere sie in ihrer Weiblichkeit und komme zu dem Schluss, dass sie keine habe.

»Er sah zu mir hoch«, erinnert sich Rochelle, »und sagte: ›Schau, du nimmst das zu schwer‹ – das hat er wirklich gesagt. ›Wir brauchen kein Baby, um glücklich zu sein. Uns ist es bisher gut gegangen, uns kann es wieder gut gehen.‹

Genau das waren seine Worte. Das war vor sechs Jahren, aber ich erinnere mich daran, als sei es gestern gewesen. Ich konnte es nicht glauben. Das war mein Mann, der Mensch, von dem ich dachte, dass er mich besser kannte als jeder andere. Aber er kannte mich überhaupt nicht.

Mich durchfuhr ein furchtbarer Schreck. Ich bekam das grässliche Gefühl, als würde ich ihn überhaupt nicht kennen, als lebte ich mit einem Fremden. Wenn er mich wirklich gekannt hätte, hätte er so etwas nicht sagen können.«

Dieses Gespräch markierte den Wendepunkt ihrer Ehe. Owen versuchte zu erklären, was er gemeint hatte, aber Rochelle war nicht umzustimmen. Für sie symbolisierten seine Worte einen fatalen Bruch in ihrer Beziehung. Alles, was sie aus ihnen heraushörte, war ein Herunterspielen ihrer Gefühle, eine Trivialisierung ihrer Trauer. Sie schien unfähig, sich eine andere Deutung der Worte vorzustellen, die ihr Ehemann verwendet hatte, eine andere Art zu sehen, zu denken, zu fühlen. Dass Owen sie hatte trösten wollen, war ohne Belang. Für Rochelle hatten die Worte eine andere Dimension, die weit über das hinausging, was er damit hatte ausdrücken wollen. Owen hatte die heilige Einheit verraten, von der sie glaubte, dass sie sie miteinander verband, und das konnte sie ihm nicht verzeihen.

In den folgenden Sitzungen kam Rochelle häufig auf ihren Zorn zu sprechen, den sie mit der Intensität eines Laserstrahls auf ihren Ehemann gebündelt hatte. Sein Vergehen – der, wenn auch unbeholfene, Versuch, sie zu trösten – schien die schwere Strafe nicht zu verdienen, die sie über ihn verhängt hatte. Sie wusste, dass sie noch immer verbittert war, und erwähnte es ihm gegenüber manchmal im Verlauf anderer Zwistigkeiten. Und er entschuldigte sich und sagte, dass es nicht so gemeint gewesen sei, was sie aus seinen Worten herausgehört habe, aber all das vermochte die Sache für sie nicht ungeschehen zu machen. Es war, als sei der Bruch nicht zu kitten und als wolle sie es nicht anders.

Rochelle schmorte in einem selbst gerührten bitteren Sud, und dieser hatte den Stoff, aus dem ihre Ehe war, bereits durchtränkt. Sie und Owen hatten sich ein Jahr lang nicht geliebt, und er war dahin gekommen, das mit grimmiger Resignation hinzunehmen. Mir schien, als hätte er sich ihre Sicht seiner Person zu eigen gemacht und akzeptierte den Verlust an Intimität als den Preis, den er für seine katastrophale Äußerung eben zu zahlen hatte.

An dieser Stelle werden Sie sich vielleicht fragen, warum ich diese Geschichte nicht in dem Kapitel über unverarbeiteten Ärger erzählt habe. Und dorthin hätte sie auch sicher gepasst: Rochelles brodelnder Groll gegen ihren Ehemann hätte sie sicher dafür qualifiziert. Aber wie bei so vielen Fällen in diesem Buch spielt sich Rochelles Geschichte in mehreren Dimensionen ab und widersetzt sich jeder einfachen, geradlinigen Definition. Sie war verbittert, so viel war klar. Aber die Qualität ihres Zorns – die Unerbittlichkeit, mit der sie trotz aller Bitten ihres Ehemanns um Vergebung und trotz ihrer Einsicht, wo die Ursache ihres Zorns lag, an ihm festhielt – erweckte in mir den Wunsch, hinter die offensichtliche Ursache, hinter den Streit, zu blicken und tiefer zu schürfen.

Was konnte eine Frau unfähig oder unwillig machen, einem einst geliebten Ehemann zu vergeben? Rochelle hatte Owen als Mann ihrer Träume charakterisiert. Trotzdem entzog sie sich ihm und hatte damit den Niedergang ihrer sexuellen Beziehung und der Ehe heraufbeschworen. Rochelles erste Ehe war nach der Fehlgeburt gescheitert, es gab also eine Vorlage für das, was sich gerade ereignete. Damals war sie allerdings weitaus jünger gewesen, und die Verbindung war sehr viel weniger beglückend gewesen als ihre gegenwärtige. Mit Owen verband sie mehr als ein Jahrzehnt gemeinsamer Geschichte, und die ganze Zeit über war er ihr ein treuer und engagierter Partner gewesen. Warum konnte sie seiner Liebe nicht genügend vertrauen, um ihm zu vergeben?

Ich dachte zurück an das, was Rochelle über ihre erste Fehlgeburt gesagt hatte, und an ihren Zorn, als sie von dem Trick erfahren hatte, mit dem ihre Mutter an ein Rezept für DES gekommen war. Sie hatte auch von ihrer Schwester Sheryl gesprochen, die drei Jahre jünger war als sie, verheiratet und Mutter zweier halbwüchsiger Söhne. Rochelle hatte das Wissen zu verkraften, dass ihre Mutter das Medikament nicht genommen hatte, als sie mit Sheryl schwanger gewesen war, und gestand, ihrer Schwester gegenüber eine gewisse Verbitterung zu empfinden, weil diese zwei Kinder zur Welt gebracht hatte.

»Ich weiß, dass meine Schwester nichts dafür kann, dass sie gesund auf die Welt kam und ich nicht. Und ich weiß auch, dass meine Mutter nicht wusste, was sie tat, als sie sich das Rezept erlogen hat. Aber ich bin diejenige, die damit zu leben hat, nicht sie. Was habe ich getan, mit so etwas gestraft zu werden? Womit habe ich das verdient? Warum sind meine Innereien verkorkst? Ich habe das Gefühl, als müsste ich für etwas büßen, das meine Mutter getan hat. Aber ich weiß auch, dass es nicht recht ist, ihr das vorzuhalten, als hätte sie gewusst, was sie tat. Sie wollte ein Baby, genau wie ich, und war der Meinung, das Richtige zu tun.«

So wie Owen gedacht hatte, er tue das Richtige, als er jene Worte sagte, die seine Welt zum Einsturz brachten. War das der Grund, weshalb Rochelle das Verlangen nach ihrem Mann verloren hatte? Bestrafte sie Owen für etwas, das ihre Mutter getan hatte, verlagerte sie ihren Zorn von ihr auf ihn?

Auf verzwickte Art und Weise war das durchaus einleuchtend. Rochelles Sehnsucht, Kinder zu haben, wurde durch ihre Fruchtbarkeitsprobleme massiv verstärkt. Ihre Gebärmutterfehlbildungen wurden für sie zum Symbol für einen fundamentalen Makel ihrer Weiblichkeit. Und Owens ausgewiesene Männlichkeit verschärfte ihr Minderwertigkeitsgefühl in Bezug auf ihr Frausein nur noch. In ihrer Wahrnehmung war er zwar Manns genug, sie zu schwängern, aber sie war nicht Frau genug, die Frucht zu ernähren und zu schützen. Und an diesem Punkt kam Scham ins Spiel, das Gefühl, unzulänglich zu sein, nicht zu genügen, nicht genügend Ehefrau zu sein, um Kinder auszutragen, nicht genug Tochter und Schwiegertochter, um Enkelkinder auf die Welt zu bringen. Rochelle hatte die Wärme und Akzeptanz erwähnt, die ihr von ihren Schwiegereltern entgegengebracht worden waren, als sie schwanger gewesen war, dass sie ihr das Gefühl gegeben hatten, als erfülle sie ihre Bestimmung, wenn sie Owen zum Vater mache und die Familie vergrößere. Sich geliebt und akzeptiert zu fühlen ist ein starkes Elixier für eine Person, die einen Großteil ihres Lebens ohne beides hatte auskommen müssen, ebenso die plötzliche Statusanhebung als werdende Mutter. Und dann ein zweites Mal verkünden zu müssen, dass es doch kein Baby geben wird – es braucht nicht viel Phantasie, um sich das Gefühlschaos von Versagen, Verzweiflung und Scham vorzustellen, das sich in einer Frau unter solchen Umständen breit machen kann, noch dazu, wenn sie eine DES-Tochter ist.

Eines Tages kam Rochelle voller Mitteilungsdrang zu mir. Sie hatte wieder Kontakt mit einem alten Bekannten, einem Schulkameraden, in den sie zu Highschool-Zeiten einmal verliebt gewesen war und der sie über eine jener Suchseiten im Internet gefunden hatte, mit deren Hilfe man seine Mitschüler ausfindig machen kann. Sein Name war Vincent, und er bombardierte Rochelle am Arbeitsplatz mit E-Mails, in denen er ihr eröffnete, dass er sie auf der Schule immer verehrt habe, sich aber stets darüber im Klaren gewesen sei, dass sie für ihn unerreichbar sei. Vinnys Botschaften waren blumig und romantisch, garniert mit ausschweifenden Schilderungen ihres damaligen Aussehens als Teenager und Phantasien seinerseits, wie er gehofft hatte, sie verführen zu können. Rochelle strahlte vor Freude, als sie von ihm erzählte. Er war ein Junge, mit dem ihre Mutter sie niemals hätte ausgehen lassen, einer von den »Taugenichtsen«, die Lucky Strike rauchten und in einem getunten Cabrio zur Schule fuhren. Sie waren eine Zeit lang in derselben Klasse gewesen und hatten ein paar Worte gewechselt, an die Rochelle sich mit frappierender Deutlichkeit erinnerte. Sie hatte Vinny mitgeteilt, dass sie verheiratet sei, aber das hatte ihn nicht entmutigt. Vielmehr erinnerte er sie daran, dass er sie lange vor ihrem Ehemann gekannt und daher ältere Rechte auf ihre Zuneigung habe.

Ich wunderte mich, welche Macht dieser Mann über Rochelle hatte. Es war, als wäre sie wieder sechzehn und in einen Jungen verknallt, dessen einziger Reiz in seiner Nähe zum Verbotenen bestand. Kein Zweifel, dass er sie an ihr jugendliches, unschuldiges Selbst erinnerte und in ihr etwas anrührte, das voller Freude in ihr nachhallte. Aber es schien auch erschütternd naiv: Wie konnte eine fünfundvierzig Jahre alte Frau sich von blumigen Flirt-Mails verführen lassen? Ich konnte verstehen, dass Vinnys draufgängerische Art ihr schmeichelte und es sie reizte, dass ihre Sympathie nicht unerwidert blieb. Aber bei mir blinkte trotzdem eine rote Alarmleuchte, als Rochelle erzählte, sie habe vor, sich irgendwann einmal nach der Arbeit mit ihm zu treffen. Das Einzige, was sie dazu sagte, war, dass sie neugierig auf Vinny sei und es für nett hielt, sich nach all den Jahren einmal wiederzusehen. Sie hatte Owen weder hinzugebeten noch ihm gesagt, wohin sie ging – ein Hauch von sexueller Abenteuerlust lag in der Luft.

Damit begann eine Serie von heimlichen Abendessen und Treffen. Rochelle berichtete, dass Vinny entschieden so alt aussah, wie er war, dass er einen Bauch hatte und sein gutes Aussehen der Jugendtage nicht hatte über die Zeiten retten können. Aber er gab ihr das Gefühl, etwas Besonderes zu sein, kaufte ihr eine Rose von einem Mädchen, das mit Blumen von Tisch zu Tisch ging, steckte ihr handgeschriebene Briefchen zu und überschüttete sie mit Komplimenten. Er hielt mit seinen Gefühlen in keiner Weise hinter dem Berg und redete unverhohlen über seine Empfindungen, wohingegen Owen eher wortkarg und zurückhaltend war. Rochelle hatte einen Stoß aus mehreren hundert E-Mails von Vinny gesammelt und saß oft bis spät in die Nacht, um sie wieder und wieder zu lesen. Sie erklärte, dass, obwohl sie sich in keiner Weise zu Vinny hingezogen fühlte, seine Botschaften in ihr ein Verlangen schürten, das ihre bestehende sexuelle Gleichgültigkeit überwand.

Als Rochelle davon zu reden begann, dass sie sich auf eine Affäre einzulassen gedächte, blinkte bei mir ein zweites rotes Lämpchen auf. In meinen mehr als zwanzig Jahren als Psychiaterin ist mir noch nie ein Paar begegnet, das seine Probleme damit gelöst bekommen hätte, dass einer von ihnen oder beide mit anderen Leuten schliefen, und das sagte ich ihr. (Das ist übrigens kein moralisches Urteil, sondern schlicht die Feststellung einer Tatsache: Ehebruch macht keine Ehe besser. Sich eine Affäre anzulachen, wenn Ihre Ehe in Schwierigkeiten ist, wäre ungefähr das Gleiche, als würden Sie Ihre Masern behandeln, indem Sie sich in Brennnesseln wälzen. Sie lenken sich vom ursprünglichen Juckreiz ab, aber letzten Endes machen Sie Ihr Problem damit nur schlimmer.) Ich sagte ihr, dass ich annähme, sie sei mehr in die Vorstellung von Vinny verliebt als in Vinny selbst, dass sie womöglich mehr für seine Worte schwärmte als für den Mann, und warnte sie mehrmals: Seien Sie vorsichtig. Sind Sie sicher, dass es das ist, was Sie wollen? Welche möglichen Folgen könnte dieser Schritt haben? Finden Sie, dass es sich mit Owens Ehrlichkeit vereinbaren lässt, die er Ihre ganze Ehe hindurch hat walten lassen, wenn Sie ihn jetzt betrügen? Ich bat sie, bevor sie irgendetwas unternähme, innezuhalten und die Dinge durchzudenken – zu seinem und auch zu ihrem Besten.

Sie sitzen daneben und sehen es kommen. Sie wissen, Ihre Patientin zieht einen drastischen Schritt in Erwägung – und wie aufgeschlossen Sie auch sein mögen, Sie wissen, dass es vermutlich nicht gut ausgehen wird. Sie wollen das Beste für sie und versuchen ihr zu helfen, etwaige Folgen in Betracht zu ziehen, die sie womöglich nicht einkalkuliert hat. Aber trotz all Ihrer Bemühungen treffen Patienten mitunter Entscheidungen, die jeder Logik spotten – zumindest in Ihren Augen. Bei solchen Gelegenheiten ist das Einzige, was Sie tun können, sie eindrücklich zu mahnen nachzudenken, zu überdenken und abzuwägen, sowie Ihre Telefonnummer einzustecken, wenn sie aus dem Haus gehen.

Rochelle entschied sich gegen eine Affäre mit Vinny, solange sie mit Owen verheiratet war. Stattdessen setzte sie sich mit Owen zusammen, erklärte ihm, sie sehe sich nicht mehr in der Lage, die Ehe aufrechtzuerhalten, und bot ihm an auszuziehen, damit er im Haus wohnen bleiben könne. Sie ging zu einem Rechtsanwalt, beantragte die Scheidung und beschloss, mit Vinny nach Las Vegas zu ziehen, wo er ein paar Leute kannte und Aussicht auf einen Job hatte.

Mehrere Jahre hörte ich nichts von Rochelle, aber dann kam eines Tages eine E-Mail. Die Sache mit ihr und Vinny war nicht gut gegangen. Er war ein anderer, als sie gedacht hatte. Unter seiner romantischen Fassade verbarg sich ein beinharter Traditionalist, der erwartete, dass Rochelle hinter ihm aufräumte, die Hausarbeit erledigte und alle Mahlzeiten zubereitete. Ihre sexuelle Beziehung war nicht minder enttäuschend und bestand aus präzise vorhersagbaren Begegnungen in Missionarsstellung, nach denen Vinny sofort einschlief. Er wurde fordernd und besitzergreifend, und schon bald fühlte sie sich erdrückt von ebenjener Dominanz, die ihr einst Sicherheit gegeben hatte.

Rochelle zog in den Osten zurück. Sie hatte keine Hoffnung, wieder mit Owen zusammenzukommen, der, wie sie von seiner Schwester gehört hatte, kurz zuvor jemand anderen kennen gelernt hatte. Die Schwester sagte, Owen habe eine schwere Zeit hinter sich, sei aber inzwischen wieder fast der alte. »Weißt du«, sagte sie zu Rochelle, »du hast meinem Bruder das Herz gebrochen. Das Einzige, was er je gewollt hat, war, dich glücklich zu machen, und du hast ihn wie Dreck behandelt. Es war schwer für ihn und für die Familie auch.« Rochelle hängte verletzt auf.

Als ich das letzte Mal etwas von Rochelle hörte, lebte sie allein und hatte einen gut bezahlten Job. Sie sagte, sie wisse jetzt, dass sie sich von Owen hatte trennen müssen, um über die Selbstvorwürfe hinwegzukommen, die ihr Leben und ihre Ehe begleitet hatten. Sie sagte, sie sei jetzt zum ersten Mal seit vielen Jahren in der Lage, sich selbst zu mögen, und habe das Gefühl, dass in ihrem Herzen endlich Raum sei, jemand anderen zu lieben. Sie klang in sich gefestigt und vernünftig, wenn auch resignativ und einsam. Diejenigen, die gern Silberstreifen am Horizont sehen, mögen darauf verweisen, dass Rochelle endlich so weit gekommen sei, sich selbst zu mögen, und ich bin ebenfalls der Ansicht, dass das wunderbar ist. Aber es ist doch schade, dass sie nicht hat lernen können, sich selbst zu mögen, ohne die Liebe eines guten Mannes zurückweisen zu müssen.

Es gibt nicht nur eine einzige Art, diesen Fall zu betrachten (was im Übrigen für alle Fälle gilt). Sie können Rochelle entweder als Frau mit Intimitätsproblemen sehen oder als jemanden, dessen Unfähigkeit, Zorn auszudrücken, den Brunnen ihrer Sexualität vergiftet hat, und hätten in beiden Fällen Recht.

Aber ich glaube, dass Rochelles sexueller Rückzug zum großen Teil mit den seelischen Wunden zu tun hat, die ihr durch ihre DES-Vergangenheit zugefügt worden waren. Die defensive Haltung ihrer Mutter im Zusammenhang mit der Einnahme des Medikaments sowie ihr mangelndes Mitgefühl mit dem Schmerz ihrer Tochter hatten Rochelles Fähigkeit, ihren Begriff von Weiblichkeit und sich selbst darin neu zu definieren ausgehebelt. Statt den Zorn auszuleben, den sie ihrer Mutter gegenüber empfand, weil diese das DES eingenommen hatte, oder dem Arzt gegenüber, weil der es ihr verschrieben hatte, oder der FDA gegenüber, weil sie das Mittel zugelassen hatte, oder dem Universum gegenüber, weil es dieses Unglück gestattet und begünstigt hatte, drängte sie ihre Emotionen in eine finstere Ecke, in der sie vor sich hin gären und an ihrem Gefühl für die eigene Integrität nagen konnten.

Allein mit ihrer Verbitterung, machte sie ihren Mann zum Prügelknaben, den Menschen, dem sie ihr wahres Selbst anvertraut hatte, weil er es nicht vermochte, das ganze Ausmaß ihres Verlustes zu erfassen. Sie konnte diese zerstörerische Lawine nicht aufhalten, weil sie sich ihrer nicht bewusst war. Als ihr Verlangen nach Owen nachließ, redete sie sich ein, dass dies an dem Unverständnis lag, das Owen und sie wie ein Abgrund voneinander trennte. Die Tragik ist, dass dieser Abgrund nicht zwischen den beiden klaffte, sondern in ihr selbst, und dass sie selbst es gewesen war und nicht ihr Ehemann, die ihn geschaffen hatte.

Vielleicht war es Rochelles extreme Sensibilität Worten gegenüber, die Vinny den Weg geebnet hatte. Rochelle war für verbale Avancen genauso empfänglich, wie jemand anderer vielleicht eine Schwäche für blauäugige Blonde hat. So wie Owens gut gemeinte, aber schlecht gewählte Worte sie für seine Bitten um Verständnis taub gemacht hatten, so hatten Vinnys schwülstige Formulierungen sie für seine weniger anbetungswürdigen Züge blind gemacht. Und man darf bei alledem nicht vergessen, dass Rochelle Vinny von der Highschool her kannte. Ich habe den Verdacht, dass ein Teil seiner Attraktivität im gesetzteren Alter damit zu tun hatte, dass er in ihr wieder jenes Gefühl der Integrität und Unversehrtheit wachzurufen vermochte, das sie als junges Mädchen empfunden hatte, bevor sie von ihrer Beeinträchtigung erfuhr. Die Naivität, mit der sie ihn in ihr Leben treten ließ, und ihre Empfänglichkeit für seine Schmeicheleien kündeten von der Kurzsichtigkeit eines Teenagers.

Dazu gehört ebenfalls Rochelles hartnäckiges Beharren darauf, dass den Worten ihres Ehemanns ein gravierender, fataler Mangel an Mitgefühl innewohne. Schließlich hatte auch Owen ein Kind verloren. Aber wie ein Mädchen im Würgegriff pubertärer Ängste war

Rochelle viel zu sehr mit ihrem eigenen Schmerz beschäftigt, um den seinen wahrzunehmen. Während ihrer Depression nach der Fehlgeburt fing sie an, sich von Owen zurückzuziehen, genauso wie sie sich von ihrem ersten Ehemann zurückgezogen hatte. Mit zunehmender Entfremdung von ihm und in der festen Annahme, dass er ihre Trauer über den Verlust nur unvollkommen zu teilen vermochte, ließ sich Rochelle zu grundlegenden Zweifeln über den Wert dieser Ehe hinreißen. Statt sich an Owen zu wenden, damit er ihre Zweifel zerstreue, ließ sie zu, dass diese sich zur Anklage gegen ihn verdichteten. Als Owen versuchte, sie zu trösten und mit seiner Nähe zu stärken, benutzte sie seine Worte, um den Bruch endgültig herbeizuführen.

Ich glaube, dass Rochelle nach einem Weg aus dieser Beziehung gesucht hat, deren Nähe und Intimität ihr Gefühl von Unzulänglichkeit in besonderem Maße verstärkt zu haben scheinen. Vermutlich war sie sich dessen nicht einmal bewusst, denn als ich sie fragte, warum sie ihren Mann, einen Menschen von nachgewiesenermaßen gutem Charakter und großer Loyalität, verlasse, war sie nicht imstande, auch nur einen konkreten Beweis für ihre Entzweiung anzuführen, sondern sprach nur davon, dass er sie nicht verstehe. Irgendetwas drängte sie weg von ihm, etwas Irrationales, noch nicht Benennbares, und das hatte ihre sexuellen Gefühle für ihn absterben lassen.

Natürlich muss eine Frau kein DES-Opfer sein, um im Zusammenhang mit ihrer Weiblichkeit Gefühle von Unzulänglichkeit und Scham zu empfinden. Es liegt in der Natur der Scham, dass wir uns abwenden, sobald unser inneres Auge den betreffenden Umstand wahrnimmt. In jenen Sekundenbruchteilen schreckhaften Erkennens verbannen wir ihn sofort aus unserem Gesichtsfeld und wenden unseren Blick den annehmbareren Aspekten unserer selbst zu. Pegs Scham war Erbe ihrer Erziehung und hatte sie dazu gebracht, ihr sexuelles Ich zu knebeln. Sie vermochte zwar Sex zu haben, aber nur unter sorgsam kontrollierten Bedingungen. Rochelles Scham war weniger klar umrissen. Ihr Selbstbild als sexuelles Wesen war intakt gewesen, bis die Bombe DES seinen Rahmen gesprengt hatte. Solchermaßen geschwächt, konnte es niederschmetternden Schlägen wie ihren zwei Fehlgeburten nicht standhalten, und so entzog sie sich jeglicher Intimität.

Scham ist dieser Tage nicht besonders en vogue, wir sprechen lieber von geringem Selbstwertgefühl, darüber, dass wir mit uns nicht zufrieden sind, diesen oder jenen Teil unseres Körpers nicht mögen. Nennen Sie es, wie Sie wollen, aber ich glaube, dass es Scham ist, die Frauen dazu bringt, Ärzten viele tausend Dollar dafür zu bezahlen, dass sie ihnen Geltüten in die Brüste stopfen, um diese zu vergrößern, und Hautschichten von ihrem Gesicht abtragen, damit dieses jünger aussieht. Ich glaube auch, dass es Scham ist, die viele Frauen daran hindert, ihr Haus zu verlassen, ohne zuvor ihr Gesicht mit Kosmetika verwandelt und ihre Haare zu Helmen gelackt zu haben.

Auch denke ich, dass es Scham ist, von diffuser Gestalt und schwer aufzuspüren, die den innersten Kern unserer Sexualität ausmacht. Sie macht Männern genauso zu schaffen wie Frauen und beeinträchtigt die Fähigkeit beider Geschlechter, sich auf intime Beziehungen zu anderen einzulassen, Genuss zu bereiten und zu empfinden. Die Reue eines heranwachsenden Mädchens über eine abgebrochene Schwangerschaft kann seiner Genussfähigkeit noch Jahre später, wenn es als erwachsene Frau mit dem Ehemann schläft, empfindlich im Wege stehen: Denn es geht doch nicht an, dass sie, die ihr Leben über das ihres ungeborenen Kindes gestellt hat, Glückseligkeit verdient, oder? Ein anderes Mädchen, das mit fünfzehn feststellt, dass es schwanger ist, trägt das Kind aus und gibt es zur Adoption frei, nur um Jahre später, wenn es heiratet und über eine eigene Familie nachdenkt, von Schuldgefühlen und sexueller Gefühlskälte heimgesucht zu werden.

Scham muss übrigens keine sexuellen Wurzeln haben, um sich nachteilig auf die Sexualität eines Menschen auszuwirken. Menschen können ihr sexuelles Verlangen verlieren, Probleme haben, sich erregen zu lassen oder einen Orgasmus zu bekommen, weil sie von Zweifeln geplagt sind über ihren Wert als Töchter oder Söhne, Ehefrauen oder -männer, Mütter oder Väter, und bringen ihren Libidoverlust unter Umständen nie mit ihrem Mangel an Selbstachtung in Verbindung. Eine Frau mit unverarbeitetem Bedauern über ihre Beziehung zu ihrem Vater wird sich womöglich nur zu solchen Männern hingezogen fühlen, mit denen sie glaubt ihre unglückliche Geschichte umkehren zu können.

Jemandes Einschätzung von Gut und Böse und seiner eigenen Stellung dazwischen kann seine Sexualität ebenfalls beeinflussen. Ein Mädchen, das in einem religiösen Elternhaus erzogen wurde und irgendwann feststellt, dass es sich mehr zu Frauen hingezogen fühlt, ist unter Umständen so schockiert über seine Leidenschaft, dass es für den Rest seines Lebens jeder sexuellen Empfindung abschwört. Eine Frau, die ein schwer behindertes Kind zur Welt bringt, nimmt dies möglicherweise als Zeichen für ihre eigene Minderwertigkeit und stumpft in unbewusster Verurteilung der unwerten Frau, als die sie sich selbst empfindet, ihrem erotischen Selbst gegenüber komplett ab.

Scham hat viele Gesichter, die meisten davon gut verborgen, und jedes davon kann Ihre Sexualität beeinträchtigen: eine unbedachte Entscheidung, die Sie vor langer Zeit getroffen haben; religiöse Überzeugungen, die sexuelle Gefühle als sündig verurteilen; etwas, das Sie getan haben und bereuen, oder nicht getan haben, aber lieber getan hätten; ein fülliger Körper, den Sie für zu dick halten, oder eine untersetzte Statur, die Sie als fettleibig verurteilen.

Oder es ist etwas so Weltliches wie das Verlangen nach Sexspielen, von denen man Sie hat wissen lassen, dass sie verrückt, abartig oder krank seien. Vielleicht sehnen Sie sich heimlich danach, beim Sex gefesselt zu werden, fürchten aber, Ihrem Ehemann würde das als pervers erscheinen; also sagen Sie ihm nie was davon (und werden womöglich nie herausfinden, dass er das auch liebend gern probiert hätte). Vielleicht würde es Ihr Partner auch mögen, wenn Sie sich in ein rotes Satinkorsett kleideten, aber Sie lehnen es ab (obwohl Ihnen die Vorstellung durchaus gefallen würde), weil es Ihnen peinlich wäre, Ihre Sexualität derart zur Schau zu stellen. Tatsache ist, dass Sex in den meisten von uns das wilde Vollweib herauszubringen vermag und wir uns keinen Gefallen tun, es nicht hin und wieder von der Leine zu lassen.

## *Wofür schämen Sie sich?*

1. Denken Sie an die Familie und die kulturellen Werte, die Ihre Innenwelt als Kind maßgeblich geformt haben:
   - Wie haben diese Werte und Überzeugungen Ihre Sexualität beeinflusst?
   - Überschatten die Ansichten von Familienangehörigen Ihre eigenen?
   - Ist Ihnen Ihre Sexualität peinlich, oder fühlen Sie sich wohl, wenn Sie sie befriedigen?
2. Wie betrachten Sie sich in körperlicher Hinsicht?
3. Welche Teile Ihres Körpers finden Sie besonders anziehend?
4. Welche Teile Ihres Körpers mögen Sie nicht oder finden Sie unattraktiv, mit welchen hadern Sie? Und ist Ihr Hader berechtigt, oder ist es möglich, dass Sie sich an einem unrealistischen Standard messen?
5. Wie formen diese Gefühle Ihr Bild von sich als sexuellem Wesen?
6. Haben Sie sich je sexueller Praktiken bedient, bei denen Sie sich unwohl gefühlt haben oder die Sie ablehnen? Falls die Antwort Ja lautet: Warum haben Sie es getan? Hat sich die Erfahrung am Ende als genussvoll erwiesen oder nicht?
7. Was haben Sie noch niemandem über ihre sexuellen Wünsche oder Ihr Selbstbild verraten? Warum haben Sie diese Gedanken für sich behalten? Beschämen sie Sie? Ekeln oder ängstigen sie Sie?
8. Wenn Sie sich einer Facette Ihrer Sexualität oder ehemaliger Verhaltensweisen schämen: Was müsste geschehen, damit Sie sich von Ihrer Scham befreien und sich vergeben könnten?

# NEUNTES KAPITEL

# »Ich will, dass es wieder so ist wie früher« Die Wechseljahre, und wie komme ich wieder in Form?

In Ihrem Buch *Wechseljahre* schreibt Christiane Northrup: »Hinter dieser Transformation in der Lebensmitte steckt viel, viel mehr als Hormone, die verrückt spielen. Die Erforschung der physiologischen Veränderungen, die Frauen in den Wechseljahren erfahren, belegt, dass zusätzlich zu der Hormonverschiebung, die die fruchtbare Phase beendet, unser Körper – und insbesondere unser Nervensystem – ganz buchstäblich neu verkabelt wird. Unser Gehirn verändert sich einfach. Die Gedanken einer Frau, ihre Fähigkeit, sich zu konzentrieren, und die Menge an Brennstoff, die die intuitiven Zentren in den Scheitellappen ihres Gehirns speist – all dies wird von den neu verkabelten Schaltkreisen beeinflusst. … [Ich kann mit großer Sicherheit sagen], dass die Wechseljahre ein aufregendes Entwicklungsstadium darstellen – ein Stadium, das bei bewusstem Erleben das große Versprechen birgt, unseren Körper, unseren Geist und unsere Seele auf tiefster Ebene zu verwandeln und zu heilen.«[1]

Die Menopause ist nicht mehr, was sie einmal war.

Es ist noch nicht lange her, da stand das Ende der Menstruation für das Absterben weiblicher Vitalität und Begehrbarkeit; es verlieh einer Frau den Status einer alten Hexe und enthob sie auf immer der Mühe und Ekstase sexueller Begegnungen. Nach erfüllter Mutterschaft begnügte sie sich fortan damit umherzuwackeln, sich an ihren Enkelkindern zu freuen und sich um ihren mehr oder weniger rüstigen Partner zu kümmern, der sich vielleicht hie und da ein bisschen außereheliches Glück mit einem beflissenen Nymphlein gönnte.

Aber Frauen in den Wechseljahren sind keine alten Hexen mehr. Heute wird die Menopause – das Jahr etwa nach der letzten Regelblutung – gepriesen als der Anbruch ihrer neuen großen Freiheit. Die Mutterschaft liegt hinter ihr, und sie kann jetzt ihre Kraft und Energie in all jene Dinge stecken, die sie während der vergangenen zwanzig oder dreißig Jahre aufgeschoben hatte, unter anderem in die erneute Hinwendung zu ihrem Partner und den Genuss, sich in jedem Zimmer ihrer Wohnstatt bei weit geöffneten Türen lieben zu können. Befreit von dem Ungemach monatlicher Blutungen, Menstruationsbeschwerden und dem Risiko, schwanger zu werden, kann sie sich der Verwirklichung all jener Vorhaben und Leidenschaften widmen, die ihre Identität geprägt hatten, bevor sie Ehefrau und Mutter wurde. Kurz, sie kann wieder sie selbst werden.

Aber wird sie das auch? Für viele Frauen lautet die Antwort: Ja. In einer von der North American Menopause Society geförderten Gallup-Umfrage unter 752 Frauen erklärte mehr als die Hälfte, sie fühlten sich zwischen 50 und 65 glücklicher und erfüllter als in ihren Zwanzigern, Dreißigern und Vierzigern, berichteten, dass ihre sexuellen Beziehungen die Wechseljahre unbeschadet überstanden hätten. (Was man natürlich auf zwei Arten lesen kann: War der Sex bereits vor der Menopause gut, so blieb er es hinterher; war er vorher nicht so prickelnd, so wurde er danach nicht besser.) Mehr als drei Viertel aller Frauen gaben an, die Wechseljahre hätten sie motiviert, ihren Lebensstil zu ändern; ungefähr die Hälfte davon stellte die Ernährung um; ein Drittel begann, Sport zu treiben oder trieb mehr Sport; und 25 Prozent verringerten den Alltagsstress, indem sie bewusst mehr Zeit für sich einplanten.[2]

Diese Daten sind ermutigend, wenn auch nicht gerade die neuesten: Die Umfrage stammt aus dem Jahr 1998. Doch mag ich auch noch so verliebt in die Vorstellung sein, dass Wechseljahre und Menopause sich aus einer Ära des Niedergangs zu einer Phase der Verjüngung und persönlichen Erfüllung zu gewandelt haben, so weiß ich doch ebenso, dass nicht jede Frau es so empfindet. Manche Frauen sind erleichtert, das Kinderkriegen hinter sich zu haben, aber andere betrauern den Verlust ihrer Fruchtbarkeit. Manche Frauen schicken ihre Kinder aufs

College und freuen sich, mehr Zeit für ihren Mann zu haben, andere fühlen sich verlassen, weil sie nur noch ihn zum Versorgen und Reden haben.

Während eine Frau die Wechseljahre durchlebt, zieht und zerrt eine Vielzahl körperlicher, psychischer, kultureller und familiärer Umstände an ihr, die sie in Formen drängen und pressen, die ihr womöglich weder gefallen noch etwas mit ihr zu tun haben. Ihre verschiedenen Identitäten – Ehefrau, Geliebte, Mutter, Tochter, Schwester, Freundin – wirken vorübergehend wie die verzerrten Reflexionen in einem Spiegelkabinett. Im einen Augenblick hat sie alles im Griff, und ihr passt, was sie sieht; im nächsten fühlt sie sich wie eine nichtsnutzige Hochstaplerin, die auf Gedeih und Verderb der Thermodynamik ihres Körpers ausgesetzt ist. Und während manche Frauen diese Übergangsphase durchsegeln, ohne auch nur von der leisesten Böe erfasst zu werden, haben die meisten doch ein gerüttelt Maß an Stürmen – solchen von epischen Ausmaßen ebenso wie solche von Wasserglasformat – zu bewältigen.

Zuerst und an vorderster Front sind da die körperlichen Symptome – vertraute und fremdartige –, die das ganze Spektrum von Hitzewallungen bis hin zu Gedächtnisverlust, Ängsten und Depressionen umspannen. Im Verlauf ihres Klimakteriums erfährt die eine Frau eines oder zwei davon, eine andere alle, eine weitere gar keine. Dass manche Frauen Symptome entwickeln, andere hingegen nicht, hängt zum Teil von den Genen ab, die sie von ihren Eltern geerbt haben, aber nicht nur. Eine Frau, deren Mutter mit zehn Jahren ihre erste Regel hatte und mit 45 bereits mitten in der Menopause war, kann durchaus ein ähnliches Muster durchlaufen, aber es ist in keiner Weise ungewöhnlich, wenn sie es nicht tut. Ihr genetisches Erbe kann genauso gut stärker von der väterlichen Seite der Familie dominiert sein, und sie durchläuft möglicherweise eher das Schema seiner Mutter als das ihrer eigenen.

Ebenso unterscheiden sich die Symptome einer Frau unter Umständen sehr von denen ihrer Freundinnen oder auch ihrer Schwestern. Hitzewallungen sind aus unserem Wortschatz nicht mehr wegzudenken, ja, sie sind zu so etwas wie einem »Warenzeichen« für die

Wechseljahre geworden, aber sie sind bei weitem nicht das einzige Symptom, auf das wir uns freuen dürfen. Wenn wir schon dabei sind: Sie werden sie spüren, auch wenn Sie schlafen. Ich kenne eine Frau, die seit anderthalb Jahren auf Badetüchern schläft, weil sie Nacht für Nacht ohne Ausnahme einen heftigen Schweißausbruch erleidet und ihren Mann nicht aufwecken will, indem sie die Laken wechselt (wobei er sich darüber bestimmt nicht beschweren würde, wie sie sagt, weil sie zum ersten Mal, seit die Kinder auf der Welt sind, wieder nackt schläft). Ich kenne Fünfundvierzigjährige, die seit Jahren unter Hitzewallungen leiden, und zehn Jahre Ältere, die keine einzige gehabt haben. Während die Mehrheit der Frauen, die die Wechseljahre hinter sich haben, Sie mit unterhaltsamen Geschichten aus der Hitzewallungsecke erfreuen kann, gibt es durchaus auch solche, die meinen, sie wüssten nicht, ob sie so etwas gehabt hätten oder nicht. (Meiner Ansicht nach heißt das, sie hatten keine. Hitzewallungen sind wie Orgasmen: Wenn Sie sie gehabt hätten, wüssten Sie's.)

Abgesehen von Hitzewallungen und nächtlichen Schweißausbrüchen leiden viele Frauen unter Kopfschmerzen, Einschlaf- und Durchschlafstörungen und zunehmend unregelmäßiger werdenden Regelblutungen von höchst unterschiedlicher Dauer und Intensität. Im einen Monat reichen Ihnen für die gesamte Menstruation vier Tampons, im nächsten bluten Sie binnen einer Stunde alles durch, was Sie anhaben. Vielleicht leiden Sie unter Stimmungsschwankungen, werden ungeduldig, ängstlich und deprimiert. Hinzu kommen oft Konzentrationsprobleme und eine Vergesslichkeit, die Sie ständig etwas suchen lässt, sei es nun das Handy oder den Namen ihres Nachbarn – was Sie wiederum glauben lässt, Sie litten an einer degenerativen Hirnerkrankung, und Ihre Ängste und Depressionen verstärkt.

Es gibt auch sexuelle Symptome. Mit fallendem Östrogenspiegel werden die Scheidenwände dünner, dadurch nicht mehr so gut befeuchtbar, und das kann zu Unbehagen und Schmerzen beim Geschlechtsverkehr führen. Und obwohl sich das Problem mit Gleitmitteln angehen lässt (wobei die eigens für den Geschlechtsverkehr geschaffenen übrigens weit besser wirken als zum Beispiel einfache

Vaseline), schlittert nicht jeder problemlos in eine neue Routine. Manche Frauen empfinden ihr Trockenbleiben, als würden sie von ihrem Partner nicht mehr hinreichend erregt, und sehen Probleme in der Beziehung, die gar nicht vorhanden sind. Sie setzen ihre vaginale Trockenheit mit einem mutmaßlichen Dahinwelken ihrer Sexualität gleich und haben das Gefühl, zu alt für Sex zu sein, weil ihr Körper nicht mehr so reagiert wie früher; oder sie glauben, ihr alternder Körper wolle ihnen eine Botschaft übermitteln, die ihre sexversessene Libido schamlos zu überhören trachtet. Andere scheuen sich, den Liebesakt zu unterbrechen, um sich die Tube mit Gleitmittel zu schnappen und das Zeug auf ihren intimsten Körperteilen zu verteilen. Was der einen Frau als völlig logischer Schritt erscheinen mag – ihre nachlassende natürliche Fähigkeit zur Produktion von genügend Vaginalsekret mit einem künstlichen Mittel auszugleichen –, kann für eine andere zu einem demütigenden Hindernis werden, weil sie in eine Veränderung ihrer Körperchemie unheilvolle Bedeutung hineinliest.

Nicht nur das Östrogen wird weniger, sondern, wovon im siebten Kapitel bereits die Rede war, auch der Testosteronspiegel sinkt, und das beschert vielen Frauen ein Nachlassen ihrer Kräfte, ihrer Belastungsfähigkeit und ihrer Lebensfreude, von einem deutlichen und viel beklagten Libidoverlust ganz zu schweigen. Testosteron gehört zur Substanzklasse der Androgene, zu Hormonen also, die typischerweise mit Männlichkeit assoziiert werden, die aber in Wirklichkeit bei Mädchen genauso an der Ausbildung der sekundären Geschlechtsmerkmale beteiligt sind wie bei Jungen. Zwar heißt Testosteron im allgemeinen Sprachgebrauch das »männliche Hormon«, aber es wird auch im Körper der Frau produziert, und zwar in Nebennieren und Eierstöcken (ein Teil des dort produzierten Testosterons wird zu Östrogen umgewandelt), und ihm kommt eine Schlüsselrolle bei der Steuerung des sexuellen Verlangens einer Frau zu. Trotzdem: Wenn Sie eine heterosexuelle Frau fragen, welche Bedeutung Testosteron in ihrem Leben hat, wird sie Ihnen vermutlich irgendetwas über ihren Mann erzählen statt über sich selbst.

Man sagt, dass Wissen Macht sei, und unsere Schwesternschaft wäre um einiges mächtiger, wenn Frauen mehr über Testosteron, Östrogen und die Rolle wüsste, die Hormone in ihrem Leben spielen. Im Jahr 1993 förderte die North American Menopause Society eine Gallup-Umfrage, um einen Eindruck davon zu bekommen, was Frauen über die Menopause und Hormonersatztherapien wissen und woher sie ihre Informationen bezogen. Die Interviewer sprachen mit 833 Frauen zwischen 45 und 60 und stellten fest, dass zwar etwa 83 Prozent der Befragten wussten, dass der Körper einer Frau Östrogen produziert, aber nur 167 von ihnen – das sind 20 Prozent – bekannt war, dass ihr Körper auch Androgene herstellt. Von den 167, die wussten, dass ihr Körper Androgene produziert, waren lediglich 42 – fünf Prozent aller befragten Frauen – der Ansicht, dass die Androgenproduktion nach der Menopause zurückgeht.[3] Wenn die meisten Frauen – inner- und außerhalb der Menopause – sich nicht darüber im Klaren sind, dass ihr Körper Testosteron produziert und dass dieses ihren Geschlechtstrieb in Gang hält, wie können sie dann ahnen, dass ein lädierter Geschlechtstrieb zumindest teilweise auch auf einen natürlichen und behandelbaren Testosteronmangel zurückzuführen sein könnte?

Ich muss dabei wieder an die Frau aus der Viagra®-Studie denken, die vor mir ihr Kleid hochgehoben hatte, um mir ihren vermeintlich abgewrackten Körper vor Augen zu führen. Ja, sie war übergewichtig und aus der Form gegangen. Aber ihr Körper sah vermutlich nicht so viel anders aus, als er fünf Jahre zuvor ausgesehen hatte. Sie hatte keine extreme oder rasante Gewichtszu- oder abnahme erlitten, die ihre Statur urplötzlich mit Speckrollen oder zu viel Haut beladen hatte. Was sich mehr noch als ihr Körper verändert hatte, war ihre Wahrnehmung seines Verfalls und Abbaus. Und dieser war ihr so plötzlich so erschreckend aufgegangen, weil es sie eigentlich noch nach Sex verlangte, sie aber Probleme hatte, erregt zu werden. Ihre Reaktion ähnelte in mancher Hinsicht dem, was ein Mann gedacht haben würde: »Ist mir doch egal, wenn ich dick bin, Sex will ich trotzdem!« (Die Reaktion einer Frau wäre typischerweise etwas wie: »Igitt, ich bin zu fett für Sex.«) Die Verzweiflung dieser Frau galt vor allem ihrer Wahrnehmung von seinem Aussehen. Sie betrauerte den Verlust der

Empfindungen, die ihr Körper ihr einst verschafft hatte: herzklopfendes Begehren, das schmelzende Gefühl in ihrem Schoß, die zunehmende Feuchtigkeit ihrer Scheide, die sie zu einem lebensprühenden Wesen machten, das sich seinem Partner jetzt und sofort zuwenden wollte. Es gab zwar kein schlichtes Rezept, mit dem sich die Verzweiflung dieser Frau hätte aus der Welt schaffen lassen, aber ich glaube, dass sie weniger gelitten hätte, wenn ihr klar gewesen wäre, dass ihr Gefühl des innerlichen Abgestumpftseins zumindest teilweise auf einen gesunkenen Testosteronspiegel zurückführen ist und nicht auf das Ersterben ihrer Sexualität.

So unangemessen ihr Verhalten auch scheinen mag, die Gefühle, die dazu geführt haben, wurden von so gut wie jeder Frau geteilt, die an dieser Studie teilnahm. Wenn die Frauen zum ersten Mal anriefen, stellten wir ihnen ein paar Fragen, um herauszufinden, ob sie als Kandidatinnen geeignet waren. Dann ließen wir sie zu einem ausführlicheren Gespräch kommen, bei dem wir zu klären versuchten, ob sie wirklich über Erregungsstörungen klagten, denn diese sollte die Studie untersuchen. (Nur weil jemand glaubt, unter einer bestimmten Störung zu leiden, heißt das noch lange nicht, dass er oder sie diese auch hat, ja nicht einmal, dass er überhaupt eine Störung hat. Vielleicht erinnern Sie sich an Holly, die Collegestudentin, die sich für eine Studie über Orgasmusstörungen zur Verfügung stellen wollte und sich selbst disqualifiziert hatte, indem sie feststellte, dass es doch mit ihrem Vibrator so wunderbar klappte.) Es gibt immer ein paar Bewerberinnen, die sich für eine bestimmte Studie nicht eignen, aber meistens bekommen wir genügend Freiwillige zusammen, die genau die Symptome aufweisen, die wir untersuchen wollen und, so hoffen wir, am Ende auch lindern können.

Eine erkleckliche Anzahl dieser Aufnahmegespräche habe ich selbst geführt. An den Frauen, mit denen ich sprach, war nichts Exotisches. Die meisten waren zwischen 45 und 65, seit vielen Jahren mit ein und demselben Mann verheiratet und hatten ein paar erwachsene Kinder, die inzwischen auf eigenen Füßen standen. Sie waren weder extravagant noch exzentrisch. Wenn Sie die eine oder andere davon beim Gemüsehändler getroffen hätten, wäre sie Ihnen sicher nicht dadurch aufgefallen, dass sie beim Anblick des Spargels der Ohnmacht nahe war oder dezent die Melonen liebkoste. Aber jede einzelne von ihnen hatte ihre Fähigkeit, sexuelle Erregung zu empfinden, verloren und wollte diese wiedererlangen.

Jede dieser Frauen äußerte die gleiche Klage: Sie liebten ihre Männer, hatten mit ihnen das gehabt, was sie als wirklich gute sexuelle Beziehung bezeichnen würden, und nun sei es vorbei. Die Menopause war schuld. Sie berichteten, dass Klitoris und Brustwarzen nicht mehr so sensibel reagierten, dass das Gefühl der allmählich sich steigernden körperlichen Erregung erstorben sei und sie viel zu trocken blieben, um den Geschlechtsverkehr angenehm zu gestalten. Die Möglichkeit, dass diese Symptome das Ergebnis ehelicher Unstimmigkeiten sein könnte, war rasch ausgeräumt. Wenn ich nach dem emotionalen Klima daheim fragte, bekam ich zur Antwort, dass ihre Männer rücksichtsvoll seien und ihnen den Rücken stärkten; ihre Ehen beschrieben sie als grundsolide.

Das waren Frauen, die gern Sex hatten, die Orgasmen gehabt hatten und unternehmungslustig genug waren, neue Dinge auszuprobieren (obwohl ich kaum danebenliegen dürfte, wenn ich behaupte, dass sie es nicht so arg mit sadomasochistischen Lebensprinzipien hatten). Sie konnten mit ihren Männern reden und hatten über all die Jahre der Veränderungen und Kompromisse, der Kindererziehung und gelegentlicher Krisen die Freude am Sex nicht verloren. Ihre Männer begehrten sie noch immer, und sie begehrten ihre Männer, aber nun bekamen sie es nicht mehr hin, sich von ihnen erregen zu lassen. Und darüber waren sie immerhin unglücklich genug, um ein Medikament im Versuchsstadium einzunehmen und in der Hoffnung, dass die Dinge sich damit bessern würden, Protokoll über ihre sexuellen Aktivitäten zu führen.

Wenn es Sie überraschen sollte, dass Frauen nach dreißigjähriger Ehe sich noch immer zu ihren Männern hingezogen fühlen und mit ihnen schlafen wollen, lesen Sie vermutlich zu viele Klatschblätter. Im richtigen Leben schaffen es zahlreiche Menschen, die Männer und Frauen, die sie einst geheiratet haben, immer noch zu lieben und ihnen treu zu bleiben. Sie haben keine Affären mit dem nächstbesten schicken Kerl oder Küken, das ihnen unterkommt, ja, den meisten von ihnen sind Seitensprünge überhaupt unbekannt. Sie schlafen vielleicht nicht mit dem oder der, den die Medien gerade zur »sexiest woman« oder zum »sexiest man alive« gekürt haben, aber was soll's? Sie schlafen mit dem Mann oder der Frau, den oder die sie lieben, sie haben es gern so, und sie wollen, dass es so bleibt. Die Frauen, mit denen ich gesprochen habe, erachteten es als belanglos, dass für sie in den meisten Fällen ihr Ehemann der einzige Geschlechtspartner war, den sie je gehabt hatten; wichtig war auch nicht, dass die Grenzen ihrer sexuellen Erfahrung sich im Rahmen des Normalen bewegten und nicht ins Reich des Bizarren reichten. Für sie hatte nur Bedeutung, dass sie mit ihrem Geschlechtsleben glücklich gewesen waren und nun Trauer empfanden, weil es ihnen abhanden gekommen war.

Es sollte an dieser Stelle erwähnt werden, dass Sie nicht unbedingt in mittleren Jahren sein müssen, um in die Menopause zu kommen. Auch eine dreißigjährige Brustkrebspatientin, die sich einer Chemotherapie unterziehen muss, kann unter Umständen mit dem plötzlichen, vorzeitigen Einsetzen des Klimakteriums konfrontiert sein, weil die Medikamente ihre Eierstöcke lahm legen, so dass diese nicht mehr genügend Östrogen produzieren, um den Zyklus aufrechtzuerhalten. Statt der Wechseljahresprobleme und einer Midlifecrisis muss diese junge Frau den psychischen und emotionalen Druck ihrer Krankheit verarbeiten. Außerdem wird sie unter Umständen mit einem gewissen Maß an sexueller Dysfunktion zu kämpfen haben, das in erster Linie durch den Mangel an Östrogen und in zweiter durch die Risse in ihrem Selbstbild zustande kommt, die die Operation bei ihr hinterlassen hat. Nach meinen Erfahrungen kommen junge Brustkrebspatientinnen mit der körperlichen Entstellung leichter zurecht als mit den Kapriolen des Östrogenmangels.

Die Symptome eines verminderten Östrogenspiegels – Hitzewallungen, dünneres Haar, vaginale Trockenheit und ein lückenhaftes Gedächtnis – lassen sich lindern, indem man Östrogen von außen zuführt, und etliche Chemotherapiepatientinnen sprechen auf diese Methode gut an. Das gilt allerdings vor allem für Patientinnen, deren Primärtumor nicht in der Brust lokalisiert ist und bei denen der

Krankheitsverlauf nicht durch Hormone verschlechtert wird. Brustgewebe reagiert nun einmal auf den Einfluss von Hormonen, und bei vielen Brustkrebspatientinnen ist das Tumorgewebe östrogenrezeptorpositiv, das heißt, der Tumor braucht Östrogen, um wachsen zu können, und könnte sich vergrößern, wenn ihm dieses von außen zugeführt wird. Frauen mit dieser Art von Tumor werden in der Regel mit Tamoxifen behandelt, einem Mittel, das das Wiederauftreten von Brustkrebs sehr wirksam unterbindet und die Sterberate deutlich senkt. Tamoxifen ist ein Östrogenantagonist, der in einigen Geweben des Körpers die Bindung von Östrogen verhindert, in anderen hingegen nicht. So ist es beispielsweise für die Behandlung von Brustkrebs besonders gut geeignet, weil es verhindert, dass Östrogen in die Zellen des Brustgewebes gelangt, gleichzeitig aber dessen Eindringen ins Knochengewebe zulässt und auf diese Weise den Körper gegen Osteoporose schützt. Dadurch, dass es die Östrogenabsorption zügelt, blockiert es allerdings auch die heilsamen Wirkungen des Hormons auf die weiblichen Sexualfunktionen, verstärkt infolgedessen möglicherweise die Symptome der Menopause und verursacht nicht selten auch bei Frauen, die noch weit von den Wechseljahren entfernt sind, Hitzewallungen und ein vorzeitiges Einsetzen der Menopause.

Diese Patientinnen befinden sich in dem Dilemma zwischen den Unbilden des Östrogenmangels und den speziellen Gefahren, die eine Östrogenersatztherapie für sie mit sich bringt. Um ihnen zu mehr Lebensqualität und zur Wiederherstellung ihrer Sexualität zu verhelfen, verschreiben wir unter Umständen ein Antidepressivum, denn manche Präparate wirken nicht nur gegen etwaige Ängste und Depressionen, die den Übergang zur Postmenopause häufig begleiten können, sondern auch recht gut gegen Hitzewallungen und nächtliche Schweißausbrüche. Wir legen ihnen auch nahe, ein Gleitmittel zu verwenden und zu versuchen, ihre sexuelle Erregung auf andere als die gewohnte Art und Weise zu stimulieren. Bei jungen Chemotherapiepatientinnen schafft das plötzliche Einsetzen der Menopause einen Wust psychischer Herausforderungen, die sich von dem allmählichen Übergang in die Postmenopause bei einer gesunden Frau in mittleren Jahren zutiefst unterscheiden. Um solche Patientinnen effizient zu behandeln, sind Ärzte gut beraten, einen ganzheitlichen Weg zu beschreiten und die Betreffende insgesamt zu therapieren, nicht nur ihre Symptome.

Auch bei einer Frau, die sich in jungen Jahren einer Entfernung der Gebärmutter (Hysterektomie) unterziehen muss, kann es – dann nämlich, wenn auch die Eierstöcke entfernt werden mussten – zum plötzlichen Einsetzen der Menopause kommen. Eine solche Oophorektomie ist heute weit weniger gebräuchlich als früher, aber es gibt immer noch Ärzte, die sie als vorbeugende Maßnahme durchführen, um ihre Patientin vor Eierstockkrebs zu schützen. Nun wird das Entfernen ihrer gesunden Eierstöcke eine Frau zwar tatsächlich davor bewahren, an dieser Art von Krebs zu erkranken, allerdings werden ihr dadurch auch die Hormone entzogen, die die Eierstöcke normalerweise produziert hätten, und mit ihnen deren beträchtlicher Nutzen. Die Forschungsergebnisse über die Bedeutung der Eierstockhormone für das sexuelle Wohlbefinden einer Frau und die zunehmende Achtung vor deren Wunsch, auch in späteren Jahren ein erfülltes Geschlechtsleben führen zu können, haben dazu geführt, dass Chirurgen inzwischen sorgfältiger abwägen, bevor sie einer Frau raten, ihre funktionierenden Eierstöcke einer präventiven Maßnahme zu opfern, die wohl effizient, aber eben auch sehr drastisch ist.

## *Helga: Hysterektomie in jungen Jahren*

Für viele Frauen bedeutet eine frühzeitige Entfernung der Gebärmutter, dass sie die Symptome einer Menopause zweimal in ihrem Leben durchzustehen haben: einmal unmittelbar nach der Operation und dann noch einmal in mittleren Jahren.

Helga war etwa 45, als ich ihr das erste Mal begegnete. Sie hatte sich zehn Jahre zuvor nach jahrelangen Blutungsanomalien sowohl die Gebärmutter als auch beide Eierstöcke entfernen lassen. (Wäre sie heute behandelt worden und nicht Anfang der Achtzigerjahre, so hätte man die Eierstöcke aller Wahrscheinlichkeit nach intakt gelassen.) Seitdem war sie mit niedrig dosierten Hormonen behandelt worden, die ihr die Zeit nach der chirurgisch bedingten Menopause leichter gemacht hatten. Wenn Uterus und Ovarien gleichzeitig entfernt werden, setzen die Menopausesymptome in vielen Fällen postwendend und mit erschreckender Intensität ein. Es kann vorkommen, dass eine Frau aus der Narkose mit einer solch heftigen Hitzewallung erwacht, dass diese sich weder für sie selbst noch für ihren Arzt von einem Fieberschub unterscheiden lässt, wie ihn beispielsweise eine Infektion auslösen würde. Aus diesem Grund gibt man Frauen bei einer kombinierten Hysterektomie und Oophorektomie in vielen Fällen noch auf dem Operationstisch die erste Dosis an Hormonen. So war es bei Helga gewesen, und diese Hormone hatte sie in geringer Dosierung in den vergangenen zehn Jahren weiter genommen.

Helga klagte über ein generelles Unwohlsein, ein anhaltendes Gefühl nicht greifbarer, allumfassender Lustlosigkeit. Nichts vermochte sie aus ihrer Lethargie herauszureißen, Urlaub nicht, Sex nicht, nichts. Das war ihr nicht ganz unbekannt, zehn Jahre zuvor hatte sie auch eine Zeit durchgemacht, in der sie ihr sexuelles Interesse verloren hatte und in ein Stadium gelangweilter Verschlossenheit abgeglitten war. Sie erzählte, damals sei ihr Tief zum Teil darauf zurückzuführen gewesen, dass sie sich damit abfinden musste, nie Kinder haben zu können. Doch sie hatte diese Tatsache nicht nur akzeptiert, sondern für sich angenommen und ihre Energien verstärkt in ihre Arbeit als Kuratorin eines Museums gesteckt. Ihre Stimmungslage normalisierte sich schließlich, und ihr waren sieben oder acht gute Jahre vergönnt, die sie als emotional stabil, fast schon euphorisch beschrieb. Doch nun war Helgas Melancholie zurückgekehrt, und sie hatte in den vergangenen fünf Monaten damit gerungen. Sie berichtete, ihr sei klar geworden, wie ernst die Sache sei, als sie einen Termin mit einem Kunden in letzter Minute hatte platzen lassen und schwer zu Kreuze kriechen musste, um ihn als Auftraggeber nicht zu verlieren.

»Ich bin inzwischen Kunstsachverständige und arbeite freiberuflich«, erzählte sie. »Dieser Mann löste gerade das Haus seiner Eltern auf und wollte, dass ich dorthin kam und mir elf Zimmer voller Antiquitäten ansah. Es war eine Riesenchance, und ich wusste es, aber mir ging es so elend an jenem Morgen, dass ich mich nicht dazu aufraffen konnte, aus dem Haus zu gehen. Ich hockte bis zehn Minuten vor dem Termin im Mantel in der Küche herum, dann habe ich ihn auf dem Handy angerufen und als lahme Entschuldigung gestammelt, dass ich krank sei. Er fand das nicht komisch – immerhin hatte er mehr als dreißig Kilometer zum Haus seiner Eltern zu fahren und wartete dort auf mich –, und ich war sicher, dass er nie wieder ein Wort mit mir wechseln würde. Ich habe mich gefühlt wie ein platter Wurm. Also habe ich ihm ein Blumenarrangement für hundert Dollar geschickt mit einem Brief, in dem ich ihn bat, mir eine zweite Chance zu geben. Das hat er getan – aber von da an wusste ich, dass ich jemanden aufsuchen musste.«

Helga war seit achtzehn Jahren mit Clyde, einem Steueranwalt, verheiratet. Ich erkundigte mich nach der häuslichen Situation und war überrascht, als sie zur Antwort gab, sie habe ihren Mann eine Weile nicht gesehen, weil sie im Augenblick getrennt lebten. Ich fragte nach der Trennung, und Helga erklärte, so sei das sei nicht gemeint, die Ehe sei ganz in Ordnung, aber sie wohne von Zeit zu Zeit eben bei anderen Leuten: manchmal bei einer Freundin in der nächsten Stadt, manchmal bei jemandem am anderen Ende des Landes. Warum sie das brauchte, konnte sie nicht in Worte fassen. Früher habe Clyde sich gegen ihre Ausflüge gewehrt, erzählte Helga, aber inzwischen sei er es gewöhnt, Wochen, manchmal Monate ohne sie auszukommen. Sie sagte, sie verstünden sich soweit gut, aber sie sei eben jemand, der seine Freiheit brauche.

Ich fragte mich, ob Helgas immer wiederkehrende Fluchten und Wiedervereinigungen Ausdruck irgendwelcher psychischen Probleme sein konnten, die durch das frühe Einsetzen der Menopause hervorgerufen oder verstärkt worden waren. Fürs Erste war es jedoch wichtig, ihre Stimmung zu stabilisieren; also schlug ich ihr vor, ein Antidepressivum zu nehmen, womit sie sich erst einverstanden zeigte, als ich ihr versicherte, dass es welche gebe, die ihr sexuelles Verlangen nicht noch weiter dämpften. Außerdem setzte ich die Östrogenmenge, die sie einnahm, herauf, weil ich glaubte, dass die sehr geringe Dosierung nicht ausreichte, um ihre Sexualfunktionen aufrechtzuerhalten.

Binnen eines Monats nach Beginn der Therapie hatte sich Helgas

Stimmung merklich gebessert. Sie wachte nicht mehr mit jenem leeren Gefühl in sich auf und berichtete, dass sie und ihr Mann – zusammen – eine Woche Urlaub planten und sie sich tatsächlich darauf freue. Beruflich hatte sich kein ähnlicher Fauxpas mehr ereignet, und sie erzählte, dass sie wieder Sinn in ihrer Arbeit sehe und vorhabe, nach Frankreich zu fahren; dort wolle sie an einem Workshop für Kunsthändler teilnehmen, in dem sie etwas über gefälschte Ölgemälde lernen würde.

Nach mehreren Wochen der wöchentlichen Sitzungen ging Helga zu monatlichen Terminen über. Sie sagte, sie fühle wieder erste Funken von Verlangen in sich, und obwohl es ein gutes Stück mehr Arbeit sei, auf Touren zu kommen, als zwischen zwanzig und dreißig (wie bei den meisten von uns), seien sie und Clyde fest entschlossen, die Herausforderung anzunehmen. Sie hätten ein Gleitmittel gefunden, das ihnen beiden gefalle, und es sei ihnen gelungen, dieses in ihre Routine einzubauen. Die Beziehung habe sich deutlich verbessert, und sie verbrächten nun mehr Zeit miteinander als in den vergangenen paar Jahren.

Und das Zusammenleben? Hatte Helga es aufgegeben, Clyde alle paar Monate zu verlassen?

Keineswegs. Noch immer packte sie mehrmals im Jahr ihre Reisetasche und zog los, um sich woanders einzuquartieren; noch immer konnte sie nicht erklären, warum sie das tat. Aber die Zeit, die sie mit ihrem Mann verbrachte, war schöner, als sie seit langem gewesen war, und das gefiel ihr.

Helga ist inzwischen seit dreizehn Jahren bei mir, und alle drei oder vier Monate kommt sie zu einer Sitzung, bei der wir über die jüngsten Entwicklungen reden und ihre Medikamentierung überprüfen. Sie sagt, dass Clyde daran denke, sich an der Westküste zur Ruhe zu setzen, und sie darüber nachgrüble, ob sie mit ihm gehen solle. Mit ihren 59 Jahren ist sie eigentlich noch nicht bereit, ihre Arbeit aufzugeben, Clyde aber will seine Pensionierung nicht hinausschieben. Wenn sie beschließt, mit ihm zu gehen, werden sie ihr Haus im Osten verkaufen, wenn sie hier bleibt, wird sie weiter darin wohnen und von Zeit zu Zeit zu ihm fliegen. Helga sprach darüber, als sei es die normalste

Sache von der Welt, den eigenen Ehemann knapp fünftausend Kilometer weit weg in den Ruhestand zu schicken, und ich glaube, für sie ist es das.

Die Ehe von Helga und Clyde ist kein typischer Fall. Aber es ist die Form, die sie gewählt haben und seit mehr als dreißig Jahren pflegen. Es scheint, als passe diese Form des Zusammenlebens zu ihnen und käme ohne das Dazwischenfunken von Experten aus. Meine Patientin jedenfalls ist damit zufrieden, wenn ich mein Dazwischengefunke auf die Dosierung ihrer Hormone und Antidepressiva beschränke, und so gebe auch ich mich damit zufrieden

Am anderen Ende der Skala haben wir die Frauen, die erst sehr spät im Leben, manchmal erst mit Ende fünfzig oder sogar über sechzig, Menopause-Symptome zeigen. In manchen Fällen ist das auf eine genetische Veranlagung zurückzuführen. Wenn mir eine Patientin sagt, sie sei 55, habe noch immer ihre Periode und keine nächtlichen Schweißausbrüche und Hitzewallungen, rate ich ihr in der Regel, ihr gütiges Schicksal zu preisen, denn je länger ihre Eierstöcke Östrogen produzieren, desto länger wird ihr ihre sexuelle Gesundheit erhalten bleiben.

Das späte Einsetzen der belastenderen Menopause-Symptome kommt besonders häufig bei Frauen vor, die eine Weile eine Hormonersatztherapie gemacht und dann irgendwann damit aufgehört haben. Vor ein paar Jahren hatten in den USA Frauen ihre Hormonersatztherapien in Scharen abgebrochen, weil die fünfzehnjährige, Milliarden Dollar teure Studie zur Frauengesundheit der National Institutes of Health (Women's Health Initiative), die sich mit den Gesundheitsproblemen von Frauen während und nach der Menopause befasst hat, zu dem Resultat gelangt war, dass eine Hormonersatztherapie das Risiko einer Frau, an Herzleiden oder Brustkrebs zu erkranken, möglicherweise erhöht. Obwohl nur ein geringer Anteil der mit Hormonen behandelten Frauen tatsächlich erkrankt war, hatte dies viele Frauen verunsichert, und viele Ärzte hatten ihren Patientinnen geraten, die Behandlung abzubrechen, worauf diese naturgemäß von einer Vielzahl akuter Menopause-Symptome befallen worden waren. Andererseits gibt es auch Frauen, die Hormone eingenommen haben und feststellen mussten, dass deren Nebenwirkungen unangenehmer waren als die Symptome, die sie eigentlich hätten verhindern sollen. Bei manchen Frauen ist die Hormonersatztherapie das einzig Wahre, bei anderen überhaupt nicht, und wie gut sie in Ihrem Fall anschlagen wird, ist eine Frage, die Sie mit Ihrem Arzt besprechen sollten. Für mich läuft es darauf hinaus, dass die Hormonersatztherapie vielleicht nicht das globale Allheilmittel ist, für das man sie einst gehalten hat, dass sie aber dennoch eine echte Alternative für Frauen darstellt, die auf eine Linderung ihrer Menopause-Symptome hoffen, weil die Last für sie zu groß wird. Und wenn Sie eine Weile Hormone genommen haben und diese dann plötzlich absetzen, kann der Ansturm der Symptome recht heftig ausfallen.

Estelle ist dafür ein gutes Beispiel. Sie war 58 und hatte Hormone genommen, bis vor sieben oder acht Jahren die ersten Warnungen laut wurden. Sie erklärte, sie stehe den möglichen Gefahren der Hormonersatztherapie zwar nicht ignorant gegenüber, ihre sexuelle Beziehung zu ihrem Mann Pete sei jedoch noch immer so lebhaft, dass sie die Präparate noch eine Weile nehmen wolle.

Nun, mit Anfang sechzig, hat Estelle für sich beschlossen, dass es an der Zeit sei, die Hormontherapie zu beenden. Bei ihrer Schwester hatte man soeben Bluthochdruck festgestellt, und Estelle begann sich Sorgen darüber zu machen, dass ihr möglicherweise auch Herz-Kreislauf-Probleme blühen könnten. Ihr Geschlechtsleben war, wie sie sagte, »ausgetröpfelt«, und sie glaubte nicht, dass etwaige Einschränkungen ihrer Sexualfunktionen ihrer Ehe noch sehr schaden würden, wenn überhaupt. Sie hatte mit ihrem Gynäkologen gesprochen und unter seiner Beobachtung die Hormonpräparate ausklingen lassen.

Es dauerte nicht lange, bis Estelle anfing, sich nicht mehr normal zu fühlen, wie sie es ausdrückte. »Ich war immer ausgeglichen«, berichtete sie, »aber nun fange ich an … mich nicht direkt verängstigt zu fühlen, aber doch nervös. Ich fange an, mir Sorgen über Sachen zu machen, über die ich früher nie nachgedacht habe. Mich zu verlaufen zum Beispiel. Da gibt es diesen Möbelladen, in den ich manchmal gehe. Ich bin dort mindestens ein halbes Dutzend Mal gewesen und weiß genau, wo er ist. Aber als ich letzte Woche hinfuhr, hatte ich nichts als Angst, dass ich womöglich die Ausfahrt verpassen könnte. Und als ich dann richtig abgebogen war, habe ich Sorge gehabt, dass ich den Laden nicht finde und dass ich womöglich keinen Parkplatz bekommen würde. Es ist, als hätte ich plötzlich das Vertrauen in meine Fähigkeit verloren, etwas anzupacken, etwas zu bewältigen, das nicht ganz genau nach Plan läuft. Ich habe das Gefühl, über Nacht inkompetent geworden zu sein, und zwar nicht wegen etwas, das mir wirklich passiert ist, sondern wegen dem, wie die Dinge scheinen. Und das macht mir noch mehr Angst. Es ist wie in diesen Filmen, wo die Sonne aufgeht, und man sieht eine Blume aus dem Erdreich wachsen, sie öffnet ihren Blütenkelch, und dann wird es dunkel, sie klappt die Blätter zusammen und welkt, alles in zehn Sekunden. Genauso fühle ich mich: Als flöge die Zeit vorbei, und es wird dunkel und ich welke. Und ich bin doch erst 62.«

Angst ist eine sehr häufige Begleiterscheinung des Übergangs in die Postmenopause, und auch Depressionen zählen dazu. Und mag auch das Älterwerden die meisten Menschen über drei Jahren nicht eben mit ungetrübter Freude erfüllen, so legte doch Estelles Empfinden, sich in einem Zeitrafferfilm zu befinden, Zeugnis ab von einer extrem pessimistischen Sicht der Dinge, die ihr mit der Zeit schaden konnte. Ein Teil des Problems war Erschöpfung: Estelle wachte mehrmals in der Woche nachts zwischen zwei und drei Uhr auf, das Nachthemd durchgeschwitzt und patschnass. Sie schlüpfte aus dem Bett, duschte im Gästebad, um Pete nicht zu wecken, und konnte dann nicht wieder einschlafen. Sie kauerte sich bis fünf oder sechs Uhr morgens grübelnd auf die Wohnzimmercouch, kuschelte sich dann in eine Wolldecke und döste für ein paar Stunden ein.

Ich sagte Estelle, dass ein Antidepressivum viel dazu beitragen könne, die meisten ihrer Symptome zu lindern. Da ihr die sexuellen Nebenwirkungen kein größeres Kopfzerbrechen mehr bereiteten, konnten wir aus einer ganzen Palette an Medikamenten wählen und fanden ein Präparat, das half, die nächtlichen Schweißausbrüche und Hitzewallungen erträglicher zu gestalten, ebenso die Ängste und Depressionen. Binnen drei Wochen nach der Ersteinnahme wirkte sie sehr viel entspannter und besser gestimmt. Ihre nächtlichen Attacken waren seltener und weniger heftig geworden, und ihre Stimmung war immerhin wieder so gut, dass sie sich zum Mittagessen mit Freundinnen verabredete und ohne Probleme irgendwohin fuhr, ohne befürchten zu müssen, sich zu verfahren. Etwa sechs Wochen nachdem sie das Antidepressivum zum ersten Mal genommen hatte, rief sie an, um zu sagen, dass sie glaube, sie müsse nicht mehr kommen, weil es ihr so gut gehe. Ich willigte ein, ihre wöchentlichen Sitzungen zu streichen, allerdings unter der Bedingung, dass sie sich ein paarmal im Jahr bei mir blicken lassen solle, damit wir ihre Medikamentierung überprüfen konnten, und dass sie mich auf der Stelle anriefe, wenn sich ihre Stimmung verdüsterte oder die nächtlichen Schweißausbrüche wieder schlimmer würden. Das war vor zwei Monaten.

Dass ich von Estelle eine Weile nichts gehört habe, heißt nicht, dass sie keine Symptome mehr hat, aber es lässt hoffen, dass sie mit denen, die sie hat, einigermaßen gut zurechtkommt. Und genau das ist der Punkt: Jede Frau reagiert anders auf die Unwägbarkeiten der Hormonschwankungen und muss für sich selbst entscheiden, mit was sie leben kann und mit was nicht.

Wenn wir gerade bei dem sind, womit Sie leben können und womit nicht – da ist noch so etwas, wofür Sie Ihren Eltern danken können. Neben ihren Genen vermitteln Eltern ihren Kindern auch die Botschaft, wie sie auf körperliche Prozesse im Allgemeinen und sexuelle im Besonderen zu reagieren haben. Ein Mädchen, dessen Mutter seine erste Regel mit dem besorgten Rat kommentiert hat, es doch nun ja ruhig angehen zu lassen, solange es ihr nicht gut gehe, wird womöglich zu einer Frau heranreifen, die der Unbill der Menopause mit ängstlicher Beklommenheit entgegensieht. Jede Familie hat ihre eigene Tradition des Umgangs mit körperlicher Unpässlichkeit, und wie stark eine Frau ihre Menopause-Symptome empfindet, hat in hohem Maße mit dem zu tun, was ihr in Bezug auf ihr Verhältnis zum eigenen Körper – in sexueller und jeder anderen Hinsicht – beigebracht worden ist. Wenn sie dazu erzogen wurde, sich ein Pflaster aufs blutende Knie zu kleben und sich wieder in die Riemen zu legen, besteht eine reelle Chance, dass eine Frau angesichts ihrer monatlichen Blutungen und der damit verbundenen Unannehmlichkeiten keinen hysterischen Anfall erleiden wird. Wenn sie schließlich die Wechseljahre erreicht, wird sie sich vermutlich sagen: »Das ist doch keine Affäre – so 'ne Hitzewallung wird mich nicht umbringen.« Aber wenn sie in einem Klima weiblicher Besorgtheit aufwuchs und ihr düstere Prophezeiungen eingeschärft wurden über die verhängnisvollen Unpässlichkeiten, die Frauen durch ihren Körper auferlegt werden, wird sie an so manchem Zwicken und Zwacken, das andere Frauen womöglich kalt lassen würde, höchstwahrscheinlich furchtbar zu leiden haben. Wenn Sie damit rechnen, von einem Wust abscheulicher Symptome heimgesucht zu werden, wird Ihnen jedes leichte Symptom als heftiges und jedes heftige als unerträgliches erscheinen. Sie werden das Gefühl haben, mehr leiden zu müssen als jeder andere in Ihrer Situation, und sich veranlasst sehen, etwas gegen das zu unternehmen, was Sie als so überaus beschwerlich empfinden, was aber genau genommen durchaus handhabbar wäre.

Weiter kompliziert werden die Dinge durch die Verlagerung von Beziehungen, Verantwortlichkeiten und Verpflichtungen, die das Leben in mittleren Jahren mit sich bringt. Es dauert vierzig Jahre, bis Sie herausgefunden haben, wer Sie sind und welche Rolle Sie in dieser Welt spielen. Und dann, wenn Sie gerade denken, nun wüssten Sie, was Sie tun, ändert sich das Drehbuch, und Sie treten plötzlich in einem Drama auf, von dessen Plot sie so gut wie keine Ahnung haben. Das kann Ihnen nicht nur das Gefühl geben, nicht ganz bei Trost zu sein, es kann Sie auch so handeln lassen. Im einen Augenblick sind Sie ein fähiges, vernunftbegabtes Wesen, im nächsten ein grässlicher Dämon, der fauchend und Feuer speiend nichts sehnlicher sucht als einen gestandenen Exorzisten. Es passiert den meisten von uns, die wir das Glück hatten, älter als vierzig zu werden, und es ist kein Spaß und schön erst recht nicht.

Aber es ist nun einmal so, und es wurzelt in dem inneren Aufruhr, zu dem es kommt, wenn sich Ihre Beziehungen zu anderen ausgerechnet zu dem Zeitpunkt verändern, an dem die Chemie Ihres Körpers

Ihre Beziehung zu sich selbst umkrempelt. Womöglich herrscht zwischen Ihnen und Ihren pubertierenden Kindern so etwas wie ein Krieg mit chemischen Waffen: Bei Ihrem Nachwuchs beginnen die Hormone zu toben, während sie bei Ihnen allmählich versiegen – eine Art von Hormonkollision, wenn Sie so wollen, und daran ist überhaupt nichts Harmonisches. Vielleicht sind die Kinder gerade flügge geworden, dafür wird Ihr alternder Vater krank und muss zu Ihnen ziehen. Oder Ihr Partner wird krank, und Sie finden sich in der unromantischen Rolle als Pflegerin wieder. Oder Ihre zweiundzwanzigjährige, sturmgeschüttelte Ehe zerbricht endgültig, und Sie sind plötzlich mit über fünfzig wieder Single. Oder Sie entscheiden sich, ein Kind zu adoptieren, und holen sich ein Baby ins Haus, während die meisten Ihrer Freunde soeben im Begriff sind, ihre Kinder aufs College zu schicken. Ihr Herz beginnt gerade zu dem Zeitpunkt fürs Muttersein zu schlagen, an dem Ihr Körper sich aus der reproduktiven Phase herausschleicht, und die Kombination aus beidem kann belebend wirken oder Sie heillos überfordern, höchstwahrscheinlich beides, je nachdem, was für einen Tag Sie gerade haben.

Hinzu kommt, dass Ihr Partner, der vermutlich in Ihrem Alter ist oder ein bisschen älter, möglicherweise unter sexuellen Funktionsstörungen zu leiden beginnt. Ab fünfzig machen sich bei Männern die ersten erektilen Dysfunktionen bemerkbar, und das kann für die Frauen der Betroffenen sowohl in sexueller Hinsicht als auch in Bezug auf die Beziehung zum Thema werden. (Wenn Sie beide Frauen sind, haben Sie womöglich unterschiedliche Symptome, aber zumindest werden Sie eine intuitive Vorstellung davon haben, was die andere durchmacht.) Manchmal hören Männer auf, die Partnerin zum Sex aufzufordern, weil sie Angst haben, dass sie womöglich keine Erektion bekommen oder diese nicht aufrechterhalten können, und die Frau muss entscheiden, ob sie ihm das Kommando überlässt oder ihrem Mann zurück zu neuer Intimität verhilft. Für manche Frauen ist das eine willkommene Gelegenheit, ihre Sexualität auszuleben, das Zepter in die Hand zu nehmen und ihrem Partner zu bestätigen, dass er seine erotische Anziehungskraft für sie nicht verloren hat. Aber es kann auch anders herum laufen: Erektionsstörungen können die Initiative der Partnerin auch untergraben, statt sie zu beleben. Vielleicht hat sie das Bedürfnis nach Liebe, würde aber lieber darauf verzichten, als etwas anzufangen, bei dem ihr Mann am Ende womöglich verletzt und gedemütigt dasteht. Also signalisiert sie unter Umständen sexuelles Desinteresse, obwohl ihr nach dem Gegenteil zumute ist, und begräbt mit ihrer Ehrlichkeit auch ihre Erfüllung. Eine Beziehung kann Jahre, womöglich auf immer, bei sexueller Flaute dahindümpeln, wenn weder Mann noch Frau genug Selbstvertrauen haben, eine intime Begegnung zu initiieren, die ihrer Ansicht nach in Peinlichkeit und emotionalem Chaos enden könnte.

Oder es kann noch anders kommen (wenn es um Sex geht, kann es immer auch ganz anders kommen): Vielleicht beginnt der Mann genau zu der Zeit unter ersten Erektionsstörungen zu leiden, wenn seine Frau unter dem Einfluss der Wechseljahre anfängt, das Interesse an Sex zu verlieren. Für beide ist das eine natürliche Entwicklung. Weder der eine noch der andere hat behandlungsbedürftige gesundheitliche Probleme – das heißt, solange sich die Veränderungen der sexuellen Potenz beziehungsweise des Interesses beim einen mit denen beim anderen decken und nicht als Beweis nachlassender Zuneigung und Loyalität missverstanden werden. Ich habe viele Patienten gehabt, die sich der veränderten sexuellen Dynamik des Partners angepasst haben, auf die Stimmungen und Bedürfnissen des anderen eingegangen sind und sich von den natürlichen Hochs und Tiefs der erotischen Energien in mittleren Jahren haben tragen lassen.

Aber es hat sich etwas grundlegend verändert, und angefangen hat es im Jahr 1998, als Viagra® auf den Markt kam und Erektionsstörungen zu einem geläufigen Begriff wurden. Millionen Männer von Mitte fünfzig, sechzig siebzig bis hin zu Achtzigjährigen marschierten zum Arzt, ohne ihren Frauen ein Wort davon zu sagen, holten sich ein Rezept und – trara! – präsentierten sich noch am selben Abend mit stolzer Erektion ihren Gattinnen, wobei sie erwarteten, dass die Frauenwelt ihnen vor Dankbarkeit und Freude die Füße küssen würde.

Nicht alle Damen waren entzückt.

Viele waren schockiert und verärgert, weil ihre Männer sich das Präparat heimlich besorgt und eingenommen hatten. Etliche von ihnen hatten ihre Männer seit Jahrzehnten erfolglos bekniet, sich doch einmal beim Arzt durchchecken, ihren Cholesterinspiegel nachschauen oder eine Koloskopie machen zu lassen. Doch jetzt plötzlich hatten die Herren der Schöpfung den Mumm, den Arzt anzurufen und sich einen Termin geben zu lassen, ihm von ihrem Geschlechtsleben zu erzählen, ein Rezept einzulösen und eine Pille zu schlucken – alles nur, um ihrer Männlichkeit auf die Sprünge zu helfen. Manche dieser Paare hatten seit Monaten keinen Sex mehr gehabt, viele sich auf eine Routine der sporadischen sexuellen Begegnungen eingependelt, die immer nur stattfanden, wenn beiden danach war und beide ein Verlangen nach Intimität verspürten. Und nun wendet er sich plötzlich im Bett seiner Frau zu, überrascht sie mit dem »Geschenk« seiner Erektion und will mit ihr schlafen, nur weil er gerade kann. Es machte die Frauen wild, aber nicht so, wie es sich ihre Ehegatten erhofft hatten.

Was wir daraus lernen, ist, dass Intimität keine Ware ist, die einer Frau von einem Mann gnädig überlassen werden kann, sosehr sie ihn auch lieben mag. Für eine Frau ist Intimität ein Gefühlszustand zwischen ihr und ihrem Partner, ein von beiden Seiten zu pflegendes Stück emotionalen Ackerbodens, auf dem die Früchte ihrer Beziehung wachsen und gedeihen. Die organische Entwicklung von Intimität – wie sie aus dem Boden bricht und sich allmählich zur Blüte entwickelt – ist das, was einer Beziehung ihr erotisches Potenzial verleiht. Sexuelle Intimität ist nichts, was ein Mann einer Frau geben könnte oder mit dem er sie überfällt, wenn sie am wenigsten damit rechnet: Er muss sie *mit* ihr schaffen.

Womit nicht gesagt werden soll, dass erektionsfördernde Medikamente dem Sex im Allgemeinen entgegenstehen. Wenn ein Paar miteinander schlafen will und der Mann Hilfe braucht, um eine Erektion zu bekommen, sind diese Präparate eine hervorragende Lösung. Aber entgegen allen Phantasien älterer wie jüngerer Männer sind diese Mittel nicht das alles vermögende und endgültige Allheilmittel für Jedermanns Sexualprobleme, auch schaffen sie keine Intimität, wo es keine gibt. Ja, die gegenwärtige Nachfrage nach solchen Präparaten gestaltet sich weit schleppender als gedacht, und Wirtschaftsexperten sind erheblich weniger euphorisch als früher, was die Zukunft potenzfördernder Mittel angeht. Im Oktober 2005 schrieben die Ärzte zehn Prozent weniger Erstrezepte für Viagra®, Levitra® und Cialis® aus als im Oktober 2004. Manche Urologen führen diese Abnahme auf Berichte zurück, denen zufolge diese Mittel zu einer seltenen Form von Erblindung führen können. Aber andere erklären, der Grund sei eher, dass eine Menge impotenter Männer sich trotz einer Erfolgsquote von siebzig Prozent und eher begrenzten Nebenwirkungen aktiv gegen diese Medikamente entscheiden. Diese Auffassung scheint bestätigt zu werden durch Schätzungen des Pharmakonzerns Pfizer, wonach Jahr für Jahr die Hälfte aller Männer über vierzig zumindest hin und wieder mit Potenzstörungen zu kämpfen hat, sich aber nur fünfzehn Prozent davon ein Rezept für ein erektionsförderndes Medikament geben lassen.[4]

Eine weitere verblüffende Beobachtung ist die, dass viele Männer, die ein Rezept für ein solches Präparat eingelöst haben, nicht ein zweites Mal kommen. Wir wissen das, weil die Apothekencomputer Erstverschreibungen und Folgerezepte speichern, und es gibt viele Männer, die sich einmal eine Vorratspackung Viagra®, Levitra® und Cialis® gekauft haben und danach nie wieder. Es mag sein, dass ein Teil davon ähnliche Wirkstoffe illegal über das Internet bezieht, was einen gewissen Prozentsatz der fehlenden Folgerezepte erklären würde. Wahrscheinlicher ist aber, dass den Männern klar geworden ist, dass diese Mittel ihnen zwar zu einer Erektion verhelfen und auch helfen, diese aufrechtzuerhalten, aber nichts dazu beitragen, dass der Funke überspringt und sein Feuer behält; und viele Frauen brauchen genau das für ihre sexuelle Erfüllung.

Auch bei Männern ohne Potenzprobleme scheint die Einnahme dieser Präparate ihren Zenit überschritten zu haben. Manche jüngeren Männer ohne Erektionsstörungen haben sich ein Rezept verschafft, weil sie irrigerweise annahmen, dass die Medikamente ihre Erregung steigern und ihre Erektion beschleunigen oder verlängern werden. Urologen zufolge ist das nicht so, die Mittel verstärken die Erregung nicht. Auch verhelfen sie gesunden jungen Männern nicht zu stärkeren oder länger andauernden Erektionen. Wie ein Arzt es formulierte: »Ihr Wagen läuft gleich gut, ob der Tank nun halb oder ganz voll ist.«[5]

Nicht alle Männer allerdings haben unter Erektionsproblemen zu leiden, und manche bleiben auch im späten Leben noch genauso sexhungrig wie in jungen Jahren. Vor Jahren kam einmal ein Mann zu mir, weil er an einer Angststudie teilnehmen wollte, die ich durchzuführen hatte. Al war Ende sechzig und führte einen erbitterten Ehekrieg mit einer um Etliches jüngeren Frau. Nach Beendigung der Studie blieb er mein Patient, und ich arbeitete mit ihm über mehrere Jahre hinweg, während denen er sich aus der Ehe und den Depressionen, in die ihn all die Bitterkeit hineinmanövriert hatten, zu befreien vermochte.

So unglücklich er auch war – meinen wiederholten Vorschlag, ein Antidepressivum auszuprobieren, lehnte Al ab. Er hatte sich kundig gemacht und wusste, dass sexuelle Beeinträchtigungen zu den möglichen Nebenwirkungen solcher Präparate gehörten. Er hatte nicht vor, sein Geschlechtsleben, wie auch immer es beschaffen sein mochte, dranzugeben. »Wir kommen nicht besonders miteinander aus, aber wir schlafen miteinander«, sagte er. »Einmal die Woche ist besser als nichts, und mit nichts werde ich mich nicht abfinden.« Ich sagte ihm, dass Erektionsstörungen zwar möglich seien, aber viele Männer diese Medikamente ohne die geringsten Sexualprobleme einnähmen. Höflich, aber bestimmt wollte er nichts davon wissen: Wenn es um Sex ging, war er nicht bereit zu pokern. Selbst nachdem er sich von seiner Frau getrennt hatte, ließ er sich nicht überreden. »Was, wenn ich jemanden kennen lerne?«, fragte er. »Wenn ich als Mann nicht mehr funktioniere, dann ist das um einiges deprimierender als das, was ich im Augenblick durchmache.«*

Nach der Scheidung fand Al wieder emotionalen Halt und einstweilen Spaß an seinem erneuten Junggesellendasein. Bei einer Abendgesellschaft lernte er eine verwitwete Krankenschwester kennen und verkündete nach sechsmonatigem Werben, dass er sich mit ihr verlobt habe und sie heiraten wolle. Sie war 62, er elf Jahre älter.

Die Verbindung war herzerwärmend. Al war im Ruhestand und

---

* Ja, ich weiß schon: Hier ist ein Mann über siebzig, der damit rechnet, jemanden kennen zu lernen. Jemals von einer Frau über siebzig gehört, die glaubt, jemanden kennen lernen zu können, und nicht Joan Collins heißt?

hatte oft abends das Essen fertig, wenn Angela von der Arbeit nach Hause kam. Sie trafen sich regelmäßig mit ihren und seinen Freunden und begannen darüber zu reden, wo sie sich zur Ruhe setzen wollten, wenn Angela aufhörte zu arbeiten. Was ihr Intimleben betraf, so war Al sparsam mit Einzelheiten, deutete jedoch an, er finde seine Braut wunderbar, und dass sie regelmäßig miteinander schliefen.

Ungefähr zwei Jahre nach der Hochzeit wurde bei Al Blasenkrebs festgestellt. Er sagte, man habe es früh erkannt und sei ziemlich sicher, dass der Tumor noch nicht gestreut habe, und ich entgegnete etwas Ermutigendes im Sinne von wie gut er doch dran sei und wann er vorhabe, sich operieren zu lassen. Al erklärte, er habe sich gegen einen Eingriff entschieden. Statt sich die Blase entfernen zu lassen, wolle er die Krankheit lieber mit Medikamenten bekämpfen. Ich war wie vor den Kopf gestoßen, denn mit einer Operation war die Wahrscheinlichkeit, dass der Tumor wieder auftreten und streuen würde, weitaus geringer als ohne. Aber wenn man Al die Blase entfernen würde, hätte er seinen Urin außerhalb des Körpers in einem Beutel sammeln müssen, und das lehnte er strikt ab. »Mit so was an mir würde ich nicht funktionieren«, erklärte er. »Ich weiß, das klingt platt, aber ich wollte keinen Verkehr mit jemandem, der so etwas hat. Und meiner Frau würde ich das auf keinen Fall zumuten. Sie würde nichts sagen, aber wie könnte sie davon nicht abgestoßen sein? Nein – eine Operation kommt nicht in Frage.«

»Aber ohne sterben Sie vielleicht«, wandte ich ein.

»Sterben werde ich sowieso«, gab er zurück. »Lieber lebe ich mein Leben an einem Stück zu Ende und sterbe ein bisschen früher, als dass ich ein paar Jahre länger lebe, aber dafür mein Inneres außen mit mir herumtrage. Nein, danke.«

In Augenblicken wie diesem fühle ich, wie die Wissenschaftlerin in mir mit ihrem emotionalen Alter Ego ringt. Mein fühlendes Ich verstand, dass ein Mann vor der Aussicht zurückscheute, seine körperlichen Abfallprodukte auf seinem Bauch in einem Beutel zu sammeln, der bei jeder sexuellen Begegnung dabei sein würde. Aber die Wissenschaftlerin in mir wollte den Patienten mit Geschichten von anderen Männern ermutigen, die sich der Operation unterzogen hatten und beileibe keine Schatten ihres einstigen Selbst geworden, sondern am Leben und wohlauf seien und die den Sex mit ihren Partnerinnen genössen. Ich konnte über die stoische Entschlossenheit meines Patienten nur staunen. Dieser Mann wollte lieber sterben als seiner Sexualität Schaden zufügen. Es war nicht so, dass Al auf Sex hätte verzichten müssen. Er wollte nicht auf Sex verzichten, *wie er ihn kannte*.

Das Erschütterndste an Als Entscheidung war ihre Wirkung auf Angela. Als sie Al kennen lernte, hatte sie sich gerade von einer längeren Phase der Trauer um ihren Ehemann erholt, der ein paar Jahre zuvor gestorben war. Die beiden waren fast dreißig Jahre zusammen gewesen, bis er schließlich an Darmkrebs erkrankte, und sie hatte ihn bis zu seinem Tod gepflegt. Besonders schlimm war es für sie, dass er sich die zehn Jahre vor seinem Tod hindurch beharrlich geweigert hatte, eine Koloskopie vornehmen zu lassen. Als man den Tumor schließlich feststellte, kam jede Hilfe zu spät. Folglich war Angela nicht mehr zu halten, als man Als Krankheit diagnostizierte: Sie rief einen ihr bekannten Urologen an und vereinbarte für Al einen Beratungstermin. Sie war zutiefst erleichtert, als sie erfuhr, dass die Krankheit im Frühstadium war, und entsprechend verzweifelt, als Al sich einer Operation widersetzte. Sie bat ihn, es sich noch einmal zu überlegen, versicherte ihm, dass sein »Zubehör« sich mit der Zeit zu einer Marginalie ihrer zwischenmenschlichen und sexuellen Beziehung entwickeln werde, und sagte, sie wolle nicht noch einen Ehemann an Krebs verlieren müssen. Al kam zu mir und beschrieb die stürmischen Szenen daheim, wenn Angela die ganze Nacht hindurch weinte und ihm androhte, sich scheiden zu lassen. Aber Al blieb standfest, und letzten Endes stand Angela genauso fest bei ihm.

Man behandelte Al über Jahre hinweg mit Präparaten, die direkt in die Blase eingeführt wurden. Wie vorherzusehen verlangsamte diese Form der Behandlung die Krankheit nur und brachte sie nicht zum Stillstand. Der Tumor metastasierte, und Als Leben wurde von immer unerträglicher werdenden Schmerzattacken eingeschränkt. Die sexuelle Intaktheit, für deren Erhalt er so vehement gekämpft hatte, hielt nicht einmal ein Jahr nach der Erstdiagnose. Danach litt er unter Erektionsstörungen und so vielen körperlichen Unbilden, dass sein

Sexualtrieb empfindlich gedämpft wurde. Seine letzten Jahre waren nicht nur durch sein eigenes Leiden überschattet, sondern auch durch das seiner Frau. Er starb im Alter von achtzig Jahren, hinterließ eine zweimal verwitwete Angela, einerseits voll Trauer darüber, dass sie ihn verloren hatte, und andererseits voller Zorn darüber, dass er dafür gesorgt hatte, dass sie ihn verlieren werde. Trotzdem, es war sein Leben, und so unverständlich manch einem seine Prioritäten auch scheinen mögen, es war das, wofür er lebte und starb. Für ihn und zweifellos auch für andere Männer war eine eingeschränkte Sexualität buchstäblich schlimmer als der Tod.

## Vera: Missbrauchtes Kind, einsame Erwachsene

Als Entscheidung, eher dem eigenen Niedergang Vorschub zu leisten als eine eingeschränkte Sexualität in Kauf zu nehmen, käme vielen Frauen selbstzerstörerisch vor. Dennoch müsste eine große Anzahl von ihnen schockiert auf ihr eigenes selbstzerstörerisches Verhalten blicken, würden sie es denn wahrnehmen. Das gilt vor allem, wenn sie sich im Übergang vom Glanz der Jugend zur Patina des Alters befinden und vorsichtig zwischen all den Landminen lavieren, die da in die Luft gehen, wenn sie – *wir* – realisieren, dass sie nicht mehr jung sind.

Als ich Vera zum ersten Mal sah, hatte ich den Verdacht, dass sie in der Wechseljahreswüste umherirrte. Sie folgte mir in mein Büro und stand dort, unsicher und ohne ein Lächeln auf dem Gesicht, bis ich die Tür geschlossen hatte. Ich bat sie, sich zu setzen, und sie schwankte, unfähig, sich zu entscheiden, auf welchem der zwei Besucherstühle sie Platz nehmen sollte. Ich wies ihr den an, der mir am nächsten stand.

»Nein, ich glaube, ich nehme lieber diesen«, sagte sie und setzte sich. »Aber ich werde mich vermutlich umsetzen. Was immer ich in letzter Zeit beschließe, hinterher fühlt es sich stets falsch an.« Ich sagte nichts und hoffte, dass sie fortfahren würde, aber sie blieb still sitzen und blickte zum Fenster hinaus.

»Wie, glauben Sie, kann ich Ihnen helfen?«, fing ich an.

»Ich habe so was noch nie gemacht, ich weiß es nicht. Muss ich was sagen? Oder reden Sie?«

»Wie auch immer«, gab ich zur Antwort. »Warum fangen Sie nicht an, damit ich etwas über Sie erfahre?«

»Ich weiß nicht, was ich sagen soll.«

»Wie ist es Ihnen ergangen?«

»Sie meinen seit der Hysterektomie? Oder ganz allgemein?«

»Das eine wie das andere. Beides.«

»Körperlich geht es mir gut. Die Fibrome sind weg. Das ist eine Erleichterung.«

»Gibt es sonst noch etwas, das Sie empfinden?«

Sie verzog den Mund und wiegte sich in ihrem Stuhl hin und her. »Ich fühle eine Menge Dinge. Eklig. Schlimm. Fett. Alt.«

Ich sah Vera an. Eine Frau von 55 oder 56 Jahren, das schwarze Haar zu einem Knoten zurückgekämmt. Ihre Kleider waren hochwertig, die Schleifen auf ihren Lacklederschuhen zierte ein Designer-Logo. Außer einem tiefroten Lippenstift trug sie nur wenig Make-up. Ihre Augen blickten müde durch ihre Brillengläser.

»Na, so alt sind Sie nun auch wieder nicht«, sagte ich. »Und ganz sicher sind Sie nicht fett.«

»Sie wissen nicht, wie ich früher ausgesehen habe«, gab Vera zurück. »Ich hatte Kleidergröße 38. Nun ... lassen Sie mich nur sagen, dass ich nicht glauben kann, dass dies hier mein Köper ist. Es ist grauenvoll, was da mit mir passiert.«

»Was, meinen Sie, passiert mit Ihnen?«

»Ich meine, dass mir mein Leben durch die Finger rinnt. Mein Körper, meine Familie und mein Mann. Er ist fort. Oder wenigstens die meiste Zeit über, außer wenn er heimkommt, um etwas zu holen, das er braucht, ein Paar Manschettenknöpfe, ein Paar Schuhe, all die kleinen Dinge, die nötig sind, um seinen guten Geschmack bezüglich der Kleidung zu dokumentieren, wissen Sie? Das kann man immerhin über ihn sagen: Er hat immer versucht, gut auszusehen.« Ihre Augen irrten durch den Raum, bevor sie wieder am Fenster Halt fanden.

»Er hat keine Zeit verloren. Noch etwas, das man über ihn sagen kann. Er ist effizient.« Sie schwang sich zu mir herum, die Augen dunkel und hart.

»Weniger als eine Woche nach der Operation sagte er mir, dass wir reden müssten. Er setzt sich also aufs Sofa und erklärt mir, dass er eine Menge nachgedacht habe, während ich im Krankenhaus war, und ihm dabei bewusst geworden sei, wie kostbar das Leben sei. Und ich bin so blöd und denke, er wird mir jetzt sagen, wie sehr er die Mädchen vermisst, nun, da sie ausgezogen sind, und dass er versuchen wird, abends früher zu Hause zu sein, damit wir uns wieder näherkommen.

Also beuge ich mich zu ihm, um seine Hand zu fassen. Und er sitzt einfach da, bewegt sich nicht. Wie ein toter Fisch. Und ich beuge mich zu ihm, die Nähte schmerzen, also lehne ich mich zurück, und er kriegt diesen Gesichtsausdruck. Und er sagt: ›Das Leben ist zu kurz, um unglücklich zu sein, also habe ich beschlossen, dass es besser ist, wenn ich ausziehe.‹

Einfach so: ›Ich ziehe aus.‹ Und er tätschelt mir die Hand, steht auf, geht ins Schlafzimmer und kommt mit seinem fertig gepackten Koffer wieder. Fix und fertig. Er muss es getan haben, als ich noch in der Klinik war. ›Ich halte es für das Beste, einen klaren Schnitt zu machen. Du warst schon lange Zeit nicht mehr glücklich‹, sagt er. ›Es wird dir gut gehen.‹ Und dann sagt er, ich solle ihn auf dem Handy anrufen, wenn ich ihn brauche.« Sie hat Mühe, ihre Fassung zu bewahren.

Vera war davon überzeugt, dass ihr Mann Hasan eine Affäre hatte, obwohl sie nicht genau sagen konnte, mit wem. Sie vermutete, es sei ein alter türkischer Freund, der vor zehn Jahren eingewandert war und mit dem Hasan mehr und mehr Zeit verbrachte. Sie glaubte, dass Hasans beständige Sorge um sein Aussehen homosexuelle Tendenzen verriet, die seine Herkunftskultur verurteilen würde und die er deshalb während ihrer Ehezeit für sich behalten hatte. Außerdem glaubte sie, er habe ein Verhältnis mit seiner Zahnärztin, einer Frau Anfang vierzig, die verheiratet war und eine Tochter im Teenageralter hatte. Vera gab zu, dass sowohl Hasans Familie als auch die ihre die Vorstellung, dass er bisexuell sei, als absurd betrachten würde, hielt aber dennoch an ihrem Verdacht fest. Er sei geheimniskrämerisch und zurückhaltend geworden, sagte sie. Sie kenne ihn gut und sei überzeugt, dass seine Zuneigung lange vor ihm das gemeinsame Zuhause verlassen habe.

Veras Bericht klang verworren, die Worte kamen stockend und zögernd. Sie kam jede Woche, versicherte mir, dass sie nichts zu erzählen habe, erwähnte dann jedoch eine scheinbare belanglose Anekdote, die wie ein Sesam-öffne-dich eine ganze Schatzkammer – häufig schmerzvoller – Erinnerungen an ihre Vergangenheit aufstieß. Vera beschrieb die Beziehung ihrer Eltern als distanziert, sie rührten einander selten an und brachten oft ganze Tage zu, ohne mehr miteinander auszutauschen als einsilbige Botschaften. Ihre Mutter war übergewichtig und für Vera und ihre ältere Schwester eine stete Quelle der Verlegenheit; sie luden nur selten jemanden nach Hause ein, weil sie sich ihrer schämten. Vera berichtete, ihre Kindheit sei ereignislos verlaufen, bis sie dreizehn war; da sei sie eines Nachts aufgewacht, weil ihr Vater sich zu ihr ins Bett gelegt, sie flüsternd sein braves Mädchen genannt und gedrängt hatte, dass sie doch bitte ihren Papa glücklich machen solle, indem sie sein »Ding« – das war das Wort, das er benutzte – halte und massiere. Sie war zutiefst angewidert von der Episode und redete sich ein, dass es nur ein böser Traum gewesen sei, bis er sich ein paar Monate später erneut zu ihr ins Bett schlich. Das Ganze wiederholte sich viermal über einen Zeitraum von zwei Jahren, und als sie versuchte, ihrer Mutter davon zu erzählen, beschuldigte diese Vera der Lüge und drohte, sie fortzuschicken, wenn sie zu jemandem ein Wort davon sage. Als Vera fünfzehn war, erlitt ihr Vater einen Herzinfarkt und musste sich einer Bypass-Operation unterziehen, nach der er sie nie wieder sexuell belästigte.

Vera sprach nur zögerlich über diese Begegnungen. Ihr war klar, dass es die Schuld ihres Vaters gewesen war und nicht ihre eigene; dennoch verdammte und verurteilte sie ihn nicht für sein Tun, obwohl sie verbittert darüber war, dass er ihre Unschuld zerstört und ihr auch die kleinste Chance auf eine normale Jugend genommen hatte. Sie hatte keine Jungenbekanntschaften auf der Highschool, ging nur einmal mit einem jungen Mann aus, dessen Mutter eine Bekannte ihrer Mutter war und fand, die beiden sollten sich kennen lernen. Er war nett, aber für sie nicht von Interesse, und seine zweite Einladung lehnte sie ab.

Vera verließ ihr Zuhause mit achtzehn, um aufs College zu gehen. Ein paar Wochen nach dem Beginn des Wintersemesters näherte sich ihr in der Bibliothek ein junger Mann unter dem Vorwand, sich einen Stift ausleihen zu wollen; das Gespräch endete mit der Einladung zu einem echten türkischen Mokka später am Abend in seinem Zimmer. Hasan war dunkelhaarig und gut aussehend, berichtete Vera, und mit knapp 1,85 Meter mehr als groß genug für sie. Er war im Alter von zehn Jahren mit seiner Familie aus der Türkei eingewandert, beherrschte vier Sprachen und sah ihr fest in die Augen, wenn er mit ihr redete. An jenem Abend auf seinem Zimmer war er respektvoll und grundanständig, bot Vera Kaffee und Kekse an und berührte sie nur ein einziges Mal: um ihr die Hand zu geben, nachdem er sie nach Hause gebracht hatte. Hasans Betragen war untadelig, sein Englisch gepflegter als das ihrer amerikanischen Freunde. Er rief sie am nächsten Nachmittag an, lud sie für den Samstagabend ins Kino ein und überreichte ihr, als er sie abholte, eine langstielige Rose.

»Er war unglaublich romantisch damals«, erzählte sie. »Er brachte mir Süßigkeiten, ein Gedichtbändchen und ein handgesticktes Taschentuch aus der Türkei. Er fand mich schön.« Vera wandte den Blick zur Decke und zwinkerte mehrmals rasch.

»Ich habe meinen Körper nie gemocht. Als junges Mädchen wollte ich immer aussehen wie dieses knochendürre Fotomodell Twiggy. Sie war groß und blond, sah aus wie eine Bohnenstange. Die Kleider hingen an ihr wie an einem Garderobenständer. Wir wollten alle so aussehen. Ich versuchte meinen Busen zu verbergen, es so aussehen zu lassen, als hätte ich oben herum überhaupt nichts. Aber das ging natürlich nicht. Die Leute nennen Sie üppig, wenn Sie so aussehen wie ich, aber in Wirklichkeit meinen sie, Sie seien fett.

Doch Hasan fand das toll. Wirklich. Er konnte nicht genug von mir bekommen, von meinem Körper, meinen Haaren, allem. Aber er hat sich mir nie aufgedrängt, mich nie zu irgendetwas gezwungen. Ich kam mir so begehrt vor und doch so geachtet. Das erste Mal in meinem Leben fühlte ich mich schön.«

Vera und Hasan heirateten eine Woche nach dem Examen. Sie arbeitete als Einkäuferin für ein Kaufhaus, er machte seinen Master in Betriebswirtschaft. Seine erste Stelle fand er bei einer Computerfirma, und binnen weniger Jahre verdiente er ein sechsstelliges Jahresgehalt – Ende der Siebzigerjahre war das beachtlich. Vera hörte auf zu arbeiten, weil sie eine Familie gründen wollten, und brachte im Laufe der nächsten vier Jahre zwei Mädchen zur Welt. Bald darauf erwarben sie ein stattliches Haus im Kolonialstil und einen Mercedes und schickten die Mädchen auf eine Privatschule. Jeder arbeitete mit vollem Einsatz, Hasan in der Firma, Vera zu Hause bei den Mädchen. Hasan kam abends oft erst nach zehn nach Hause, dann schenkte er sich einen Drink ein und zog sich in das Zimmer zurück, das er sich als Büro hergerichtet hatte. Vera ging zu Bett, er kam später; oft wartete er, bis sie eingeschlafen war.

Im Laufe der letzten zehn Jahre war ihre sexuelle Beziehung beträchtlich abgekühlt. Vera berichtete, dass sie vielleicht alle sechs Wochen miteinander schliefen, oft mehr oder weniger halbherzig, Hasan befriedigte sich selbst an ihr, manchmal nachdem sie bereits geschlafen hatte. Es sei nicht so schlimm, wie es klinge, so Vera, sie habe kein besonders großes Verlangen nach Sex mehr, und wenn, dann sei es schwer, die gleiche Erregung zu empfinden wie früher. Meist sei Hasan so rasch genug zum Höhepunkt gekommen, dass sie problemlos habe wieder einschlafen können.

Nun aber war er ausgezogen und hatte Veras Inneres in ein Chaos gestürzt. Der Zeitpunkt seines Weggangs hatte vermutlich genauso viel mit seinen Midlifecrisis-Nöten zu tun wie mit den ihren, aber Vera sah sich selbst im Epizentrum des Bebens: Sie hatte ihre Jugend verloren und ihren Mann dazu. Für Vera war die Hysterektomie gleichbedeutend mit der Eliminierung ihrer Weiblichkeit und ihrer sexuellen Reize. Dass sie sich zum Zeitpunkt der Operation mitten in der Menopause befunden hatte, schwächte zwar die hormonellen Folgen der Operation, nicht aber die psychologischen. Für Vera bedeutete die Hysterektomie zusätzliches Unglück zu der Kränkung des Alterns. Die zehn Pfund etwa, die sie mehr auf den Hüften trug, wogen an anderer Stelle schwer. Vera empfand sich als hässlich und hatte Angst, bald genauso beleibt zu werden wie ihre Mutter. Sie war wütend auf Hasan, weil er sie verlassen hatte, und auf sich selbst, weil sie ihn zu seiner Flucht veranlasst hatte. »Er hätte mich nicht betrügen sollen – das ist falsch, und das werde ich ihm nie verzeihen«, sagte sie. »Aber dann schaue ich mich an – ich bin fett, ich bin hässlich, ich bin verbraucht. Jetzt bin ich allein. Was soll ich mit mir anfangen? Wovon soll ich leben? Wer wird mich noch wollen?«

Doch obwohl Vera nicht allzu optimistisch in die Zukunft blickte, litt sie nicht unter zusätzlichen Depressionen. Ihr größtes Problem bestand darin, ihre immer wiederkehrenden Zornesausbrüche in den Griff zu bekommen, die ihren ganzen Körper erfassten und sie schüttelten, zu einem zitternden, weinenden Wrack machten. Wir einigten uns darauf, zu versuchen, ihre Stimmung so weit zu stabilisieren, dass sie sich würde scheiden lassen können. Vera wollte keine Medikamente nehmen, weil sie Sorge hatte, noch mehr Gewicht zuzulegen, erklärte sich aber bereit, die ersten paar Monate zweimal wöchentlich zur Sitzung zu kommen, danach einmal in der Woche. Im Laufe der folgenden Monate sprachen wir über die Arten von Arbeit, für die sie qualifiziert sein könnte, und sie bewarb sich um eine Verwaltungsstelle an der Universität, die sie auch bekam. Das Scheidungsurteil sicherte ihr Unterhaltszahlungen für drei Jahre zu, was ihr die Sorge vor unmittelbar drohender Armut nahm und genügend Zeit verschaffte, sich wieder in die Arbeitswelt zu integrieren und sich dort Geltung zu verschaffen.

Vera überstand die Scheidung, verkaufte das Haus und bekam die Hälfte des Erlöses zugesprochen. Sie bezog eine bezahlbare Eigentumswohnung, die groß genug war, dass ihre Töchter sie dort besuchen konnten, erhielt eine Gehaltserhöhung und kam gut mit ihren Kollegen aus. Sie hatte sich drei Yoga-Kassetten gekauft, mit denen sie sich dreimal in der Woche vor dem Zubettgehen beschäftigte, und sagte, dass sie nun besser schlafe. Aber sie war einsam, und eines Tages erklärte sie bei einer Sitzung, sie wolle versuchen, jemanden kennen zu lernen, wisse aber nicht, wie sie das anstellen sollte.

»Ich kann bei diesen Single-Geschichten nicht mitmachen, denn mit Gruppenveranstaltungen komme ich nicht zurecht«, sagte sie.

»Ich habe im ganzen Leben nur einen Freund gehabt, und den habe ich geheiratet. Mehr Erfahrungen im Kennenlernen und Ausgehen habe ich nicht. Mit Smalltalk komme ich nicht klar, und ich bin nicht mehr jung. Ich möchte einfach jemanden treffen, mit dem ich hin und wieder zum Essen ausgehen kann. Eine Frau hat mir erzählt, dass sie sich mit einem Mann trifft, den sie übers Internet kennen gelernt hat, und sie ist nicht wesentlich jünger als ich. Also werde ich das vielleicht auch versuchen.«

Es dauerte nicht lange, und Vera unterhielt sich per Internet mit verschiedenen Männern. Sie hatte eine bestimmte Vorgehensweise, um sie näher kennen zu lernen. Nach ein paar lockeren E-Mails verabredeten sie sich in irgendeiner Restaurant-Bar und hatten ein paar Drinks miteinander. Stimmte die Chemie, aßen sie unter Umständen zusammen. Irgendwann sah der Mann dann auf die Uhr oder reckte sich und erklärte, es sei spät geworden, oder er fingierte in einem Fall sogar einen Anruf auf seinem Handy, und Vera wusste, dass er vorhatte zu gehen, woraufhin sich in ihr ein Gefühl der Angst breit machte.

»Es ist nicht so, dass ich diese Männer auch nur gemocht hätte«, sagte sie, »aber ich ertrage den Gedanken nicht, dass sie womöglich abhauen und mich allein dort an der Bar stehen lassen – es ist jämmerlich. Irgendetwas kommt über mich, und ich höre mich, wie ich sie in meine Wohnung einlade; und dann gibt es kein Zurück mehr.«

Von dem Dutzend Männer, mit denen sich Vera getroffen hatte, hatten nur zwei die Einladung abgelehnt. Zu Hause angekommen, erwarteten sie nach ein paar Drinks und ein bisschen Geplauder Sex, und sie fühlte sich verpflichtet, dem Genüge zu tun. Einmal fing einer ihrer Gäste schon an, ihr die Kleider vom Leib zu reißen, bevor sie noch die Eingangstür richtig aufgeschlossen hatte. Als sie ihn aufforderte, die Finger wegzunehmen, drängte er sie nach drinnen, warf sie auf den Fußboden und schlug ihr mehrmals heftig ins Gesicht, bevor er ging. Sie war nicht schwer verletzt, obwohl ihr Ego vermutlich einiges abbekommen hatte.

Ich fragte Vera, ob es ihre Absicht gewesen sei, mit all diesen Männern zu schlafen, und sie verneinte es. Sie hatte sich nur zu einem von ihnen hingezogen gefühlt, aber auch der hatte, bis sie in ihrer Wohnung angelangt waren, beträchtlich an Reiz verloren. Das Einzige, was sie wusste, war, dass sie den Gedanken nicht ertragen konnte, von diesen Männern in aller Öffentlichkeit stehen gelassen zu werden. Sie hatte das Gefühl, jeder müsse ihr ansehen, dass sie ein weiteres Mal verlassen worden sei, und diese Erniedrigung war mehr, als sie ertragen konnte.

Wie ein einsamer, unsicherer Teenager schlief Vera mit Männern, die sie kaum kannte, weil sie sich auf diese Weise attraktiv und begehrt fühlte. Ja, sie war alt genug, um es besser zu wissen – aber wie dem auch sei: Mit 56 hungerte Vera noch genauso verzweifelt nach Liebe wie mit dreizehn und war ebenso schlecht in der Lage, ihr Gegenüber in angemessene Schranken zu weisen wie damals. Wenn die Menopause wirklich die Rückbesinnung einer Frau auf ihr eigentliches Selbst markiert, so wird sich in dieser Rückwendung nicht nur widerspiegeln, wer sie ist, sondern auch, wer sie *war*. Veras Übergang in die Postmenopause war nicht nur deshalb mit einem so großen Aufruhr der Gefühle befrachtet, weil ihr Mann sie verlassen hatte, sondern auch wegen alledem, was ihr sonst noch im Leben widerfahren war, darunter an erster Stelle das Doppeltrauma des Inzests mit ihrem Vater und der mütterlichen Weigerung, sie zu schützen.

Es war harte Arbeit für Vera, sich die eigene Identität zurückzuerobern. Sie wurde vorsichtiger bei ihren Online-Kontakten, suchte sorgfältiger aus, wen sie treffen wollte. Von ihren Internetkandidaten erwies sich keiner als geeignet, aber über einen Kollegen, der ihr anbot, sein Opernabonnement mit ihm zu teilen – ein Angebot, das sie nur zu gern annahm –, lernte sie einen Witwer kennen. Schließlich und endlich beschloss sie, näher zu ihrer Schwester zu ziehen, verkaufte ihre Wohnung und zog in einen anderen Teil des Landes. Als ich das letzte Mal etwas von ihr hörte, arbeitete sie bei einer Universität, hatte dort Fortbildungskurse belegt und war auf dem Weg, sich als Maklerin selbstständig zu machen. Ihr Verabredungskalender starrte nicht gerade vor Terminen, aber hin und wieder traf sie alleinstehende Herren und wurde nicht mehr von Panik befallen, wenn der Abend sich dem Ende zuneigte. »Ich würde gern jemanden finden, aber es kann nicht irgendwer sein«, schrieb sie. »Es kann nicht sein, dass nur er die Wahl trifft, ich muss mich auch für ihn entscheiden.«

## Maxine: Menopausale Kehrtwende

Viele Frauen überstehen die Menopause relativ leicht, nehmen ihre Symptome mit Geduld, Humor und Elan. Millionen finden sich mit den Veränderungen ihrer Sexualdynamik im fortgeschrittenen Alter ab, ohne sich einer Paartherapie unterziehen zu müssen, und zahllose schaffen all das ohne die Hilfe eines Psychiaters. Diejenigen freilich, mit denen ich in meiner Praxis zu tun habe, wollen diese Hilfe, und manche haben mit Problemen von erschütternden Ausmaßen zu kämpfen. Doch auch die geplagteste Patientin kann aus einer Krise, wenngleich nicht gänzlich unbeschadet, so doch gestärkt, hervorgehen.

Maxine war so jemand. Als wir uns kennen lernten, war sie 48, Mutter zweier halbwüchsiger Teenager, eines Mädchens und eines Jungen, und arbeitete als Reisebürokauffrau. Seit sieben Jahren war sie mit ihrem zweiten Ehemann verheiratet; er hieß Drake, war ein paar Jahre jünger als sie und für das Golfprogramm eines Luxushotels zuständig. Sie war außer sich, weil Drake sie kurz zuvor darüber in Kenntnis gesetzt hatte, dass er es sich nicht zutraue, Stiefvater von Teenagern zu sein, und aus der Ehe aussteigen wolle. Maxine hatte ihn angefleht, es sich noch einmal zu überlegen, bot an, mit ihm zur Eheberatung zu gehen, und schlug eine Trennung auf Probe vor, bevor sie Anwälte hinzuzogen. Aber Drake blieb dabei: Mit Teenagern zu leben sei schwerer, als er gedacht habe, und, wichtiger noch, seine Gefühle für Maxine hätten sich geändert. Er fühle sich nicht mehr zu ihr hingezogen und wolle nicht, dass sie den Rest ihres Lebens aneinander gekettet verbrächten, wo doch für beide noch Zeit sei, jemand anderen zu finden.

Maxines erste Ehe – mit dem Vater der Zwillinge – hatte geendet, als die Kinder noch in den Windeln steckten; er hatte ein Verhältnis mit der Mutter eines ihrer Spielkameraden angefangen. Maxine, von seiner Untreue völlig überrumpelt, wartete ein paar Jahre, bevor sie wieder mit Männern ausging. Als sie Drake kennen lernte, hielt sie ihn für eine gute Partie. Er war kontaktfreudig, selbstbewusst, verdiente recht ordentlich und verstand sich mit Mitchell und Michelle, die vier Jahre alt waren, als Maxine und Drake sich ineinander verliebten, und sieben, als sie heirateten. Drake hatte mit interessanten Leuten zu tun, und hin und wieder wurden er und Maxine zu glamourösen Veranstaltungen eingeladen, was sie aufregend fand. Die Tatsache, dass er jünger war als sie, machte Maxine ein bisschen zu schaffen, ebenso der Umstand, dass er, wie sie wusste, seine erste Frau verlassen hatte, als ihrer beider Tochter Zoe noch ein Baby gewesen war. Aber jene Ehe war er viel zu jung eingegangen, er zahlte seinen Unterhalt an das Kind stets pünktlich, und Zoe war den beiden Zwillingen so etwas wie die niedliche kleine Schwester.

Doch nun geriet alles aus den Fugen. Drake zog aus, die Zwillinge waren vierzehn und dementsprechend aufmüpfig, ihre Arbeit war in Gefahr, weil nur noch wenige Menschen ins Reisebüro gingen. Jeder dieser Stressfaktoren würde allein schon genügen, einen ansonsten gelassenen Menschen aus der Fassung zu bringen, alles zusammen hatte Maxine in einen Zustand fast völliger Gelähmtheit versetzt.

»Ich weiß nicht, was ich tun soll«, sagte sie. »Mir kommt es vor, als steckte ich in einem tiefen Loch und käme nicht mehr heraus. Ich habe keinen Kampfgeist mehr. Neulich abends wollte Michelle sich Musik auf ihr Handy herunterladen, und ich sagte Nein, weil sie die Rechnung für den Monat ohnehin schon genug in die Höhe getrieben hatte. Da fing sie an, mir die Leviten zu lesen – wie ein Anwalt. Zehn, fünfzehn Minuten, sie hörte nicht auf zu wettern. Und ich war schon seit sechs Uhr auf den Beinen, hatte den ganzen Tag gearbeitet, war zum Einkaufen gehetzt und beim Zahnarzt gewesen, es war halb acht, und ich war müde. Also bin ich eingeknickt und habe sie machen lassen, nur um des lieben Friedens willen. Sie verschwand in ihr Zimmer, und ich saß die ganze Zeit da und habe mir Sorgen gemacht, dass ich womöglich eine Telefonrechnung über dreihundert Dollar kriegen werde, die ich nicht bezahlen kann. Und jetzt das! Ich kann nicht glauben, dass er mich verlassen hat. Ich wusste, dass es so kommen würde. Ich wusste es!«

»Was haben Sie gewusst?«

»Ich wusste, dass ich zu alt bin! Ich bin fast fünfzig und er erst fünfundvierzig. Er ist ein Mann, er wird gut zurechtkommen, noch zwanzig Jahre jung sein. Aber ich, ich bin da anders. Ich habe so viel zugenommen. Meine ganze Figur hat sich verändert. Und es ist merkwürdig, denn ich finde Drake noch immer anziehend, aber ich habe kein übermäßiges Interesse mehr an Sex. Und wenn ich Verlangen spüre, dann ist es nicht mehr das Gleiche wie früher. Ich habe mich verändert. Ich bin nicht mehr die Frau, die er geheiratet hat.

Aber man sollte doch bei seinem Mann oder seiner Frau bleiben, oder? Man sollte sie nicht verlassen, nur weil sie einen Bauch bekommen haben. Doch genau das hat er gesagt: ›Weißt du, du würdest viel besser aussehen, wenn du deinen Speckbauch loswürdest.‹ Er hat mir sogar angeboten, mir eine Fettabsaugung zu bezahlen. Aber ich hatte das im Fernsehen gesehen, und es sah ekelhaft aus und Furcht einflößend. Sie können dabei sterben, wissen Sie? Das habe ich ihm gesagt. Aber er war völlig unbeeindruckt. ›So viele Leute lassen das machen‹, sagte er. ›Du würdest viel besser aussehen. Denk drüber nach.‹ Und er hat nicht Unrecht – ich würde um einiges besser aussehen. Vielleicht hätte ich es machen lassen sollen. Ich weiß nicht. Aber irgendwie scheint es nicht richtig. Es dürfte ihm nicht so viel ausmachen, wenn er mich wirklich liebte.«

Sie hatte Recht, es hätte ihm nicht so viel ausmachen dürfen. Außerdem war sie mitten in der Menopause, in der alles schwärzer und bedrohlicher erschien als noch ein paar Jahre zuvor. Ihr geschwundenes Interesse am Sex war sicher zumindest teilweise auf altersbedingte Erregungsstörungen zurückzuführen. Hätte sie Hormone bekommen, so hätte sie sich sehr viel mehr wie ihr früheres sexuelles Ich gefühlt. Der schwerste Schlag war vermutlich, dass Drake sich aus der Ehe zurückzog, als Maxine sich am wenigsten wie sie selbst fühlte und seiner Verlässlichkeit und Unterstützung am meisten bedurft hätte. Es war, als hätte ihm ihr zweifelnder Schwebezustand den Vorwand geliefert, seine eigenen Angelegenheiten radikal neu zu ordnen, genauso wie es bei Veras erstem Ehemann gewesen war.

Sie mögen jetzt vielleicht versucht sein, diese Männer als oberflächliche Schufte zu bezeichnen, deren Liebe zu ihren Frauen nicht mehr Tiefgang hat als ein Ruderboot (womit Sie möglicherweise Recht hätten), doch in einer Ehe sind oft mehr Faktoren am Werk als bloße Böswilligkeit und Untreue aufseiten des Ehemanns. Manchmal beschneiden, wie bei Vera, uralte psychische Narben die Fähigkeiten eines Menschen, in Zeiten emotionaler Belastungen die eigenen Stärken wahrzunehmen und zu mobilisieren. Und mitunter macht sich jemand, wie es bei Maxine war, mitschuldig, indem er Informationen ignoriert, die er besser zur Kenntnis genommen hätte. Maxine hatte einen Mann geheiratet, von dem sie wusste, dass er seine erste Frau samt Kind verlassen hatte. Manche Frauen hätten das als Unfähigkeit oder mangelnde Bereitschaft gedeutet, sich den Fesseln der Verpflichtung zu beugen, und ihn als minderwertigen Ehekandidaten eingestuft. Aber Maxine war von Drakes gutem Aussehen, seiner Persönlichkeit und seinem glamourösen Beruf so eingenommen, dass sie die tieferen Beweggründe für sein Handeln geflissentlich übersah. Als sich zeigte, dass er nicht bereit war, sich mit den Härten des Alterns und der Erziehung von pubertierenden Teenagern abzufinden, verließ er seine zweite Frau genauso wie seine erste. Maxine hätte angesichts seiner Untreue nicht schockiert sein sollen, und in Wirklichkeit war sie es auch nicht. Im tiefsten Herzen wusste sie, dass es in ihm steckte. Dass Drake ausgerechnet zu diesem Zeitpunkt ging und nicht zu einem anderen, war weniger ein Beleg für seine Grausamkeit als für seine Feigheit: Er war unglücklich in seiner Rolle als Stiefvater zweier Kinder, die nicht mehr klein und süß waren, und als Ehemann einer Frau, die nicht mehr jung war. Kurs zu halten hätte von ihm einen Mut verlangt, den er nicht aufbrachte. Also ging er.

Die Zäsur Menopause ermöglicht uns, ja fordert uns geradezu auf, unser Leben neu zu bewerten. Viele Leute, die sich von Berufs wegen mit dem Altern beschäftigen, sind sich darin einig, dass es zwischen fünfzig und sechzig oder auch jenseits der Sechzig einen Punkt gibt, an dem wir unser Leben Revue passieren lassen, zurückschauen und uns fragen: »Haben wir erreicht, was wir erreichen wollten? Bin ich, wer ich sein wollte, oder bin ich, wer ich sein wollte, als ich zwanzig war?«

Lautet die Antwort Ja, so kann eine Frau die Menopause angehen, als überquere sie eine Ziellinie in der beruhigenden Gewissheit, dass sie den Weg beschritten hat, den ihre jugendlichen Ambitionen ihr vorgegeben hatten, und stehe nun an der Schwelle zu einer neuen Lebensphase. Aber wenn die Antwort Nein lautet, wenn sie nicht erreicht hat, was sie sich erhofft hatte, oder wenn sich die Gegebenheiten ihres Lebens nicht mit den Verheißungen decken, die ihr in ihrer Jugend so lieb und wert waren, sieht sie sich womöglich in einem Sumpf aus Bedauern, Reue und Selbstvorwürfen langsam untergehen.

Genauso fühlte sich Maxine am Beginn der Therapie. Sie kam ein Jahr hindurch einmal die Woche; in dieser Zeit erarbeiteten wir einen Erziehungsstil, den sie als alleinstehende Mutter umsetzen konnte (kein geringes Unterfangen mit pubertierenden Zwillingen im Haus), überlegten uns, wie sie ihre Erfahrungen als Reisebürokauffrau nutzen konnte, um darauf beruflich aufzubauen (sie fand schließlich Arbeit als Online-Reiseberaterin für ein großes Hotel), und korrigierten ihr Selbstbild von einer alternden, matronenhaften Versagerin in das einer gebildeten und erfahrenen Arbeitskraft. Sie ging zweimal in der Woche zu Fuß zum Mittagessen, und wenn sie auch nicht viel Gewicht verlor, so war sie doch imstande zu verhindern, dass sie weiter zunahm. Sie ließ sich eine neue Frisur mit kupferfarbenen Strähnchen machen und gestattete sich alle fünf Wochen ein Auffrischen. Stück für Stück brachte sie ihren Willen dazu, Veränderungen an sich und ihrem Leben vorzunehmen, statt passiv zu ertragen, dass die Zeit ihr Veränderungen aufdrängte.

Und dann lernte sie Nathaniel kennen. Er war 59, also acht Jahre älter als sie, geschieden und Vater eines erwachsenen Sohnes, der in Übersee lebte. Maxine beschrieb Nathaniel als echten Gentleman aus North Carolina, der sie wie eine Südstaatenschönheit behandle, die sie nie sein werde. Er arbeitete für eine große Versicherungsgesellschaft, war bei den Leuten, die ihm unterstellt waren, wohlgelitten und bei seinen eigenen Vorgesetzten gut angesehen. Er verdiente gutes Geld, das zum großen Teil in die finanzielle Unterstützung seines Sohnes floss. Maxine gegenüber zeigte er sich großzügig und bestand, wenn sie ausgingen, stets darauf, dass er die Rechnung bezahlte. Er war auch von wohlwollendem Geist und bestärkte Maxine, indem er ihr sagte, dass sie ihre Kinder bestens erziehe und was für ein bemerkenswerter Mensch sie doch sei.

Nathaniel hielt mit seinen Absichten nicht hinter dem Berg und wankte nicht: Er hatte sich in Maxine verliebt und wollte sein Leben mit ihr teilen. Maxine nahm dankbar zur Kenntnis, dass sie Nathaniels Liebe erwidern konnte. Zum ersten Mal, seit sie erwachsen war, fühlte sie sich bewundert, geachtet und verehrt. Was sie nicht fühlte, war das Bedürfnis, wieder zu heiraten. Ihr vordringlichstes Ziel bestand darin, die Zwillinge durch die Schule zu begleiten und aufs College zu schicken. Danach, so Maxine, würde sie neu nachdenken.

Maxine und Nathaniel kauften sich zusammen ein Haus, teilten sich Kredit und laufende Kosten. Sie leben dort mit Michelle und Mitchell, die inzwischen die Oberstufe der Highschool besuchen. Maxines berufliche Laufbahn entwickelt sich prächtig, den richtigen Schub bekam sie, als man sie zur Hausdame in einem der angesehensten historischen Hotels der Gegend machen wollte. Sie nahm die Stelle an und wurde dermaßen zum Ansprechpartner der Hotelgäste, dass ich ihr geraten habe, ihr Handy nach neun Uhr abends auszuschalten, damit sie ungestört Zeit mit ihrer Familie verbringen kann.

Der vielleicht beste Teil an der Geschichte ist, dass Maxine ihre Sexualität wiedergefunden hat. »Es ist Neuland für mich«, sagte sie vor nicht allzu langer Zeit. »Er ist 61, ich bin 53, und wir haben ein Geschlechtsleben. Und manchmal frage ich ihn: ›Wie kannst du meinen Körper mögen?‹ Ich schleppe immer noch sieben Kilo mehr mit mir herum, als ich gern hätte, und es stört mich noch immer. Aber ihm scheint es nichts auszumachen. Er hat mir noch nie gesagt, ich solle meinen Bauch loswerden. Wissen Sie, was er sagt? Er sagt: ›Da sind deine Kinder hergekommen. Entschuldige dich nicht dafür.‹ Können Sie sich so was vorstellen?«

Und ob ich das kann! Es gibt da draußen eine Menge Männer wie ihn, mehr als Sie glauben. Und sie sind nicht so schwer zu finden, wenn Sie einmal beschlossen haben, dass Sie einen davon verdienen.

## Die Wechseljahre

Wenn Sie sich in oder kurz vor den Wechseljahren befinden:

1. Welche Veränderungen sind Ihnen an Ihrer Figur aufgefallen? Haben Sie Veränderungen an der Beschaffenheit Ihrer Haare, Ihrer Haut und Fingernägel bemerkt?

2. Welche Veränderungen sind Ihnen bezüglich der Art und Weise aufgefallen, wie Ihr Körper auf Erregung reagiert, welche im Hinblick auf Ihre erogenen Zonen und auf Ihr Interesse und Ihre Gedanken an Sex?

3. Welche Veränderungen nehmen Sie am Körper Ihres Partners wahr und an der Art und Weise, wie er oder sie auf stimulierende Reize reagiert? In Bezug auf die Sensibilität seiner oder ihrer erogenen Zonen? Seines oder ihres Interesses an Sex?

4. Welche Veränderungen haben sich im Hinblick auf Ihre Lebenssituation ergeben? Sind die Kinder ausgezogen, benötigen alternde Eltern Ihre Pflege, haben Sie sich um Enkelkinder zu kümmern, sind Sie im Ruhestand oder kurz davor?

   - Was empfinden Sie angesichts dieser Veränderungen? Haben Sie das Gefühl, dass sie Sie befreien, oder fühlen Sie sich in Ihrem Wert herabgesetzt?

5. Welche gesundheitlichen Probleme machen Ihnen zu schaffen? Denken Sie an körperliche *und* psychische Aspekte.

6. Nehmen Sie Medikamente? Wenn ja, welchen Einfluss haben diese auf Ihre Gesundheit im Allgemeinen und Ihre Sexualität im Besonderen? Registrieren Sie Nebenwirkungen? Haben Sie eine Abnahme Ihrer körperlichen oder geistigen Leistungsfähigkeit oder beides beobachtet?

7. Wie hat Ihre Erziehung Ihre Reaktion auf die Symptome der Wechseljahre und Ihre Haltung zu Sex nach der Menopause beeinflusst?

8. Haben Sie je eine Hormonersatztherapie in Erwägung gezogen? Wenn nicht: Warum nicht?

   - Welchen möglichen Nutzen würden Sie von einer Hormonersatztherapie in Ihrem speziellen Fall erwarten? Und welche Risiken?
   - Haben Sie mit Ihrem Arzt über Alternativen zur Hormonersatztherapie gesprochen?

9. Haben Sie mit Ihrem Arzt darüber gesprochen, wie die Menopause Ihre Sexualität insgesamt beeinflussen könnte? Falls nein: Wären Sie bereit dazu? Wenn nicht: Warum nicht?

# ZEHNTES KAPITEL

## *Wenn es den eigenen Körper trifft*

Mir ist es letzter Zeit nicht besonders gut gegangen. Es kommt einfach über mich, und dann habe ich das Gefühl, als schmorte ich in einem Backofen.«

Es war Tonis zweite Sitzung. Die erste hatten wir fast ausschließlich damit zugebracht, ihre Krankengeschichte durchzusprechen, die aus einer ganzen Litanei von Gesundheitsproblemen bestand – krankhaftes Übergewicht, Diabetes im Frühstadium, Blutdruck an der Grenze zum Hochdruck, Depressionen, Migräne, Hitzewallungen, chronische Knie- und Rückenschmerzen –, um nur einige zu nennen, aus denen sich eine wachsende Abhängigkeit von Schmerzmitteln entwickelt hatte, zudem kürzlich ein Krankenhausaufenthalt wegen einer Lungenembolie, an der sie beinahe gestorben wäre. Zwanzig Jahre zuvor, damals war sie Mitte dreißig, hatte sie sich einer Magen-Bypass-Operation unterzogen, deren Erfolg jedoch nicht von Dauer gewesen war: Toni hatte nach und nach alles Gewicht, das sie verloren hatte, wieder zugenommen und noch einiges dazu. Sie hatte Probleme beim Gehen, und jede körperliche Aktivität ließ sie nach Luft ringen. Sie schleppte bei einer Größe von vielleicht 1,60 Meter schätzungsweise knapp 140 Kilo mit sich herum; und bei der Größe bin ich mir nicht ganz sicher, da ich sie so gut wie nie aufrecht habe stehen sehen, denn kurz nach Beginn der Therapie fing sie an, ein motorisiertes Gefährt zu benutzen.

»Es ging mir ein bisschen besser, bis sie mir meine Hormone abgesetzt haben«, sagte sie. »Jetzt wache ich mitten in der Nacht auf und hab das Gefühl, ich stehe in Flammen. Es ist das Schlimmste, was es gibt. Ich bin 56 und immer noch in den Wechseljahren. Ich habe sie angefleht, mir meine Hormone zu lassen, aber nein, das ging nicht.«

»Ihnen ist aber schon klar, warum es wichtig für Sie ist, das Östrogen abzusetzen?«, fragte ich.

»Eigentlich nicht.«

»Das Blutgerinnsel in Ihrer Lunge ist vermutlich in Ihrem Bein entstanden«, erklärte ich. »Manche Studien zeigen, dass selbst so geringe Dosen an Östrogen wie die, die Sie während der Hormonersatztherapie bekommen, das Risiko für die Entstehung von Blutgerinnseln erhöhen können. Und wenn ein solches Gerinnsel ins Gehirn oder in die Lunge wandert, wie es bei Ihnen passiert ist, kann das tödlich sein. Im Grunde haben Sie Riesenglück gehabt.«

»Sicher, wenn Sie es für Glück halten, Arthritis in beiden Knien zu haben. Letzte Woche musste ich mitten in einer Wurzelkanalbehandlung aufhören zu assistieren, weil ich nicht mehr stehen konnte. Ich bin jetzt seit mehr als sechs Jahren bei Dr. Hendricks, doch er sagt, wenn das so weitergeht, sucht er sich jemand anderen. Die Schmerzen sind wirklich schlimm. Aber wenn ich so viele Medikamente nehme, dass ich sie ertrage, kann ich nicht mehr klar denken. Also nehme ich nichts, wenn ich arbeite – und wenn ich nichts nehme, kann ich nicht arbeiten. Es ist ein wahrer Teufelskreis.«

Mir schwante, worauf das hinauslief. Ich hatte schon mehrere Patienten wie Toni, Leute, für die die Frage nicht lautet, ob das Glas halb voll ist oder halb leer, sondern ob es überhaupt ein Glas gibt. Bislang war die Art und Weise, wie Toni ihre Situation beschrieb, typisch für jemanden, der sich selbst grundsätzlich in der Opferrolle sieht, eine Frau, der man ihre Hormone vorenthielt, geplagt von unaufhörlichen Schmerzen und einem unbarmherzigen Arbeitgeber, sämtlicher Mittel und Wege beraubt, ihr Los im Leben jemals verbessern zu können. Menschen wie Toni sehen sich selbst nicht als autonome Existenzen, die auf ihre Welt ringsum einwirken, sondern als glücklose Wesen, die von anderen Menschen und den Unwägbarkeiten des Lebens herumgestoßen werden. Ich hatte das Gefühl, dass Toni die Verantwortung für ihre Lebensumstände nicht akzeptierte, aber sie tat mir auch Leid. Bestrebt, Toni einen Schubs in Richtung auf einen aktiveren Umgang mit dem eigenen Leben zu geben, ließ ich meine Standarderöffnung vom Stapel und bat sie, mir zu sagen, wie ich ihr helfen könne.

»Es war nicht meine Idee, zum Psychiater zu gehen; ich habe also keine Ahnung«, sagte sie. »Meine Ärztin fand, dass ich einen brauchte, und nun bin ich hier.«

»Warum hat sie Sie Ihrer Ansicht nach hergeschickt?«

»Nun, ich bin deprimiert und könnte deswegen schon Hilfe gebrauchen.«

»Ist das erst seit Neuestem so?«

»Nein, das geht schon seit Jahren so. Ich hatte so eine postpartale Geschichte, als Chuck jr. auf die Welt kam, damit hat all das angefangen. Bei Teresa war es nicht so schlimm, bei ihr hatte ich achtzehn, vielleicht zwanzig Kilo zugenommen. Aber es heißt ja, dass das zweite Kind einen wirklich schaffen kann. Und Chuck hat es auch getan. Bei ihm kamen noch mal mindestens zwanzig Kilo hinzu – zusätzlich zu dem, was ich von Teresa noch hatte. Ich habe es nie geschafft, das wieder loszuwerden. Nach dem Bypass habe ich hundert Pfund abgenommen, aber es kam alles wieder.«

»Wohnen Ihre Kinder zu Hause?«

»Nein, schon seit Jahren nicht mehr. Teresa lebt in North Carolina, Chuck in Alabama. Manchmal kommen sie an Weihnachten, aber immer schaffen sie es nicht. Wir sehen nicht mehr viel von ihnen.« Ihr Mund hatte sich zu einer schmalen Linie verhärtet.

»Gibt es sonst noch jemanden im Leben, der Ihnen nahesteht?«

»Nun ja, da ist meine Mutter.«

»Erzählen Sie mir von ihr.« Toni erstarrte.

»Lassen Sie mich einfach nur sagen, dass sie nicht gerade mein größter Fan ist.«

»Wie meinen Sie das?«

»Ich meine, dass sie 87 Jahre alt ist und noch immer versucht, mir zu zeigen, wo's langgeht.«

»Wie versucht sie das?«

»Sie versucht mich so zu machen, wie sie mich gern hätte.«

»Und wie würde so jemand aussehen?«

»Ich weiß nicht. Besser anzuschauen, mit einem reicheren Ehemann und einem größeren Haus. Sie kann echt schlimm sein, aber sie ist nun mal die einzige Mutter, die ich habe. Sie ist alt, und in letzter Zeit geht es ihr nicht besonders. Manchmal denke ich daran, wie es sein wird, wenn sie nicht mehr da ist, und dann komme ich mir verwaist vor, nur eben erwachsen. Und meine Kinder… wie gesagt, ich sehe nicht viel von ihnen.

Ich war also ziemlich deprimiert und dachte, die Ärztin könnte mir vielleicht etwas geben, vielleicht ein Antidepressivum; aber dann bin ich im Krankenhaus gelandet mit dem Gerinnsel in der Lunge, und sie haben meine Hormone abgesetzt. Das Einzige, was mir geblieben ist, sind die Schmerzmittel. Werden Sie mir die auch wegnehmen?«

»Das hatte ich nicht vor, ich glaube nur, wir müssen über Ihre Dosierung sprechen.« Bei ihrer ersten Sitzung hatte Toni berichtet, dass die ursprüngliche Menge an Schmerzmitteln irgendwann nicht mehr geholfen und sie daraufhin begonnen habe, allmählich immer mehr davon zu nehmen: zuerst Tabletten zu halbieren, dann ganze zu schlucken, schließlich doppelt so viele, wie sie hätte sollen, und mittlerweile genug, um sich an den Rand der Bewusstlosigkeit zu bringen. Ich sagte ihr, dass sie zwar die Schmerzmittel weiter nehmen könne, ich aber die Packungsgrößen beschränken würde.

»Aber ich brauche die Tabletten«, protestierte sie. »Mein Mann ist pensioniert, und ich muss arbeiten. Ich habe Migräne, zwei kaputte Knie und einen kaputten Rücken; irgendwas brauche ich, um mich über Wasser zu halten. Ich werde nicht zu viel nehmen, ich weiß, was ich tue.«

»Dann wissen Sie auch, dass diese Art von Medikament nicht für chronische Beschwerden gedacht ist«, entgegnete ich. Ich erinnerte Toni daran, dass solche Schmerzmittel auf Dauer aufhörten zu wirken, und dass sie, über einen längeren Zeitraum genommen, früher oder später nicht mehr darauf anspreche und die Dosis stetig erhöhen müsse, um die gewünschte Wirkung zu erzielen. Auch wenn Sie nicht direkt abhängig werden, fordern diese Medikamente dennoch ihren Preis. Sie verursachen Verstopfung und andere Verdauungsprobleme, und bei vielen Menschen führen sie auch zu sexuellen Funktionsstörungen.

»Oh«, meinte Toni, »das ist auch etwas, über das ich mit Ihnen reden wollte.«

Toni und ihr Mann hatten früher regelmäßig Sex, nun aber vergingen Wochen ohne körperliche Intimitäten, weil sie nicht mehr in der Lage war, genügend Erregung für einen befriedigenden Verkehr zu entwickeln. Ich fragte Toni, ob sie noch immer das Verlangen nach Sex habe, und sie antwortete, ja, das habe sie, aber auf Chucks Vorspiel reagiere sie nicht mehr so wie früher. Toni hatte es noch immer gern, wenn Chuck ihren Körper berührte, es verstärkte ihr Verlangen; allerdings endeten die Gefühle da, und zu einer ausreichenden Befeuchtung der Vagina kam es dann nicht mehr. Manchmal forderte sie ihn dann auf, trotzdem weiterzumachen, das Ergebnis war meist schmerzhaft für sie und für ihn im Nachhinein mit Schuldgefühlen befrachtet. Toni sagte dazu, Chuck sei der einzige Mensch auf der Welt, dem sie etwas bedeute, und sie finde es nicht fair, ihm allen Sex vorzuenthalten, nur weil sie deprimiert sei.

Ich habe gelernt, genau hinzuhören, wenn eine Patientin über Sex redet, denn Sie erfahren genauso viel, wenn nicht mehr, aus dem, was sie nicht sagt, wie aus dem, was sie sagt. Zahlreiche Frauen haben in meinem Sprechzimmer gesessen und mir erzählt, wie sehr es sie belaste, dass ihr Verlangen nicht mehr so stark sei wie früher, dass sie Erregung nicht mehr im gleichen Maße empfänden wie einst, oder sie nicht mehr so leicht zum Höhepunkt kämen, und mich bäten, ihnen etwas zu verschreiben, irgendetwas, das die sexuelle Vitalität wiederherstelle, die sie so vermissten. Und etliche dieser Frauen geben – nach ein paar gezielten Fragen und sanftem Bohren meinerseits – zu, dass nicht sie es seien, die die Situation als belastend empfänden, sondern ihre Ehemänner oder Partner, und dass es ihnen persönlich voll und ganz reichen würde, einmal im Monat Sex zu haben. Basta.

Bei Toni schien das allerdings nicht der Fall zu sein. Sie blickte mir fest in die Augen, als sie von ihren Erregungsstörungen berichtete, und ließ weder in ihren Worten noch anderweitig irgendeinen Hinweis darauf erkennen, dass es der Frust ihres Ehemanns sei, der sie zu ihrer Klage veranlasst hatte. Offensichtlich war Toni ehrlich betrübt über die Veränderungen in Bezug auf ihre Sexualität. Auch hielt ich es für wahrscheinlich, dass Chuck und sie mit gewissen logistischen Herausforderungen zu kämpfen hatten, vor denen alle außergewöhnlich korpulenten Menschen stehen. Geschlechtsverkehr ist zunächst einmal eine sportliche Betätigung und erfordert zumindest ein gewisses Maß an körperlicher Beweglichkeit. Wenn einer der Partner unter krankhaftem Übergewicht leidet, kann es schwierig sein, beide Körper in eine Position zu manövrieren, die ein hinreichend tiefes Eindringen ermöglicht, um den Partner oder gar beide zu stimulieren.

Doch wenn sie über Sex redete, erwähnte Toni keine Schwierigkeiten, die mit körperlicher Betätigung, Unbeholfenheit oder Unbeweglichkeit zu tun hatten. Sie war vielmehr davon überzeugt, dass ihre Depression ihre Erregungsstörung verursachte, ein Musterbeispiel für das »Den-Wald-vor-lauter-Bäumen-nicht-Sehen«, das mir bei vielen Patienten als Phänomen geläufig ist. Sie müssen kein Arzt sein, um sich, wenn Sie Toni ansehen, die Hindernisse vorzustellen, mit denen sie zu kämpfen haben muss, wenn sie mit ihrem Mann schlafen will. Sie war zu schwer, um laufen zu können, ohne dass ihr postwendend die Luft ausging, und sagte, dass jede Bewegung, bei der sie sich bücken oder drehen müsse, ihren Rücken mit Schmerzen peinige.

Toni illustrierte auf vollkommene Weise den weiblichen Hang, sexuelle Probleme zu psychologischen zu machen, auch wenn es massive Beweise dagegen gibt. Ich glaube, dass wir Frauen das tun, weil wir eine physische Erkrankung mehr fürchten als psychische Labilität. Wir bilden uns ein, mentalem Übel eher abhelfen zu können als körperlichem Leiden. Das Ergebnis ist, dass wir uns auf Selbsthilfe verlegen, uns auf unsere Einstellung und die äußeren Einflüsse konzentrieren, und dabei die machtvolle Chemie in unserem Innern ignorieren, die so tief greifenden Einfluss auf unsere Sexualität hat.

Ich war davon überzeugt, dass Tonis massive Gesundheitsprobleme zusammen mit dem hormonellen Auf und Ab der Menopause für ihre Sexualität eine weit größere Gefahr darstellten als ihre Depressionen (nichts vermag vaginale Trockenheit auch nur annähernd so effizient zu bewirken wie ein verminderter Östrogenspiegel). Im Regelfall verschreiben wir Frauen mit Hitzewallungen und Lubrikationsproblemen synthetisches Östrogen, aber bei Toni war das wegen ihrer Neigung zu Blutgerinnseln nicht möglich. Für sie mussten wir uns eine andere Lösung einfallen lassen, und wenn ich auch nicht glaubte, dass ihre Depressionen ihr Hauptproblem darstellten, so war sie selbst überzeugt davon – also mussten wir uns näher damit befassen.

Warum war Toni deprimiert? Sie könnten sich nun durchaus fragen, wie kann jemand knapp 140 Kilo wiegen und nicht deprimiert sein? Doch nicht so schnell: Genau genommen wäre es anmaßend davon auszugehen, dass ein übergewichtiger Mensch sich genauso wenig anziehend findet, wie Sie sich vielleicht finden würden, oder dass ihn sein Gewicht überhaupt stört. Unsere Gesellschaft macht keinen Hehl aus ihrer Verachtung für Korpulente, und manch einer von uns hat, ob er es sich nun eingesteht oder nicht, Vorurteile gegen Leute, die er für zu übergewichtig hält. Viel zu häufig nehmen wir an, dass die fragliche Person sich selbst ebenso sehr ablehnt wie wir und vergessen, dass wir für unsere eigenen Augen ganz anders aussehen als für die Menschen um uns herum.

Toni hatte sich tatsächlich nicht allzu sehr über ihr Aussehen beklagt. Aber sie hatte sich zu einer Zeit einen Magen-Bypass legen lassen, als dieser Eingriff noch viel weniger gebräuchlich war als heute, was heißt, dass ihr Gewicht ihr mindestens vor zwanzig Jahren zu schaffen gemacht haben muss. Sie sorgte sich wegen ihrer Gesundheitsprobleme und sprach oft davon, welche Furcht ihr die Embolie eingejagt hatte. Sie sprach auch über ihre jahrelangen Versuche abzunehmen, wobei sie die Bypassoperation immer wieder hervorhob. Sie kritisierte die Wirkungslosigkeit dieses Eingriffs, bei dem sie zwar zunächst knapp fünfzig Kilo abgenommen, dafür aber fast siebzig wieder draufgepackt habe. Sie können sich daher meine Überraschung vorstellen, als sie eines Tages zu mir kam und erklärte, sie denke darüber nach, sich einer zweiten Bypassoperation zu unterziehen.

Mich durchfuhr ein höllischer Schreck: Vor mir saß eine Frau, die sehr leicht auf dem Operationstisch sterben könnte. Ich nahm mich zusammen und fragte, warum sie einen solch schwierigen Eingriff in Erwägung ziehe, wo sie doch schon mit so vielen gesundheitlichen Problemen zu kämpfen habe.

»Weil ich einen Teil von dem hier loswerden möchte«, sie klopfte sich auf die Oberschenkel, »von diesem Fett hier, und die Operation wird das für mich erledigen.«

Ich hatte meine Zweifel. Zuerst einmal »erledigt« ein Magen-Bypass nichts für niemanden, es sei denn, der Betreffende ist willens, seine Ernährungsgewohnheiten umzustellen. Bei diesem Verfahren wird der Magen des Patienten drastisch verkleinert und der Verdauungsweg um einen Großteil des Dünndarms herumgeleitet, wobei sich die Fähigkeit des Betreffenden, Nährstoffe aus dem wenigen zu absorbieren, was er noch zu sich nehmen und verdauen kann, radikal verringert. Damit Toni nach ihrer ersten Bypassoperation wieder so viel Übergewicht hatte anhäufen können, musste sie sich ziemlich angestrengt haben, um den Eingriff zu unterlaufen, vermutlich indem sie jede Menge kalorienreicher Flüssigkeiten wie Fruchtsäfte, Eiscreme und Limonaden zu sich genommen und süße Dickmacher geknabbert hatte.

Außerdem wunderte mich, dass sie jemanden gefunden hatte, der bereit war, die Operation durchzuführen. Nun ist ein Magen-Bypass nicht so gefährlich wie eine Bypassoperation am Herzen, aber es kann trotzdem zu schweren Komplikationen kommen – einer potenziell tödlichen Leckstelle zum Beispiel, Blutungen oder einem Verschluss. Und bei einem krankhaft übergewichtigen Menschen erhöht sich das Risiko für jede einzelne dieser Komplikationen dramatisch.

Ich sagte Toni, sie könne, wenn sie es fertigbrächte, kleinere Portionen gesünderer Lebensmittel zu sich zu nehmen und sich ein sehr maßvolles Programm an sportlicher Betätigung aufzuerlegen – zweimal am Tag fünfzig Meter zu gehen würde für den Anfang bereits reichen –, die Operation vermeiden und mit der Zeit eine Menge Gewicht verlieren. Aber Toni winkte ab: Sie könne keinen Sport treiben wegen ihrer Knie. Als ich Schwimmen vorschlug, weil dies keine Gelenkbelastung darstellt, wandte sie ein, es müsse schon etwas sein, das sie ganzjährig betreiben könne, nicht nur im Sommer. Als ich das örtliche Hallenbad erwähnte, entgegnete sie, dass das Wasser dort zu kalt für sie sei. Und was die Sache mit den veränderten Essgewohnheiten betreffe, so esse sie bereits wie ein Vögelchen, noch weniger würde sie krank machen.

Sie sehen das Muster: Diese Frau war nicht willens, etwas zu unternehmen, um sich selbst zu helfen. Sie wollte ihr Übergewicht loswerden, allerdings nichts dazu beitragen, es zu reduzieren, sich allenfalls operieren lassen. Genauso wollte sie, dass ihre Knie aufhörten zu schmerzen, aber auch dafür wollte sie nichts tun, außer sich einer Operation zu unterziehen und Schmerzmittel zu nehmen. Sie kam zu mir, weil sie unter Angst, Depressionen und Erregungsstörungen litt, hatte jedoch nicht vor, daran etwas zu ändern. Sie zog es vor, Tabletten einzuwerfen – Hormone, Schmerzmittel, Antidepressiva – und ihr Unwohlsein auf diese Weise zu lindern.

Zufällig hatte ich ihr ziemlich zu Anfang der Therapie ein Antidepressivum verschrieben, das ihre Stimmung besserte. Außerdem verringerte es ihre Hitzewallungen und Migräneattacken, was man übrigens bei verschiedenen der neueren Präparate festgestellt hat. Sie sprach auf die Medikamente gut an und nahm sie, soweit ich es beurteilen konnte, für die Dauer der Therapie genau nach Vorschrift – worüber man nichts als froh sein konnte.

Nun, da ihr nur eine begrenzte Menge zur Verfügung stand, war Toni gezwungen, ihren Schmerzmittelkonsum zu drosseln; das wiederum wirkte sich positiv auf das Problem der Scheidentrockenheit aus. Die Antidepressiva stabilisierten ihre Stimmung, was besonders hilfreich war, als Tonis Mutter gegen Ende der Therapie verstarb. Toni nahm sich das unglaublich zu Herzen – vor allem wenn man bedenkt, dass ihre Mutter Ende achtzig und bereits seit geraumer Zeit leidend gewesen war. Obwohl sie nichts davon sagte, war klar, dass es zwischen beiden noch eine Menge offene Rechnungen gegeben haben musste, und die Sache wurde nicht besser dadurch, dass sie und ihr Bruder einen erbitterten Erbschaftsstreit ausfochten. Das war ein Abschnitt in unserer Beziehung, bei dem ich das Gefühl hatte, dass die Arbeit wirklich etwas brachte, denn die Themen, die Toni beschäftigten – Trauer, Kummer und das Gefühl des Verlassenseins –, sind bei einem Psychiater in guten Händen.

Aber an Tonis gesundheitlichen Problemen änderte sich nichts. Sie überstand die zweite Bypassoperation und nahm mehr als zwanzig Kilo ab, doch bis zum Ende der Therapie hatte sie das meiste davon wieder zugelegt. Ihr beginnender Diabetes hatte sich unmittelbar nach der Operation positiv entwickelt, ebenso ihre Fähigkeit, Erregung zu entwickeln, aber beide Probleme kehrten mit zunehmendem Gewicht zurück.

Womit wir wieder beim Thema sind: Tonis sexuelle Probleme waren medizinischer Natur, nicht psychisch bedingt. Ihre Erregungsstörung war direktes Ergebnis einer Kombination von Gesundheitsproblemen und den entsprechenden Medikamenten zu deren Behandlung.

Nehmen wir beispielsweise Tonis Diabetes. Diabetes ist eine wichtige Ursache für sexuelle Probleme. Ja, bei Männern sind Diabetes und Herz-Kreislauf-Erkrankungen die Hauptursachen für erektile Dysfunktionen. Wenn also ein Mann sich über Erektionsstörungen beklagt, ist der Arzt daher gut beraten, ihn zunächst auf diese beiden Leiden hin zu untersuchen. Und das Gleiche gilt für Frauen: Wenn eine Frau von Erregungsstörungen spricht, ist es klug, als Arzt sofort nach diesen beiden Ursachen zu forschen, und Toni hatte beide.

Diabetes hat Einfluss auf die Blutzirkulation, und diese ist nun einmal bei Männern und Frauen Hauptakteur der Erregungsfähigkeit. Wenn ein gesunder Mensch erregt wird, schießt das Blut in seine Geschlechtsorgane und bewirkt einen Blutstau in den dort verlaufenden Gefäßen. Beim Mann entsteht daraus die Erektion, bei Frauen ist die Folge, dass aus den Zellen der Geschlechtsorgane Flüssigkeit freigesetzt wird, die zur Befeuchtung der Scheide führt.

Diabetes aber hemmt die Zirkulation, so dass die Blutansammlung in den Gefäßen unter Umständen zu gering ausfällt, um bei einem Mann eine Erektion oder bei einer Frau die Produktion von genügend Vaginalsekret zu veranlassen. Bei Toni war es zweifellos so, dass eine schwer beeinträchtigte Zirkulation ihre Fähigkeit zur Produktion von Vaginalsekret einschränkte, und verschlimmert wurde das durch ihren niedrigen Östrogenspiegel. Da sie keinen Östrogenersatz einnehmen konnte, wäre es für sie am besten gewesen, die Blutzirkulation durch Abnehmen zu erleichtern, was sie, wenn auch kurzfristig, nach dem zweiten Bypass schließlich auch tat. Der Umstand, dass die Produktion von Scheidensekret nach der Operation – zwar schwach, aber doch merklich – wieder zunahm, sprach sehr dafür, dass ihr gewichtsbedingter Diabetes tatsächlich Teil des Problems war. Allerdings bringt Übergewicht bei Frauen häufig ohnehin Depressionen und sexuelle Funktionsstörungen hervor, und so war Toni nicht mehr in der Lage, auf die Berührung durch ihren Mann mit einem für einen befriedigenden Beischlaf hinreichenden Maß an Erregung zu reagieren.

Toni war eine Patientin mit zahlreichen Gesundheitsproblemen – die meisten davon, wenn nicht gar alle, hatte sie selbst zu verantworten –, die sich in Kombination mit den Arzneimitteln, die sie zur Linderung ihrer Symptome einnahm, ihr durch die Menopause bedingtes Erregungsproblem drastisch zuspitzten. Ich will damit nicht sagen, dass Toni keine psychischen Probleme hatte; sie litt unter depressiver Verstimmung und Ängsten, von ihrer lähmenden Das-kann-ich-nicht-Haltung gar nicht zu reden. Was ich damit sagen will, ist lediglich, dass die primäre Ursache für ihre sexuellen Funktionsstörungen ihre ramponierte Gesundheit war und nicht ihre Psyche.

### *Krankheiten, die sexuelle Funktionsstörungen mit sich bringen können*

Es gibt eine Menge Krankheiten und Gesundheitsprobleme, die ebenso wie die Medikamente, die zu ihrer Behandlung verordnet werden, das sexuelle Erleben beeinträchtigen können.

Diabetes ist eine der **Erkrankungen des endokrinen Systems**, die das Geschlechtsleben eines Menschen aus dem Lot bringen kann, Schilddrüsenstörungen eine andere. Die Schilddrüse ist ein kleines schmetterlingsförmiges Gebilde in der Halsregion zwischen Kehlkopf und Schlüsselbein. Sie schüttet ein Hormon aus, das den Stoffwechsel und andere Körperfunktionen reguliert. Setzt die Schilddrüse nicht genügend Hormon frei – man bezeichnet diesen Zustand als Hypothyreoidismus –, so werden Zellen im ganzen Körper zu schlechten Energieverwertern, das heißt, die Zellen werden zu träge, um Funktionen wie sexuelles Verlangen, Erregung und Orgasmen zu aktivieren. Auf der anderen Seite der Skala steht das Extrem Hyperthyreoidismus, bei dem zu viel Hormon produziert wird und der zu einem beschleunigten Stoffwechsel, Nervosität, Ermüdungserscheinungen, Schlaflosigkeit, Herzrhythmusstörungen und Depressionen führt. Neben Schilddrüsenstörungen gibt es noch eine Reihe anderer Krankheiten des endokrinen Systems, die unsere Sexualfunktionen außer Gefecht zu setzen vermögen, darunter polyzystische Veränderungen an den Eierstöcken und Erkrankungen der Hypophyse und der Nebennieren.

Auch zahlreiche **neurologische Störungen** können die Sexualität in Mitleidenschaft ziehen. Ein Beispiel ist die multiple Sklerose, eine progressive Erkrankung des Zentralnervensystems. Bei multipler Sklerose werden die Myelinscheiden, die die Neuronen – die Nervenzellen des Gehirns – und ihre Fortsätze umgeben, allmählich zerstört. Diese dicht gepackte Fettschicht begünstigt die rasche Weiterleitung von elektrischen Signalen, ihre Zerstörung hindert das Gehirn folglich daran, seine lebenswichtigen Signale im ganzen Körper in richtiger Stärke an die richtige Stelle zu bringen; davon betroffen sind unter anderem auch die Geschlechtsorgane. Menschen mit multipler Sklerose brauchen häufig länger, bis sie erregt werden, haben ein vermindertes sexuelles Verlangen und veränderte Orgasmenmuster. Auch verschiedene andere Symptome der multiplen Sklerose können sich negativ auf das sexuelle Befinden auswirken: Müdigkeit, Muskelkrämpfe, ein vermindertes Empfindungsvermögen in den Händen und im Gesicht, eine veränderte Darm- und Blasentätigkeit sowie Depressionen.

Weitere neurologische Erkrankungen wie die Parkinson'sche Krankheit und verschiedene Anfallsleiden oder Epilepsien haben ebenfalls Einfluss auf die Sexualfunktionen, ebenso Nervenschäden, verursacht beispielsweise durch chirurgische Eingriffe, Verletzungen oder mechanischen Druck aufgrund eines wachsenden Tumors.

**Herz-Kreislauf-Erkrankungen** können Ihre Sexualität in Mitleidenschaft ziehen, wenn auch vielleicht auf andere Weise als Sie erwarten würden. Ein Herzinfarkt heißt nicht, dass Sie jetzt und für alle Zeit auf Sex verzichten müssen. Er heißt nur, dass Sie sich Zurückhaltung auferlegen sollten, wenn Sie damit wieder anfangen, und der Versuchung zu temperamentvollen Experimenten und Positionen widerstehen, bis Sie vollständig genesen sind. Eine Herzinsuffizienz aber kann Ihre Sexualfunktionen empfindlich einschränken: dann nämlich, wenn artherosklerotische Ablagerungen Ihre Gefäße zu verstopfen beginnen und ein rascher Blutdurchstrom nicht mehr gewährleistet ist. Ihre Geschlechtsorgane sind auf eine hinreichende Durchblutung angewiesen, wenn sie genügend Vaginalsekret produzieren sollen. Und wenn Ihre Arterien verstopft sind, gelangt nicht genügend Blut dahin, wo Sie es brauchen.

Zu **Autoimmunkrankheiten** wie systemischem Lupus erythematodis und rheumatoider Arthritis kommt es, wenn Ihr Immunsystem in Unordnung gerät und Teile Ihres Körpers fälschlicherweise für einen eingedrungenen Fremdorganismus oder eine Fremdsubstanz hält und entsprechend angreift. Solche Krankheiten führen zu Entzündungen, die sich unter anderem auch auf Ihre Sexualfunktionen auswirken.

**Infektionen** sind als Ursachen sexueller Dysfunktionen wohl am bekanntesten, wobei sexuell übertragene Infektionen zu den schlimmsten Leiden dieser Art gehören. Die entsprechenden Erreger können Ihnen weit mehr bescheren als eine Störung Ihrer sexuellen Funktionen – beispielsweise können sie Sie unfruchtbar werden lassen, was sie besonders bösartig macht wie etwa entzündliche Unterleibserkrankungen, die aus einer Infektion der Geschlechtsorgane resultieren können. Die Erreger können sich auf Gebärmutter und Eierstöcke ausbreiten und dort Entzündungen und Vernarbungen verursachen, die unter anderem Unfruchtbarkeit, Abszesse, chronische Unterleibsbeschwerden sowie die Tendenz zu Eileiter- oder Bauchhöhlenschwangerschaften nach sich ziehen können. Angaben der National Institutes of Health zufolge stellen Unterleibsentzündungen in den USA die häufigste vermeidbare Ursache für Unfruchtbarkeit dar. Weitere Infektionen, die sich nachteilig auf die Sexualfunktion auswirken, sind Gonorrhö, Syphilis, Chlamydieninfektionen, Genitalwarzen, Trichomoniasis (eine Infektion mit einem einzelligen Organismus namens *Trichomonas vaginalis*), Infektionen mit dem menschlichen Papillomavirus HPV, Herpes, sowie das Immunschwächevirus HIV.

## *Medikamente und andere pharmazeutische Präparate, die zu sexuellen Dysfunktionen führen können*

Bei mehr als hundert Arzneimitteln hat man zeigen können, dass sie die Sexualfunktionen stören können, aber wahrscheinlich sind es mindestens dreimal so viele. Allein die Psychopharmaka sind für ein Gutteil an Problemen verantwortlich.

Die Götter der Ironie konnten es nicht lassen, und so kann es passieren, dass **gering dosierte orale Verhütungsmittel** oder **Minipillen** das sexuelle Verlangen dämpfen. Wenn eine Frau Östrogen einnimmt, erhöht dies ihren Spiegel an Sexualhormon bindendem Globulin (SHBG) im Blut. Testosteron ist eines der Hormone, die an SHBG binden; wenn also mehr Östrogen ins Blut gelangt, kann mehr Testosteron an SHBG binden, und das sexuelle Verlangen lässt nach (der Körper kann nur freies, ungebundenes Testosteron verwerten). Das Gleiche kann bei einer Hormonersatztherapie geschehen, wenn Sie das Östrogen aber in Form eines Pflasters bekommen, sind Sie auf der sicheren Seite: Zu der testosteronabziehenden Wirkung kommt es nur, wenn Östrogen oral eingenommen wird, nicht wenn der Körper es über die Haut aufnimmt.

**Selektive Serotonin-Wiederaufnahmehemmer** (SSRI) werden gegenwärtig am häufigsten Menschen verschrieben, die unter Depressionen leiden, nicht selten aber auch Personen mit Angststörungen, und sie sind berüchtigt dafür, dass sie das sexuelle Befinden beträchtlich schädigen können. Bei Depressionen ist die Menge des Neurotransmitters Serotonin im Gehirn herabgesetzt. Serotonin-Wiederaufnahmehemmer bewirken, dass der Neurotransmitter nach seiner Ausschüttung den Bruchteil einer Millisekunde länger in dem Spalt zwischen zwei Nervenzellen verbleibt, damit der Körper ihn effizienter absorbieren und nutzen kann. Sowohl bei Männern als auch bei Frauen können SSRI allerdings das sexuelle Verlangen dämpfen, die Erregung verlangsamen, und es erschweren oder gar unmöglich machen, einen Orgasmus zu bekommen.[1] Viele der am häufigsten verschriebenen Antidepressiva sind Serotonin-Wiederaufnahmehemmer, darunter Fluoxetin (Präparatname Prozac®), Citalopram (Celexa®), Escitalopramoxalat (Lexapro®), Fluvoxaminmaleat (Luvox®), Paroxetin (Paxil® und Paxil C-R®) und Sertralin (Zoloft®). Bupropion, im Handel erhältlich unter den Bezeichnungen Wellbutrin®, Wellbutrin-SR® und Wellbutrin-XL®, bekämpft Depressionen nachweislich wirkungsvoll, ohne die Sexualfunktionen zu beeinträchtigen, in manchen Fällen scheint es sie sogar zu erhöhen.

Auch Angst lösende Medikamente, so genannte **Anxiolytika**, können sich negativ auf das sexuelle Befinden auswirken. Benzodiazepine, eine viel verschriebene Klasse von Anxiolytika, wirkt je nach Dosierung hemmend oder fördernd auf die Sexualfunktionen. Geringe Dosen an Benzodiazepinen können zum Beispiel Männern helfen, die aufgrund ihrer Ängste Probleme haben, eine Erektion zu bekommen und beizubehalten, oder Männern und Frauen, die durch ihre Angst vor sexuellen Beziehungen daran gehindert werden, Verlangen zu empfinden. Höhere Dosierungen aber können unerwünschte Nebenwirkungen mit sich bringen, so etwa eine Herabsetzung des Verlangens und der Orgasmusfähigkeit, schmerzhaften Geschlechtsverkehr (Dyspareunie) bei Frauen und Ejakulationsstörungen beim Mann. Zu den bekanntesten Benzodiazepinen gehören Diazepam (im Handel als Valium®), Alprazolam (Xanax®), Chlordiazeperoxid (Librium®), Clonazepam (Klonopin®) und Lorazepam (Ativan®).

Hinzu kommen viele andere Arzneimittel, die nicht der Behandlung psychischer Probleme dienen: Antihypertensiva (Blutdruck senkende Mittel), Steroide (die zur Behandlung von so gut wie allem, von schweren Insektenstichen und anderen Hautreaktionen bis hin zu Autoimmunkrankheiten und Entzündungen, verwendet werden), Histamin-2-Rezeptorenblocker (zur Behandlung von Refluxkrankheit und Verdauungsproblemen) und natürlich Schmerzmittel. Zum Zeitpunkt der Entstehung dieses Buches hat es allerdings den Anschein, als hätten wenigstens die cholesterinsenkenden Medikamente keinen störenden Einfluss auf die Sexualfunktionen (wer sagt's denn – es gibt auch gute Nachrichten).

## *Lidia: Die nächstliegende Diagnose muss nicht die richtige sein*

Lidia habe ich bei den Vorgesprächen für eine Studie über das Antidepressivum Bupropion und seine Wirkung auf die Sexualfunktionen kennen gelernt (siehe Seite 343). Sie war 33 Jahre alt, hatte das College besucht und war zu jener Zeit Hausfrau und Mutter von drei Kindern im Alter von drei, fünf und sieben Jahren. Sie war US-amerikanische Staatsbürgerin kolumbianischer Herkunft und als Achtzehnjährige in die Vereinigten Staaten gekommen, um aufs College zu gehen. Dort war sie Hugo begegnet, einem Informatiker aus einem höheren Semester, mit dem sie inzwischen seit neun Jahren verheiratet war

Das Erste, was mir an Lidia auffiel, waren ihre dunklen, ruhigen Augen. Manchmal verstreicht eine ganze Sitzung, ohne dass der Patient mich auch nur einmal angeblickt hat. Bei Lidia war das anders. Sie saß ruhig auf ihrem Stuhl, die Füße über Kreuz, die Hände gefaltet, und sah mir direkt in die Augen.

»Ich hoffe, dass Sie mir helfen können«, sagte sie. »Mein Mann hat Ihre Anzeige gesehen und mir von Ihrer Studie erzählt. Er ist ein wirklich guter Ehemann – er hat mich nicht gedrängt herzukommen, überhaupt nicht –, aber er weiß einfach nicht mehr, was er mit mir machen soll, und ich weiß es auch nicht.«

»Wo liegt Ihrer Ansicht nach das Problem?«, fragte ich.

»Ich habe mich verändert«, gab sie zurück. »Nichts Plötzliches, es geht schon eine ganze Weile. Aber ich bin anders als früher, und ich glaube, es liegt daran, dass ich deprimiert bin.«

»Inwiefern sind Sie anders?«

»Es ist mein sexuelles Verlangen … ich habe einfach nie mehr Lust. Schon lange nicht mehr.«

»Wann ist Ihnen die Veränderung aufgefallen?«

»Nachdem David auf der Welt war. Er ist drei, woraus Sie ersehen können, wie lange das schon geht. Nach der Geburt mussten wir eine Weile warten, bis wir uns wieder lieben konnten. Und Hugo konnte es kaum abwarten, sagte Sachen, wie ›Nur noch drei Wochen‹, ›Nur noch sechs Tage‹, solche Dinge. Und eines Nachts dreht er sich im Bett zu mir und sagt: ›Okay, Lidia, jetzt dürfen wir wieder‹, und er fängt an, na ja, Sie wissen schon, wie man so anfängt; und ich liege da, und mir wird plötzlich klar, dass ich eine sehr, sehr lange Zeit nicht an Sex gedacht habe – nicht nur Monate, sondern Jahre nicht. Ich hatte gerade aufgehört, James zu stillen, als ich mit David schwanger wurde; damals habe ich auch nicht viel an Sex gedacht, Hugo schon.« Sie hielt inne und lächelte traurig.

»Und so ist es seither geblieben. Mein Mann hat sich nicht verändert. Je mehr Sex er bekommen kann, desto glücklicher ist er. Er ist wirklich ein guter Mann, und wir kommen prima miteinander aus. Die Ehe ist demnach, glaube ich, nicht das Problem. Die Kinder machen wohl eine Menge Arbeit, aber das ist normal, nehme ich an, oder? Arianna und James gehen inzwischen beide zur Schule, sind also nicht einmal den ganzen Tag zu Hause. Und sie sind liebe Kinder, ich habe überhaupt keinen Ärger mit ihnen.

Zuerst dachte ich, es sei das Baby. Drei Kinder machen eine Menge mehr Arbeit als zwei, jeder hat es mir gesagt, und jeder hatte Recht. Als David auf der Welt war, hatte ich drei Kinder unter vier Jahren, und ich war wirklich müde, also dachte ich, daran läge es. Aber es hat nicht aufgehört. Und die ganze Sache mit meiner Tante hat mir den Rest gegeben.«

»Was ist mit Ihrer Tante?«

»Es ist keine schöne Geschichte.«

»Ich würde sie gern hören.«

»Meine Tante Blanca, die Schwester meiner Mutter, war Richterin in der Stadt, in der ich aufgewachsen bin. Dort, wo ich herkomme, ist es für eine Frau nicht leicht, ein solches Amt auszuüben. Doch meine Tante war nicht wie andere Frauen. Sie und mein Onkel Ernesto waren etwas Besonderes. Er war still, aber sehr gebildet, sehr klug. Und sie war auch ruhig, aber zäh, wirklich zäh. An den Wochenenden nahm sie mich immer mit in die große Bibliothek, sie besorgte mir einen Ausweis und half mir, Bücher auszusuchen, damit ich selbstständig denken lernte. Ihretwegen bin ich hierher aufs College gegangen. Ihretwegen bin ich, wer ich bin. Sie hatten keine Kinder, so war ich mehr Tochter als Nichte. Sie war sehr, sehr gut zu mir, und ich habe sie sehr lieb gehabt.

Ein paar Wochen bevor David geboren wurde, rief mein Cousin aus Cali an. Er sagte mir, dass meine Tante Blanca verschwunden sei. Ihr Auto stand noch auf dem Parkplatz, sie müssen ihr also aufgelauert haben, als sie am Abend nach der Arbeit heimgehen wollte. Sie war einfach so verschwunden. Niemand hat mehr etwas von ihr gehört.«

Die Familie war in heller Aufregung. Lidias Eltern und Cousins riefen zu jeder Tages- und Nachtzeit an; immer wenn das Telefon klingelte, schlug Lidia das Herz bis zum Hals. Davids Geburt brachte ein bisschen Licht in die Familie, aber Lidias Freude war getrübt, und kurze Zeit später war sie wieder zu Hause in der heimischen Tretmühle mit einem Zweijährigen, einem Vierjährigen und einem Neugeborenen.

Zwei Monate lang klammerte sich die Familie an jedes Fünkchen Hoffnung. Dann klingelte eines Nachmittags das Telefon, und Lidia erfuhr, dass man die Leiche ihrer Tante gefunden hatte. Sie weinte die ganze Nacht hindurch, hörte erst auf, als das Baby morgens um vier trinken wollte. Es war der schlimmste Schmerz, den sie je empfunden hatte.

»Ich bin nicht mehr dieselbe, seit meine Tante tot ist. Ich habe mich über Depressionen schlau gemacht, und es scheint alles zu passen: Ich bin oft traurig, und manchmal träume ich von ihr und wache mit dem Gefühl auf, dass sie noch lebt. Aber dann fällt mir wieder ein, dass sie tot ist, und in mir macht sich dieses schreckliche Gefühl breit. Als ich daher von Ihrer Studie erfahren habe, dachte ich, dass ich vielleicht hierher passen würde.«

Ich betrachtete Lidia aufmerksam und sah eine attraktive, sehr gepflegte junge Frau. Ihre Kleider waren sauber, und ihre Stimme, die sie mit großem Ausdruck hob und senkte, hatte so gar keine Ähnlichkeit mit der teilnahmslosen, monotonen Sprache, die einen deprimierten Gemütszustand häufig verrät. Sicher, sie war traurig, aber war es Trauer oder Depression, was sie plagte? Trauer ist typischerweise zeitlich begrenzter und wird durch ein benennbares Ereignis oder einen Verlust ausgelöst. Die mehrere Jahre zurückliegende Ermordung von Lidias Tante kam sicher als Trauerauslöser in Frage, man könnte also die Ansicht vertreten, dass Lidia eine lang anhaltende Trauerphase durchmachte. Wobei allerdings das Vorliegen eines Trauerauslösers eine Depression auch nicht ausschloss. Hinzu kam, dass ein vermindertes sexuelles Verlangen bei Frauen zur Symptomatik von Depressionen gehört, und das war schließlich Lidias Hauptsorge gewesen.

Mir schien, dass Lidia die Depressionskriterien hinreichend erfüllte, und so nahm ich sie in die Studie auf, die mindestens drei Monate dauern sollte. Die Teilnehmer hatten jeden Tag eine Tablette einzunehmen – entweder Bupropion oder ein Placebo (eine Tablette, die genau wie das getestete Medikament aussieht, aber nicht mehr medizinisch wirksame Inhaltsstoffe hat als ein Drops) –, sich zu bestimmten Zeiten bei einer Assistentin einzufinden, die ihre Vitalfunktionen überprüfte und fragte, wie sie sich fühlten, und in manchen Fällen ein Tagebuch zu führen, in dem sie alle Reaktionen festhielten, die sie auf das Medikament zeigten oder zu zeigen glaubten, unter anderem im Hinblick auf Stimmungsschwankungen, Angstgefühle und ihre Sexualfunktionen. Das Ganze war eine Doppelblindstudie, was hieß, dass weder die Teilnehmer, die die Tablette eingenommen hatten, noch die Organisatoren der Studie wussten, wer das Medikament bekommen hatte und wer ein Placebo, und dieses auch erst wissen würden, wenn alle Teilnehmer die Studie beendet hatten. Doppelblindstudien mit Placebos als Kontrolle sind experimenteller Standard in der Wissenschaft, denn damit haben wir die beste Garantie, dass weder diejenigen, die die Präparate nehmen, noch diejenigen, die die Probanden untersuchen, durch ihre unbewusste oder wie auch immer geartete Einstellung zu der untersuchten Substanz beeinflusst werden. Darüber, ob Lidia das Medikament einnahm oder ein Placebo, würden sie und ich im Dunkeln tappen, bis die gesamte Studie beendet wäre, und das konnte Jahre dauern.

Als Lidia ihren Teil der Studie hinter sich hatte, sagte sie, sie fühle sich nicht schlechter, könne aber auch nicht das Gegenteil behaupten. Ich ging davon aus, dass sie vermutlich das Placebo bekommen hatte, und bot deshalb an, ihr das echte Bupropion zu verschreiben. Sie wollte es versuchen. Im Laufe des folgenden Monats meinte sie, sie habe den Eindruck, dass sich ihr Zustand ein wenig verbessert habe, und wolle es mit dem Medikament weiter probieren. Für mich aber zeigte sie nicht den Grad an Besserung, den ich erwartet hätte, wenn sie wirklich unter einer klinisch manifesten Depression gelitten hätte.

Wenn das Befinden eines Patienten sich im Laufe einer Studie nicht deutlich verändert, Sie den Eindruck haben, dass das daran liegt, dass er eine der Kontrollpersonen gewesen sein muss, die das Placebo erhalten haben, Sie ihm daraufhin das Präparat verschreiben und sich daraufhin immer noch nichts tut, dann nehmen Sie sich den Fall noch einmal vor und suchen nach etwas anderem.

Das Ende von Lidias Schwangerschaft war mit der Entführung ihrer Tante zusammengefallen, und Lidia selbst hatte eine Verbindung zwischen dem Verschwinden ihrer Tante und dem Verlust ihres Verlangens gesehen. Ihre Theorie war plausibel: Der Mord an ihrer Tante war ein furchtbares Unglück für die Familie, und sexuelle Appetitlosigkeit ist bei Menschen, die schwere emotionale Belastungen durchgemacht haben, nichts völlig Unbekanntes. Aber Lidias Verhaltensweisen passten nicht zu jemandem, der unter einer klinisch manifesten Depression litt: Sie ging liebevoll mit ihrem Mann um, organisierte den Haushalt und versorgte ihre Kinder, die ihr, wie sie mir bei zahllosen Gelegenheiten sagte, ein steter Quell der Freude waren. Allein dass sie mit dem Begriff »Freude« etwas anfangen konnte, ja imstande war, sie zu empfinden, sagte mir, das Lidia nicht deprimiert im klinischen Sinne war – voller Trauer und verletzt vielleicht, aber keinesfalls deprimiert.

Ich ließ verschiedene Untersuchungen machen, und als ich mir die Ergebnisse ansah, fiel mir etwas auf: Mir schien, dass Lidias Testosteronspiegel für eine Frau von 33 Jahren relativ niedrig war. Falls ich ein bisschen vorsichtig klinge, so deshalb, weil ich immer vorsichtig bin, wenn ich Frauen und Testosteron in einem Atemzug nenne, und erst recht, wenn ich sie in der Realität zusammenbringe. Tatsache ist, dass wir nicht über verlässliche Daten zum Testosteronspiegel bei Frauen verfügen. Es gibt zwar Leitlinien, die uns den Normalbereich bei Frauen in verschiedenen Lebensstadien nennen, aber wir haben einfach keine handfesten Erkenntnisse, aufgrund deren wir wissen, wie viel Testosteron eine Frau mit achtzehn Jahren haben sollte und wie viel mit fünfundzwanzig, vierzig oder sechzig. Doch selbst unseren spärlichen Informationen zufolge war Lidias Testosteronspiegel extrem gering für eine Frau, die sich noch auf der Höhe ihrer sexuellen Tatkraft befand. Mir schwante, dass Lidias Trauer um ihre Tante zwar real war, dass aber ihr empfindlich geschmälertes Verlangen nicht auf das emotionale Trauma zurückzuführen war, sondern auf einen Mangel an Testosteron.

Ich erklärte Lidia, ich würde sie gern mit Testosteron behandeln, müsse dies aber, da die FDA dessen Einsatz bei Frauen noch nicht zugelassen habe, auf experimenteller Basis tun. Sie war sofort dafür, und wir entschieden uns für ein Gel, das sie außer im Genitalbereich überall auf die Haut auftragen konnte. Der größte Unsicherheitsfaktor bei der Therapie war die Frage, wie viel Gel wir verwenden mussten, denn die Hormonkonzentration in dem Mittel war auf Männer eingestellt, und wir würden sicher eine Weile herumprobieren müssen, bis wir die richtige Dosierung gefunden hatten. Wenn ich Frauen mit Testosteron behandle, ziehe ich ein Gel jeder Tablette oder Spritze vor, weil ich auf diese Weise die Dosierung sehr viel besser kontrollieren kann. Wenn Sie eine Injektion bekommen, dann ist die Substanz in Ihrem Körper, und es gibt nichts, was Sie tun könnten, außer zu warten, bis sie sich durch Ihren Organismus gearbeitet hat. Ist die Dosierung zu gering, so können Sie immer noch mehr geben, doch wenn Sie zu hoch ist, dann müssen Sie ein Ergebnis ausbaden, das vielleicht nicht in Ihrem Sinne ist. Wie im siebten Kapitel bereits erwähnt, entwickelt eine Frau, deren Testosteronspiegel über dem Normalen liegt – was immer das heißen mag –, unter Umständen einen veritablen Hirsutismus, und ihr sprießen Haare an Körperpartien, wo sie normalerweise Männern wachsen (im Gesicht, auf dem

Rücken und am Gesäß); oder sie stellt fest, dass ihre vorhandene Behaarung plötzlich dunkler und dichter wird. Vielleicht wird auch ihre Stimme tiefer, und ihre Klitoris vergrößert sich (allerdings gibt es noch keine Hinweise darauf, dass sie aufhören wird, nach dem Weg zu fragen). Einige dieser Symptome werden mit dem wieder sinkenden Testosteronspiegel des Körpers abklingen, aber bei manchen klappt das nur, wenn man sie früh genug bemerkt.

Deshalb ziehe ich es vor, mit einem Gel zu arbeiten: Die Patientin hat die Möglichkeit zu kontrollieren, wie viel sie auf die Haut aufträgt und wie häufig, und wenn sie dabei auf die Reaktion ihres Körpers achtet – und ihrer Ärztin davon berichtet –, kann man eine Dosierung ausarbeiten, die den gewünschten Erfolg ohne die unerwünschten Nebenwirkungen bringt. Allerdings bleibt zu Beginn der Behandlung ein Element der Unsicherheit – es ist kein alles oder nichts: Man muss als Arzt den Cholesterin- und Testosteronspiegel zusammen mit den körperlichen Reaktionen des Patienten genau beobachten, um die richtige Dosierung zu ermitteln.

Mehr und mehr amerikanische Frauen freunden sich mit einer experimentellen Testosterontherapie an und geben ihre Einwilligung zu einer Behandlung mit Gelpräparaten, die auf Männer zugeschnitten wurden. Sie wissen, dass die Behandlung noch der Zulassung seitens der FDA bedarf, aber auch, dass damit in nächster Zukunft zu rechnen ist, und sie sind bereit, das Risiko einzugehen. Vielleicht müssen sie das nicht mehr lange: Zu dem Zeitpunkt, da ich das hier schreibe, befindet sich in Amerika ein Testosteronpflaster für Frauen in der Erprobungsphase; zu dem Zeitpunkt, da Sie dies lesen, flimmert es vielleicht schon durch die Fernsehwerbung und bleibt Ihnen im Gedächtnis haften (vielleicht auch auf Ihrem Bizeps). Manche Frauen verwenden außerdem schon heute DHEA (Dehydroepiandrosteron), ein Steroidhormon, dass in der Nebennierenrinde aus Cholesterin gebildet wird und die Vorstufe von Testosteron und Östrogen bildet. Manche Leute behaupten, dass DHEA unter anderem sexuell appetitanregend wirke, während andere dies bestreiten. Bei uns hierzulande ist das Prohormon in bestimmten Drogerieketten rezeptfrei erhältlich, in anderen Ländern nicht, doch ich würde jedem empfehlen, sich mit beiden Lagern der DHEA-Debatte auseinander zu setzen, bevor er es einnimmt. Wir verfügen über keine ausreichenden Informationen, um eine Einnahme befürworten zu können, da es wie jedes Steroid risikobehaftet ist.

Lidia sprach auf die Testosterontherapie gut an, ihre Libido erholte sich dermaßen, dass sie es genoss, mehrmals wöchentlich mit ihrem Mann zu schlafen – ein enormer Fortschritt gegenüber ihrem Befinden in den Jahren zuvor. Es sollte hier nicht verschwiegen werden, dass ihr Verlangen nicht wieder den Elan ihrer Jugendzeit erreichte, aber das war schließlich nicht das Ziel gewesen. Was Lidia gewollt hatte, war, sich wieder am Sex zu erfreuen, Verlangen zu spüren, und diese Fähigkeit hat das Testosteron ihr zurückgegeben.

Lidia blieb noch mehrere Monate nach der Studie meine Patientin, so dass ich ihre weitere Entwicklung unter dem Einfluss von Testosteron beobachten konnte. Als wir beide mit ihrem Befinden zufrieden waren, ging sie zurück zu ihrem Hausarzt, der fortan ein Auge auf sie haben würde. Für mich war dieser Fall ein besonders zufriedenstellender, denn hier hatte ich mich mit einer Patientin verbündet, um gute Medizin zu leisten: Wir hatten eine Studie als Ausgangspunkt und nicht als Ziellinie genommen, eine penibel eingestellte Hormondosis angewendet, um Lidias Sexualität neues Leben einhauchen und sie von der Sorge befreien können, dass diese durch ihre Trauer nicht wieder gutzumachenden Schaden erlitten hatte.

Es ist die aufkeimende Selbsterkenntnis bei einem Patienten oder einer Patientin, die meine Arbeit so unerhört erfreulich macht. Dieser Ausdruck auf ihrem Gesicht, wenn ihr aufgeht: Nein, das ist gar nicht nur in meinem Kopf, es ist in meinem Körper, meinem Blut, meinen Knochen – *und ich kann daran etwas verbessern.* Keine Frage: Nicht alle Patienten bringen die Courage und den Willen auf, das auch zu tun; das haben wir an Toni gesehen. Aber die meisten Menschen, die ich behandle, beenden unsere gemeinsame Arbeit mit einem gewissen Gefühl der Selbsterkenntnis, und zwar deshalb, weil sie ihr Ich, Körper und Seele, auf den Prüfstand gestellt haben, um die Dunkelheit in seinem Innern zu erhellen, die sie und jeden von uns so menschlich macht.

Für den oberflächlichen Betrachter hatte Lidia allen Grund, deprimiert zu sein: Eine Verbrecherbande hatte eine geliebte Verwandte entführt und mit unaussprechlicher Brutalität ermordet, ein Unglück, das zeitlich mit der Geburt von Lidias drittem Kind zusammenfiel. Sie war mit drei kleinen Kindern allein zu Hause, nichts konnte sie von ihrer Trauer und ihrem Verlust ablenken. Bei der Suche nach dem Schuldigen war eine Depression eine logische Erklärung – warum also weitersuchen?

Weil sie nicht der wahre Schuldige war. Sie war die am nächsten liegende Erklärung, und sie war falsch. Genau das hat mein Lehrer vor so langer Zeit gemeint, als er sagte: Wenn Sie Hufe hören, denken Sie an ein Pferd, aber wenn Sie Streifen sehen, seien Sie offen dafür, dass es ein Zebra sein könnte. Wieder und wieder lernen wir, dass ein Problem unter Umständen aus vielen Elementen besteht und dass die logischste Schlussfolgerung nicht unbedingt die richtige sein muss. Wenn eine Frau zu mir kommt, bekümmert über ihr Leben im Allgemeinen und ihr Geschlechtsleben im Besonderen, müssen wir einen Schritt zurücktreten, das Bild in seiner Gesamtheit betrachten und dann die Einzelheiten und ihren Bezug zum Leben dieser Frau untersuchen, um einen Weg zu finden, ihr zu helfen: dieser speziellen Frau mit diesem speziellen Partner, mit diesen Kindern, dieser Erziehung, dieser Geschichte und dieser religiösen Überzeugung in dieser Kultur und in diesem Augenblick. Kein Buch wird uns sämtliche Antworten geben. Wir müssen auf die Frauen selbst blicken, und zwar so lange, bis wir sie wirklich sehen, jede einzelne. Und wir sollten nie zu ihnen sagen: »Tja also, in den Lehrbüchern steht nichts, was zu Ihrer Beschreibung passen würde; Sie werden das wohl durchstehen müssen.«

Ich halte so etwas für lächerlich. Wenn wir etwas finden, das einer Frau helfen kann, dann sollten wir ihr das anbieten, und sie kann es annehmen oder darauf verzichten. Darin sind wir ziemlich gewieft, wir können mit Alternativen umgehen.

## *Könnte es trotzdem Ihr Körper sein?*

Werfen Sie einmal einen genauen Blick auf Ihre Sexualität in ihrer Gesamtheit, haben Sie dabei Ihre physische Gesundheit ebenso im Auge wie Ihr psychisches Wohlbefinden.

1. Leiden Sie unter einer chronischen Krankheit (Diabetes, Epilepsie, Herzinsuffizienz), die Ihre Libido oder Ihre Sexualfunktionen beeinträchtigt oder beeinträchtigen könnte? Haben Sie darüber mit Ihrem Arzt gesprochen? Wenn nicht: Warum nicht?

2. Nehmen Sie irgendwelche Medikamente (Antidepressiva, Blutdruck senkende Präparate oder Anxiolytika), die Ihre Libido oder Ihre Sexualfunktionen beeinträchtigen können? Wenn ja: Haben Sie darüber mit Ihrem Arzt gesprochen? Wenn nicht: Warum nicht?

3. Versuchen Sie, gesund zu werden oder gesund zu bleiben, indem Sie Ihren Kaffee- und Alkoholkonsum begrenzen?

4. Ist Ihnen irgendetwas widerfahren, von dem Sie glauben, dass es Ihr sexuelles Verlangen oder Funktionieren beeinträchtigt? Das kann eine Erkrankung sein, eine emotionale Belastung oder übermäßiger Stress in der Familie oder am Arbeitsplatz.

5. Haben Sie oder hatten Sie je ein sexuelles Problem, das mehr in Ihrer körperlichen Konstitution zu wurzeln schien als in Ihrer Psyche?

# Anmerkungen

**Vorwort: Ein paar Sätze vorab**

1. A. H. Clayton, J. F. Pradko, H. A. Croft, C. B. Montano, R. A. Leadbetter, C. Bolden-Watson, K. I. Bass, R. Donahue, B. D. Jamerson und A. Metz, »Prevalence of Sexual Dysfunction Among Newer Antidepressants«, *Journal of Clinical Psychiatry* 63 (2002): S. 357–366.


**1. Bin ich normal?**

1. Berichtet von E. O. Laumann, A. Paik und R. C. Rosen in »Sexual Dysfunction in the United States: Prevalence and Predictors«, *Journal of the American Medical Association* (1999), 281 (6): S. 537-544. Eine lebendige und gut lesbare Darstellung der Studie (National Health and Social Life Survey) und ihrer Ergebnisse findet sich in: *Sex in America, A Definitive Study* (1995) von Edward O. Laumann, Robert T. Michael, John H. Gagnon und Gina Kolata.

2. »Die Fragenden waren ausnahmslos Frauen (weil Menschen angeblich Frauenstimmen gegenüber bereitwilliger intime Details preisgeben als bei Männerstimmen)«; die Umfrage fand statt vom 2. bis zum 9. August 2004, und es handelte sich um genau 1501 erwachsene Personen, nachzulesen unter http://abcnews. go. com/Primetime/print?id=156921 (eingesehen am 20. Juni 2006).

3. Laut Bericht unter http://search. cnn. com/pages/search/advanced. jsp?Coll=cnn_xml& QuerySubmit=true&Page=1&QueryText=asexual&query=asexual veröffentlicht im Augustheft 2004 von *Journal of Sex Research* (eingesehen am 15. Oktober 2004, die Seite gibt es nicht mehr).

4. Gardiner Harris, »Pfizer Gives Up Testing Viagra On Women«, in: *The New York Times*, 28. Februar 2004.

5. Mit der Bitte um Vergebung an *The Velveteen Rabbit* [zu Deutsch: *Der kleine Kuschelhase*] von Margery Williams (Garden City, New York: Doubleday Books for Young Readers, 1958), eingesehen online am 24. Februar 2005 unter http://digital. library. upenn. edu/ women/williams/rabbit/rabbit. html.

6. Eine lebendige Reise in die Tiefen des weiblichen Körpers bietet das sehr empfehlenswerte *Woman: An Intimate Geography*, Boston, 1999 [auf Deutsch erschienen als *Frau – eine intime Geographie des weiblichen Körpers*, München 2000] von Natalie Angier, die für ihre Wissenschaftsreportagen mit dem Pulitzerpreis ausgezeichnet worden ist.

7. Klingt gut? Rezept unter: http://www. epicurious. com/recipes/recipe_views/views/231869 (eingesehen am 8. Juni 2006).


### 3. Riskieren oder nicht: Unser gespanntes Verhältnis zur Wahrheit

1. Tagebucheintrag vom 14. Oktober 1922, in: *The Journal of Katherine Mansfield,* zitiert von Robert Andrews in *The Columbia Dictionary of Quotations* (New York: Columbia University Press 1993).
2. S. MacNeil und E. S. Byers, »Dyadic Assessment of Sexual Self-Disclosure and Sexual Satisfaction in Heterosexual Dating Couples«, in: *Journal of Social and Personal Relationships,* 22, Nr. 2 (2005): S. 170-181.
3. Alvy Singer in: *Der Stadtneurotiker,* Buch und Regie: Woody Allen.


### 4. Sex jenseits irdischen Verlangens: Das Ei und das Ich

1. Aus »Motherhood: Who Needs It?«, *Look* Magazine (New York, 16. Mai, 1971). Zitiert in: *The Columbia Dictionary of Quotations,* siehe Kap. 3, Anm. 1.
2. H. Matsubayashki, K. Iwasaki, T. Hosaka, Y. Sugiyama, T. Suzuki et al., »Spontaneous Conception in a 50-Year-Old Woman After Giving Up *In-vitro* Fertilization (IVF) Treatments: Involvement of the Psychological Relief in Successful Pregnancy«, in: *Tokai Journal of Experimental & Clinical Medicine* 28 (1): S. 9–15, April 2003.
3. »DES Exposure«, auf der Seite: *Health A to Z Your Family Health Site,* http://www. health-atoz.com/healthatoz/Atoz/ency/des_exposure. jsp (eingesehen am 20. Juni 2006).


### 5. Vom Body zum Teddy: Sex während der Schwangerschaft und danach

1. S. Gokyildiz und N. Beji, »The Effects of Pregnancy on Sexual Life«, in: *Journal of Sex & Marital Therapy* 31 (2005): S. 201–215.
2. Ebenda.
3. Isabel Kallman, Gründerin von Alpha Mom TV, zitiert in: Randall Patterson, »Empire of the Alpha Mom«, in: *New York Magazine,* 38, Nr. 22 (20. Juni 2005): S. 18–102.
4. »FDA Official Quits Over Plan B Pill Delay«, berichtet von Associated Press in: *The New York Times,* 1. September 2005.
5. Keith Ablow, M. D., »A Perilous Journey from Delivery Room to Bedroom«, in: *The New York Times,* 23. August 2005.
6. J. E. Byrd, J. S. Hyde, J. D. DeLamater und E. Ashby Plant, »Sexuality During Pregnancy and the Year Postpartum«, in: *The Journal of Family Practice,* Bd. 47, Nr. 4 (Oktober) 1998.


### 6. Nach der Pubertät: Nicht mit meiner Tochter!

1. C. M. Grello, D. P. Welsch, M. S. Harper, J. W. Dickson, »Dating and Sexual Relationship Trajectories and Adolescent Functioning«, in: *Adolescent & Family Health,* 2003, 3 (3): S. 103–112.

2. T. Van Elderen, S. Maes und E. Dusseldorp, »Coping with Coronary Heart Disease: A Longitudinal Study«, in: *Journal of Psychosomatic Research* 47, Nr. 2 (August 1999): S. 175–183.

3. »Sex Offenses Definitions from the National Incident-Based Reporting System«, http://www.umaine.edu/security/sexoffenses.htm (eingesehen am 9. Juni 2005). In Deutschland gilt nach § 176 StGB »jede sexuelle Handlung, an der eine Person unter 14 Jahren beteiligt ist«, als sexueller Missbrauch.


### 7. Was inwendig lauert, brodelt und gärt

1. Berichtet von Melinda Page und Elizabeth Wells in: *Real Simple*, Juli 2005, S. 51.

2. In den US-Bundesstaaten Kalifornien, Vermont, Virginia und Washington kann jemand, der gesetzeskundig ist und eine Praxiszeit von drei bis vier Jahren im Staatsdienst abgeleistet hat, die Zulassung bei Gericht beantragen. Berichtet von Associated Press: »Skipping Law School – Lincoln Did It; Why Not the Valoises?«, in: *New York Times,* 21. September 2005.


### 9. »Ich will, dass es wieder so ist wie früher« – Die Wechseljahre und wie komme ich wieder in Form?

1. Christiane Northrup, M. D., *The Wisdom of Menopause: Creating Physical and Emotional Health and Healing During the Change* (New York: Bantam Books, 2001), deutsche Ausgabe: *Wechseljahre* (München 2001), S. 3.

2. W. H. Utian, P. P. Boggs, »The North American Menopause Society 1998 Menopause Survey. Part I: Postmenopausal Women's Perceptions About Menopause and Midlife«, in: *Menopause – The Journal of the American Menopause Society* 6, Nr. 2 (1999): S. 122–128.

3. W. H. Utian und Isaac Schiff, »NAMS-Gallup Survey on Women's Knowledge, Information Sources und Attitudes to Menopause and Hormone Replacement Therapy«, in: *Menopause – The Journal of the North American Menopause Society* 6, Nr. 1 (1994): S. 39–48.

4. Alex Berenson, »Sales of Impotence Drugs Fall, Defying Expectations«, in: *The New York Times*, 4. Dezember 2005.

5. Dr. Michael A. Perelman, Spezialist für Sexualmedizin, zitiert in Berenson, siehe oben.


### 10. Wenn es den eigenen Körper trifft

1. A. H. Clayton, J. F. Pradko, H. A. Croft, C. B. Montano, R. A. Leadbetter, C. Bolden-Watson, K. I. Bass, R. Donahue, B. D. Jamerson und A. Metz, »Prevalence of Sexual Dysfunction Among Newer Antidepressants«, in: *Journal of Clinical Psychiatry* 63 (2002): S. 357–366.

# Register

# *Dank*

Zuallererst möchte ich mich bei meinen Patienten bedanken, die mir im Laufe der Jahre Herzen und Geist geöffnet haben. Mein besonderer Dank gilt all den Frauen, die bereit waren, ihre Lebensgeschichte mit der Welt zu teilen.

Dank auch an:

Meine Kollegen an der University of Virginia, Elizabeth McGarvey und Adrienne Keller, die schon mit mir gearbeitet haben, als noch wenige unser Gebiet für klinisch bedeutsam hielten, und an meine Kollegen auf der ganzen Welt, die sich vermittels der International Society for the Study of Women's Sexual Health vereint haben, um Ideen auszutauschen, zu diskutieren, zu debattieren und schließlich zu forschen, um Dinge zu klären.

Meine Assistentin Teresa Woodson, die die verschiedenen Bereiche meiner Arbeit organisiert und auf dem Laufenden hält, und das mit viel Humor.

Meine Lektorin Caroline Sutton und ihre Assistentin Christina Duffy für ihre Leidenschaft und ihr Engagement.

Ebenso gebührt mein Dank Beth Pearson, Lynn Anderson und Robbin Schiff.

Meinen Literaturagentinnen, darunter Gail Ross und Howard Yoon, die als Erste den Vorschlag machten, dass ich ein Buch schreiben solle, und Kara Baskin, die mir half, das Exposé zu verfassen.

Pamela Boggs von der North American Menopause Society, die mir mit großer Geduld Kopien ihrer Umfrageergebnisse faxte.

Meiner Schwägerin Barbara Clayton, deren Rückmeldung nach

der Lektüre des Exposés mir das Vertrauen gab, dass meine Ansichten und Äußerungen bei Frauen Anklang finden würden.

Meiner Schwester Kathy Sarosdy dafür, dass sie das Beispiel einer starken und zärtlichen Frau vorlebt.

Meinem Mann Michael dafür, dass er mir Raum gab, meine Meinung ohne Vorbehalte und peinliche Verlegenheit niederzuschreiben.

Robin Cantor-Cooke, deren nimmermüdes Streben, meine Vorstellungen zu verstehen und sie so auszudrücken, dass auch andere sie verstehen können, dieses Buch zu einer so spannenden Lektüre gemacht hat.

Und schließlich meinen und Robins Kindern dafür, dass sie sich in die Peinlichkeit schickten, eine Mutter zu haben, die ein Buch über Sex schreibt.

# RANDY PAUSCH
mit Jeffrey Zaslow

# LAST LECTURE

## Die Lehren
meines Lebens

240 Seiten

Randy Pausch hält im September 2007 seine »Last Lecture«. Er weiß, dass er unheilbar krank ist und in wenigen Monaten sterben wird. Doch seine letzte Vorlesung handelt nicht vom Tod, sie ist eine großartige Hommage an das Leben. Das Video dieser Vorlesung erobert in kürzester Zeit das Internet, weltweit schauen es Millionen Menschen an, das Medienecho ist riesig.
Dieses Buch vertieft die Gedanken seiner Vorlesung. Sein Thema: Wie kann man seine Kindheitsträume verwirklichen? Denn darin liegt die Weisheit verborgen, die Randy Pausch in seinem Leben erworben hat, die er seinen Kindern mit auf ihren Lebensweg geben will und die für uns alle Gültigkeit hat.

»Ein berührendes Buch über seine Krebserkrankung und den Mut zum Träumen.« *Stern*

»Die Buchsensation des Jahres.« *FOCUS*

C. Bertelsmann